守护健康

学会吃！快速调理慢性病

胡维勤◎主编

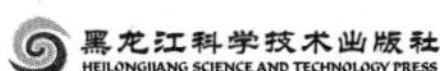

图书在版编目（CIP）数据

学会吃！快速调理慢性病 / 胡维勤主编. -- 哈尔滨：黑龙江科学技术出版社，2018.1
（守护健康）
ISBN 978-7-5388-9439-4

Ⅰ. ①学… Ⅱ. ①胡… Ⅲ. ①慢性病－食物疗法 Ⅳ. ①R247.1

中国版本图书馆CIP数据核字(2017)第304461号

学会吃！快速调理慢性病

XUE HUI CHI ! KUAISU TIAOLI MANXINGBING

主　　编　胡维勤
责任编辑　闫海波
摄影摄像　深圳市金版文化发展股份有限公司
策划编辑　深圳市金版文化发展股份有限公司
封面设计　深圳市金版文化发展股份有限公司
出　　版　黑龙江科学技术出版社
　　　　　地址：哈尔滨市南岗区公安街70-2号　邮编：150007
　　　　　电话：（0451）53642106　传真：（0451）53642143
　　　　　网址：www.lkcbs.cn
发　　行　全国新华书店
印　　刷　深圳市雅佳图印刷有限公司
开　　本　685 mm×920 mm　1/16
印　　张　13
字　　数　200千字
版　　次　2018年1月第1版
印　　次　2018年1月第1次印刷
书　　号　ISBN 978-7-5388-9439-4
定　　价　39.80元

目录 CONTENTS

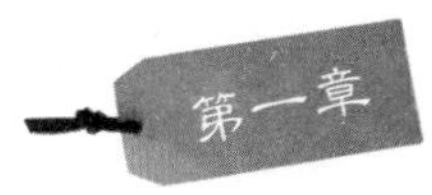

呼吸系统疾病吃什么？禁什么？

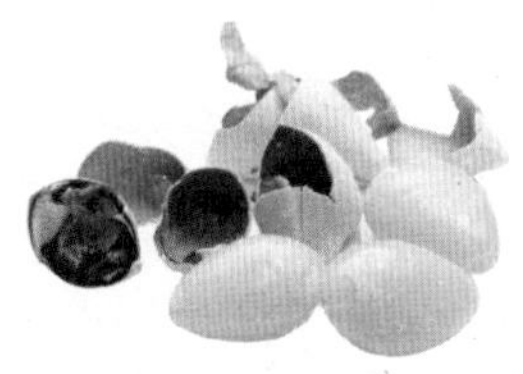

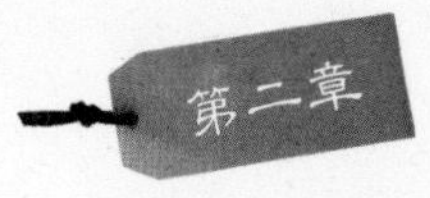

消化系统疾病吃什么？禁什么？

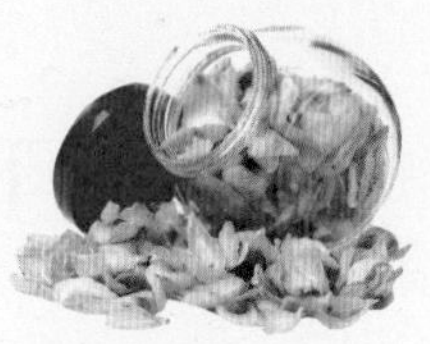

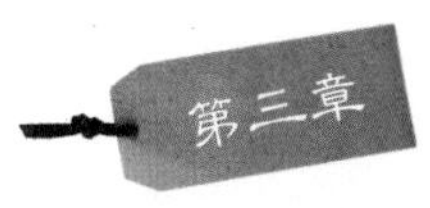

第三章 心脑血管疾病吃什么？禁什么？

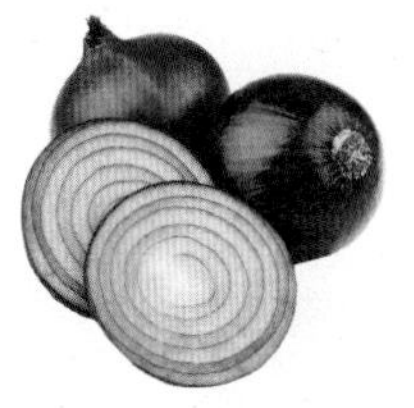

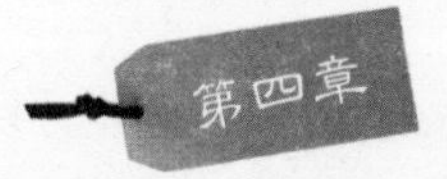

内分泌代谢疾病吃什么？禁什么？

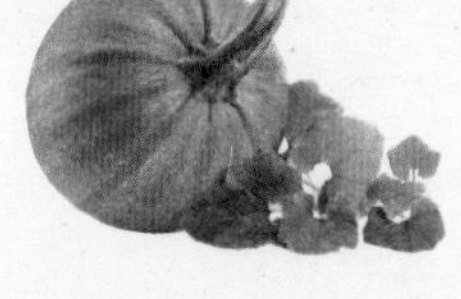

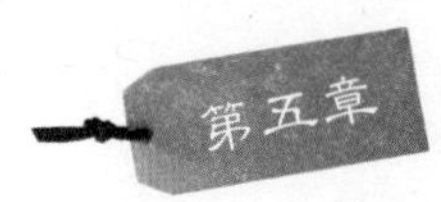

第五章 神经及精神科疾病吃什么？禁什么？

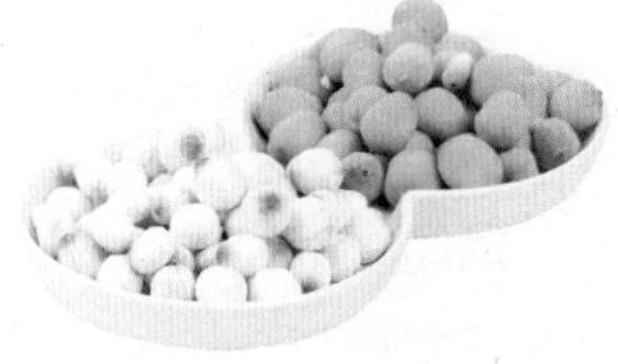

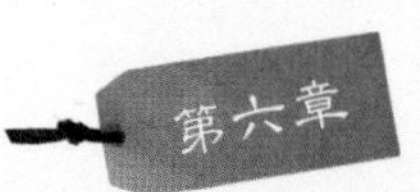

泌尿生殖系统疾病吃什么？禁什么？

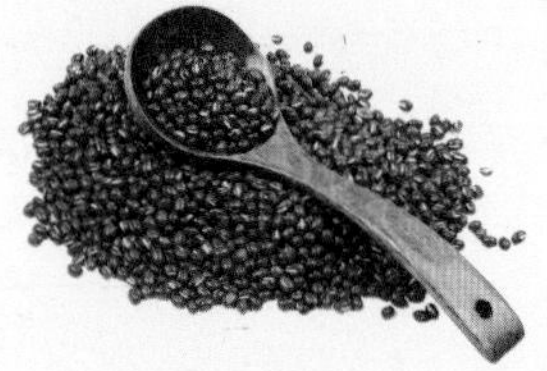

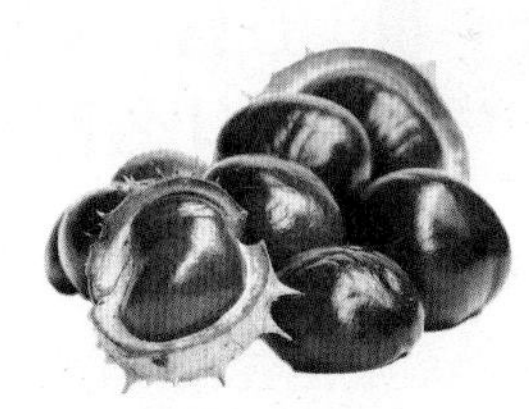

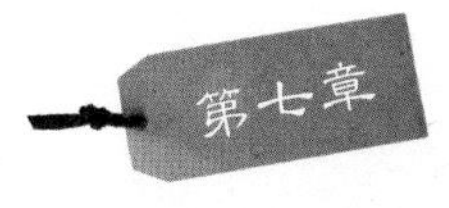

骨科疾病吃什么？禁什么？

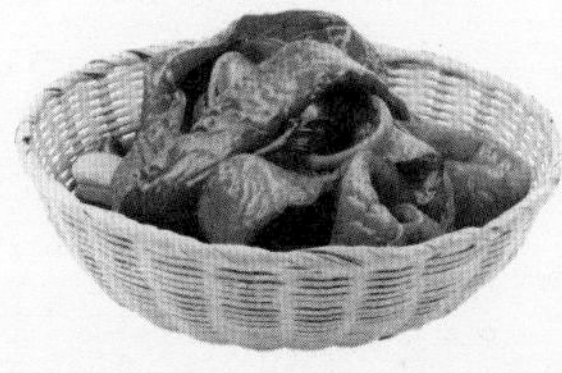

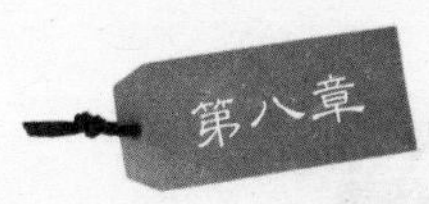

五官、皮肤科疾病吃什么？禁什么？

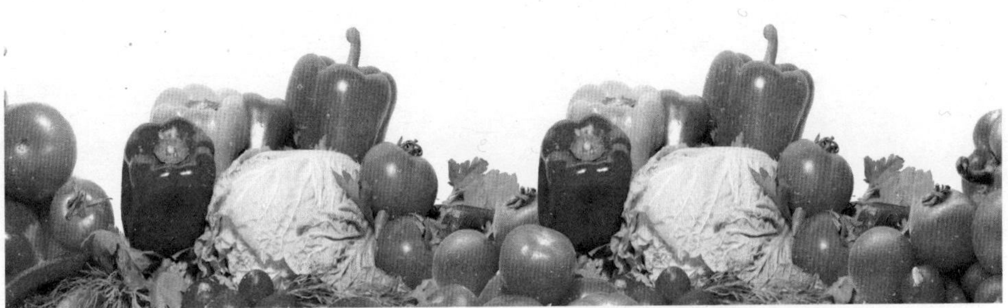

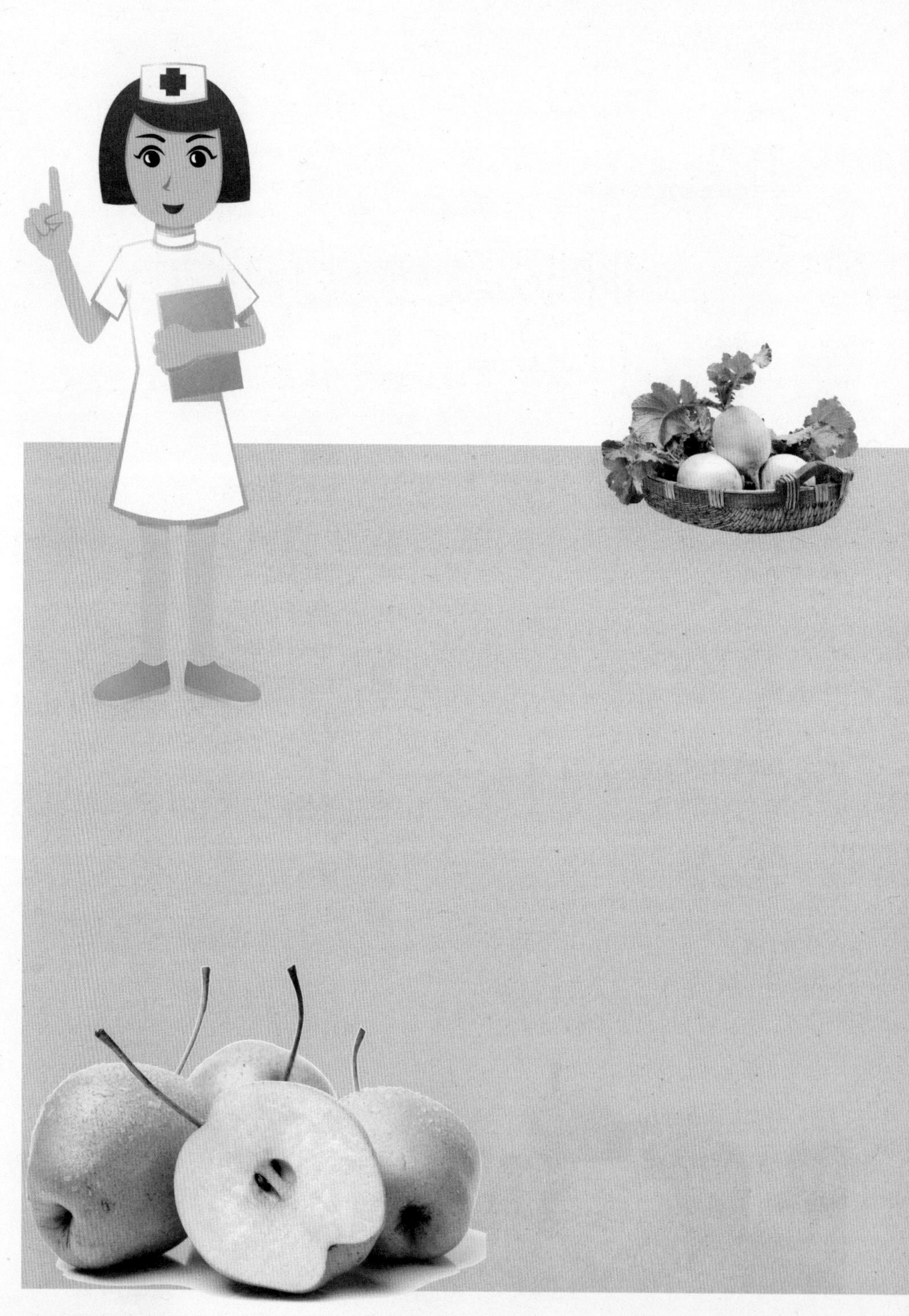

第一章

呼吸系统疾病吃什么？禁什么？

本章选取了慢性支气管炎、慢性肺炎、哮喘这 3 种呼吸系统的常见慢性病，对于每一种病症，我们详细地介绍了疾病的定义、中医分型、民间秘方、饮食宜忌、生活保健等方面的知识，并且根据中医的分型，针对每一种病症，推荐了多种对症有食疗功效的食物及菜例。同时，针对不同病症，我们还列举出了常见的应该忌吃的食物，并且详细地解释了忌吃的原因。

慢性支气管炎

慢性支气管炎是支气管黏膜及其周围组织的慢性非特异性炎症。临床出现有连续两年以上，每次发病可持续三个月以上。其主要症状有：清晨、夜间痰较多，呈白色黏液，偶有血丝等。

饮食宜忌

宜经常进食新鲜蔬菜瓜果，适当进食含维生素A的食物，如鸡蛋、瘦肉、牛奶、鱼类、豆制品等。忌吸烟，食物不可太咸，忌油炸、肥肉等易生痰食物。

中医分型

痰湿蕴肺型 表现为咳嗽反复发作，痰多黏腻或稠厚成块，色白或带灰色。治疗应以燥湿化痰、理气止咳为主要原则。

痰热郁肺型 表现为咳嗽，气粗急促，喉间有痰鸣声，痰多稠黄。治疗以清热润肺、豁痰止咳为主要原则。

肝火犯肺型 表现为咳嗽阵作，常自感痰滞咽喉，量少质黏如絮。治疗以清肺泻肝、顺气降火为主要原则。

肺阴亏虚型 表现为干咳、咳声短促，痰少，质黏或痰中夹血。治疗以滋阴润肺、止咳化痰为主要原则。

生活保健

1 应加强室内通风，避免有害粉尘、烟雾和有害气体吸入。

2 不要轻易使用激素。虽然激素对于解除支气管痉挛效果比较明显，但有降低免疫力、造成耐药性等副作用，只有当重度发作，用一般抗菌药物效果不理想时，才能在医生指导下使用。

3 不能长期使用抗菌药物，口服抗菌药物的疗程为5～7天。许多慢性支气管炎患者经常不恰当地使用抗菌药物，结果使病情愈来愈难治。

民间秘方

1. 葛根30克，鱼腥草20克，杏仁、川贝、百部、款冬花各10克，红花6克，水煎服，每日一剂，分两次服用。此方可化痰止咳，解痉活血，对肺热咳嗽或痰中带血的患者有很好的疗效。

2. 党参15克，炙麻黄、炒葶苈子各6克，当归、杏仁、川贝、桑白皮、陈皮、黄芩、茯苓各10克，山药、熟地各30克，加水煎煮2次，兑匀，分两次服用。此方可化痰止咳，用于舌淡苔白等症者食用。

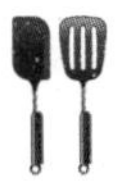

慢性支气管炎患者宜吃的食疗方

沙参百合汤

原料

水发百合 75 克，水发莲子 30 克，沙参 1 个，冰糖适量

制作

1 将水发百合、水发莲子分别洗净备用。

2 沙参用温水清洗备用。

3 净锅上火，倒入矿泉水，调入冰糖，下入沙参、水发莲子、水发百合煲至熟即可。

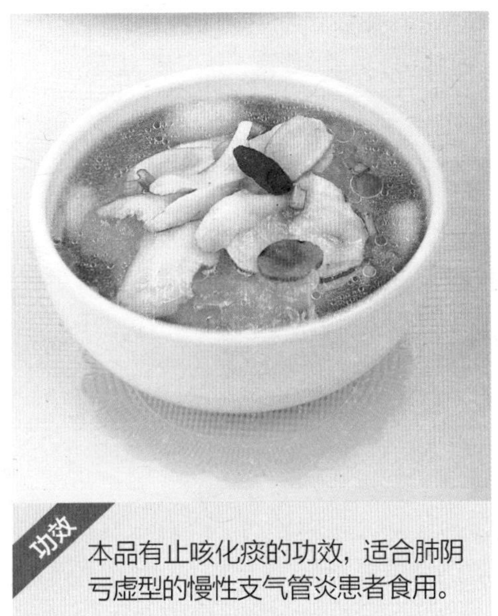

功效 本品有止咳化痰的功效，适合肺阴亏虚型的慢性支气管炎患者食用。

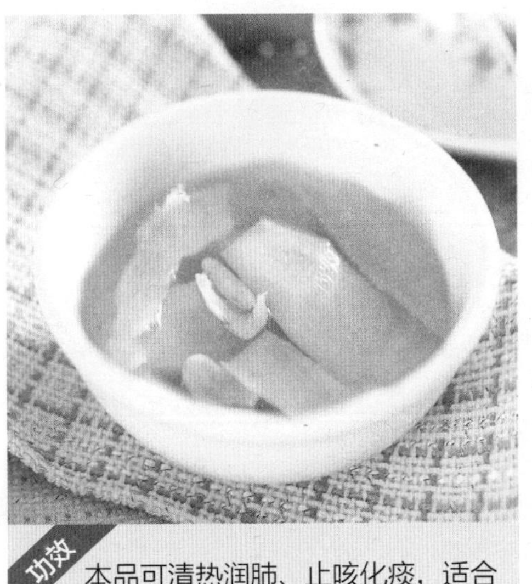

功效 本品可清热润肺、止咳化痰，适合肝火犯肺的慢性支气管炎患者食用。

玉竹麦冬炖雪梨

原料

雪梨 2 个，玉竹、麦冬、百合各 8 克，冰糖 25 克

制作

1 雪梨削皮，每个切成 4 块，去核。

2 玉竹、麦冬、百合用温水浸透，淘洗干净。

3 将以上原料倒进炖盅内，加入冰糖，加盖，隔水炖之，待锅内水开后，转用小火再炖 1 小时即可。

桑白皮葡萄果冻

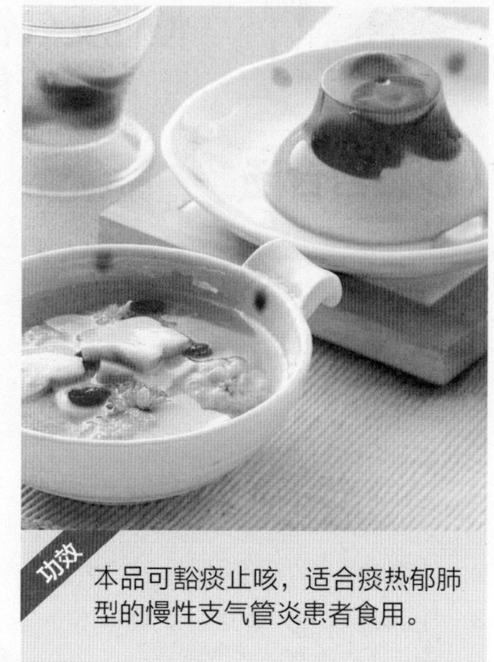

功效 本品可豁痰止咳，适合痰热郁肺型的慢性支气管炎患者食用。

原料

椰果 60 克，葡萄 200 克，果冻粉 20 克，鱼腥草 10 克，桑白皮 10 克，细砂糖 25 克

制作

1 鱼腥草、桑白皮洗净，煎取药汁，去渣备用。

2 葡萄洗净去皮，与椰果放模型杯中；药汁、果冻粉、细砂糖放锅中，加热，搅拌，煮沸，倒入模型杯中。

3 待凉后移入冰箱冷藏，至凝固即可取出食用。

川贝梨子饮

功效 本品可清热止咳，适合肝火犯肺型的慢性支气管炎患者食用。

原料

川贝 10 克，鸭梨 1 个，冰糖适量

制作

1 将川贝冲洗干净，备用。

2 鸭梨去皮、核，切成块。

3 把川贝、鸭梨放入锅中，加适量的水和冰糖，煮开后再煲 10 分钟即可。

前胡二母炖水鱼

原料

水鱼500克，贝母、知母、前胡、柴胡、杏仁各6克，黄酒10毫升，盐适量

制作

1 将水鱼宰杀，去头、内脏，斩块，放大碗中。

2 加贝母、知母、前胡、柴胡、杏仁、黄酒、盐，加水没过肉块，放入蒸锅中蒸1小时即可。

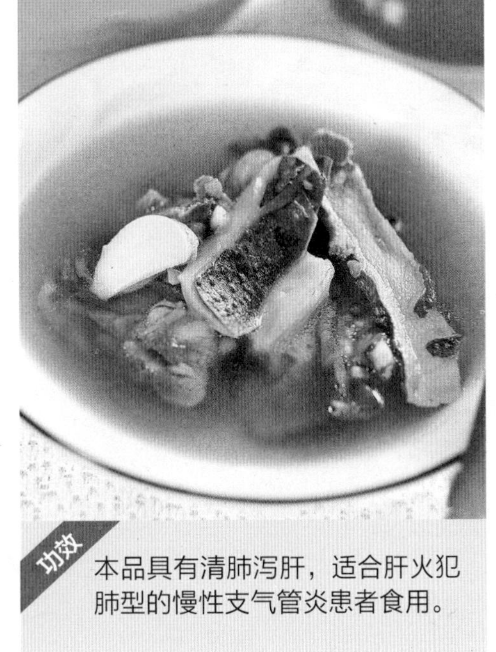

功效 本品具有清肺泻肝，适合肝火犯肺型的慢性支气管炎患者食用。

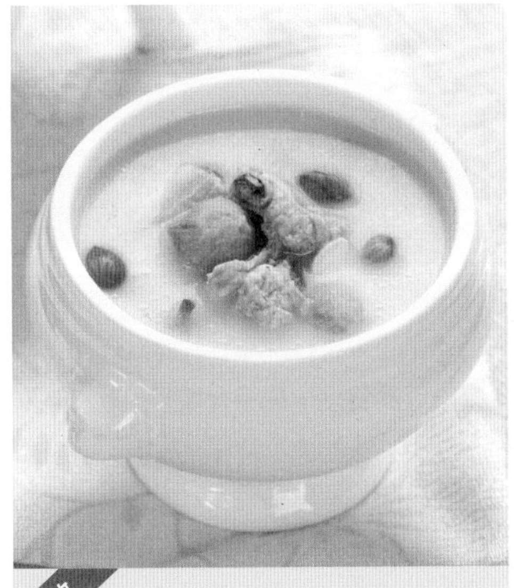

功效 本品可祛痰止咳，适合肺阴亏虚型的慢性支气管炎患者食用。

南北杏无花果煲排骨

原料

南、北杏仁各10克，排骨200克，无花果适量，盐3克，鸡精4克

制作

1 排骨洗净，斩件；南、北杏仁，无花果均洗净。

2 锅加水烧开，放入排骨汆尽血渍，捞出洗净。

3 砂煲内注上适量清水烧开，放入排骨，南、北杏仁，无花果，用大火煲沸后改小火煲2小时，加盐、鸡精调味即可。

苏子牛蒡茶

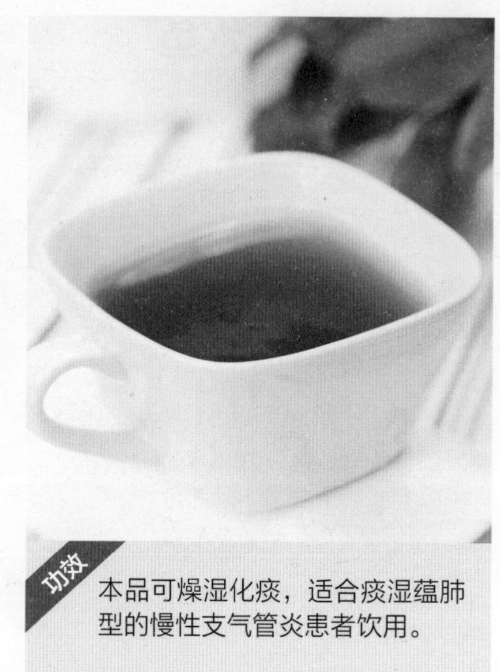

原料

苏子 10 克，牛蒡子 10 克，枸杞 5 克，绿茶汁 20 毫升，冰糖适量

制作

1 枸杞洗净后与苏子、牛蒡子一起放入锅中，加 500 毫升水用小火煮至沸腾。
2 倒入杯中后，再加入冰糖、绿茶汁搅匀即可饮用。

功效 本品可燥湿化痰，适合痰湿蕴肺型的慢性支气管炎患者饮用。

桑白皮杏仁茶

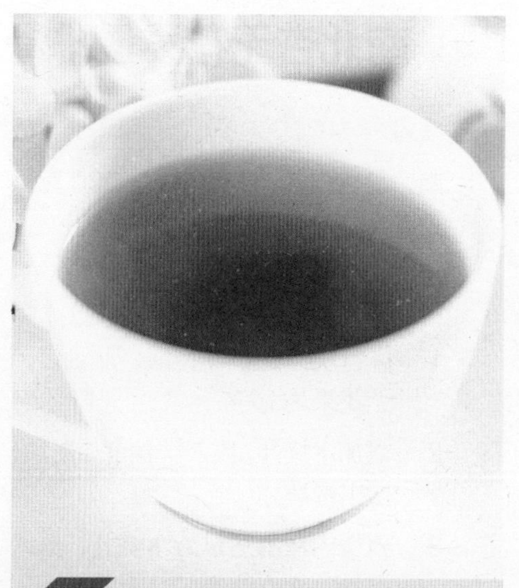

原料

桑白皮 10 克，南杏仁 10 克，枇杷叶 10 克，绿茶 2 克，红糖 20 克

制作

1 将南杏仁洗净，打碎。
2 桑白皮、绿茶、南杏仁、枇杷叶加水煎汁，去渣。
3 加入红糖溶化，即可饮服。

功效 本品可理气止咳，适合痰湿蕴肺型的慢性支气管炎患者饮用。

◎慢性支气管炎患者忌吃食物及原因

糯米

忌吃关键词：
性黏腻、易生痰、难消化

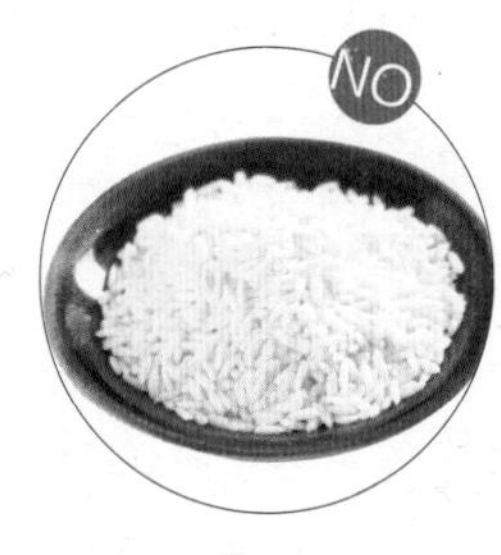

不宜吃的原因：

❶ 糯米性温，易助湿生痰，痰热郁肺型的慢性支气管炎患者不宜食用，否则可加重其咳嗽、痰多、痰黏稠等症状。

❷ 关于糯米的食用禁忌，早有记载："多食昏五脏，缓筋骨，发风气，生湿热，素有痰热风病及脾病不能传输者食之最能发病成疾，病人及小儿最忌之。"

肥肉

忌吃关键词：
荤腥、油腻、高脂肪

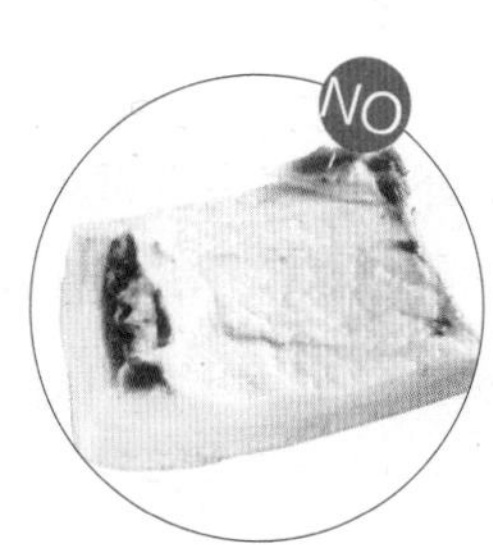

不宜吃的原因：

❶ 中医认为，肥肉作为荤腥、油腻的食物之一，慢性支气管炎患者食用可能助湿生痰，加重病情，使咳嗽加重。

❷ 肥肉的脂肪含量很高，长期咳嗽的慢性支气管患者的脾肺已经很虚弱，食用这种难消化的东西会火上加油。

香肠

忌吃关键词：
荤腥、油腻、高脂肪

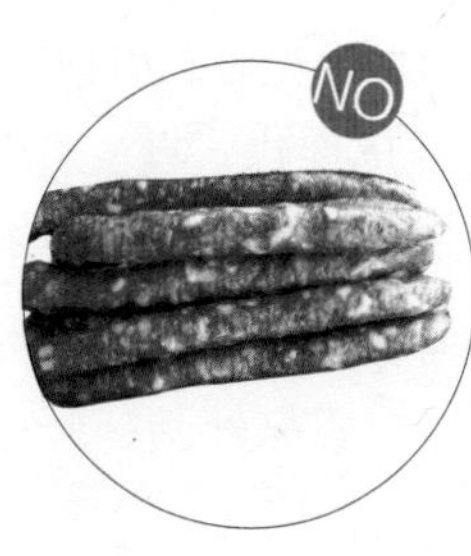

不宜吃的原因：

❶ 香肠属于中医认为油腻食物的范畴，慢性支气管炎患者食用后可能引起病情加重。

❷ 香肠的脂肪含量也是极高的，不易于消化，对于脾肺虚弱长期咳嗽的慢性支气管炎患者非常不适宜。

螃蟹

忌吃关键词：

高致敏性、发物

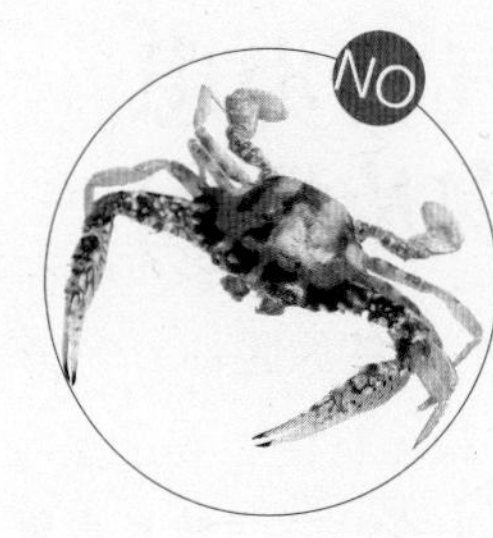

不宜吃的原因：

❶ 蟹肉是高致敏性食物，过敏因素是慢性支气管炎发病的一个重要因素之一，尤其是喘息型的慢性支气管炎患者。慢性支气管炎患者食用后可能导致病情加重。

❷ 中医认为，螃蟹为海鲜类发物，慢性支气管炎患者食用后可能导致病情急性发作。

虾

忌吃关键词：

易导致过敏、助热生痰

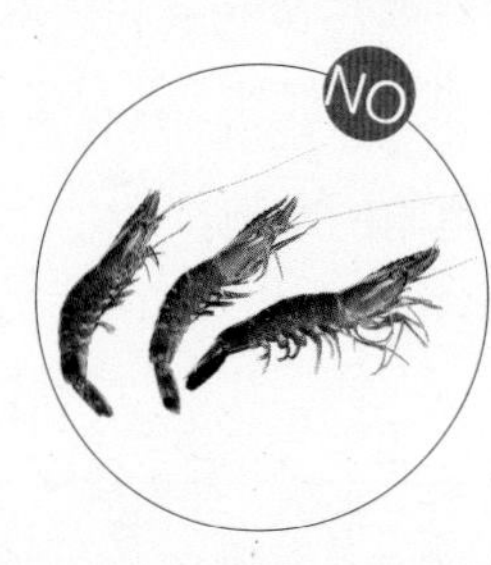

不宜吃的原因：

❶ 中医认为，虾为海鲜类发物，体质过敏，如患过敏性鼻炎、支气管炎、反复发作性过敏性皮炎的老年人不宜吃虾。故慢性支气管炎患者不宜食用，否则可能引起病情加重。

❷ 虾性温，多食可积温成热，且其可助湿生痰，慢性支气管炎患者尤其是痰热郁肺型的应尽量不吃或少吃。

桂皮

忌吃关键词：

刺激气管、燥热伤肺阴

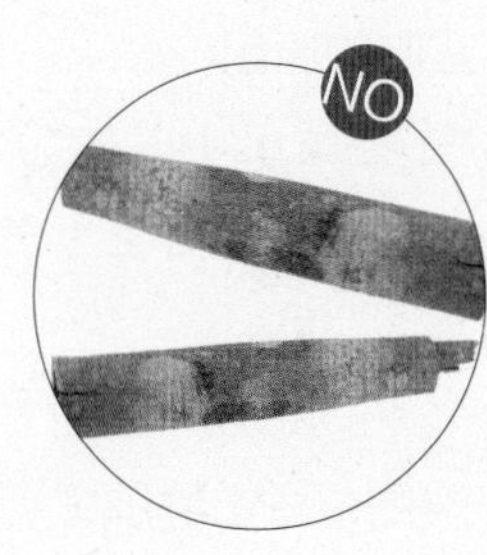

不宜吃的原因：

❶ 桂皮味香却辛，有较强烈的刺激性，慢性支气管炎患者食用后，可刺激支气管黏膜充血，引起咳嗽病情加重。

❷ 桂皮性热、燥，有温脾暖胃、祛寒止痛的作用，但是内热较重、内火偏盛、阴虚火旺、大便燥结等患者则不宜食用。故痰热郁肺、肝火犯肺、肺阴亏虚型的慢性支气管炎患者均不宜食用。

白 酒

忌吃关键词：

刺激支气管、腐蚀性强

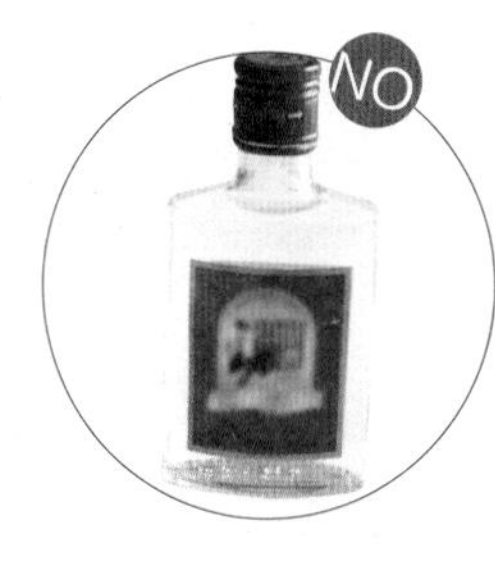

不宜吃的原因：

❶ 白酒刺激性很强，可损害支气管上皮，刺激呼吸道从而导致或加重咳嗽，而且白酒所含的酒精含量过高，对支气管和食管黏膜有很强的腐蚀性，影响其治疗和预后。

❷ 白酒腐蚀性较强，饮用过多还可引起多发性神经炎、造血功能障碍等，对慢性支气管炎久病体虚者很不利。

辣 椒

忌吃关键词：

刺激气管、辛热伤肺阴

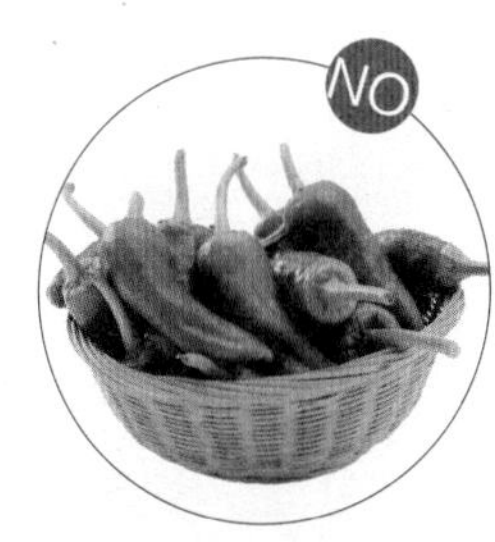

不宜吃的原因：

❶ 辣椒含有辣椒素，它具有强烈的刺激性，可刺激支气管上皮，使其黏膜充血、水肿，加重慢性支气管炎的炎症病情。

❷ 辣椒属于大辛大热之品，故凡有热症者不宜食用。所以痰热郁肺、肝火犯肺、肺阴亏虚型的慢性支气管炎患者均不宜食用。

薄 荷

忌吃关键词：

刺激性、性寒伤肺气

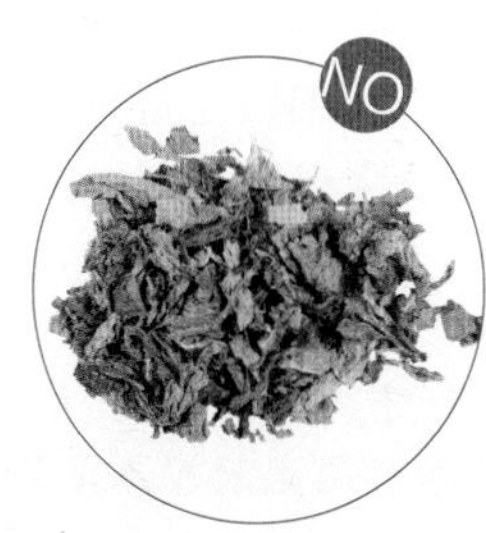

不宜吃的原因：

❶ 薄荷有特殊的芳香和辛辣感，有一定的刺激性，可刺激支气管黏膜，使其水肿，慢性支气管炎患者食用可导致炎症病情加重，加剧咳嗽等症状。

❷ 关于薄荷的食用禁忌，《本草从新》中早有记载：“辛香伐气，多服损肺伤心，虚者远之。”《本草经疏》亦云：“咳嗽若因肺虚寒客之而无热症者勿服。”

慢性肺炎

慢性肺炎的特点是周期性的复发和恶化。在肺炎静止期体温正常，几乎不咳嗽，但在活动时容易气喘，在恶化期会咳嗽，出现呼吸困难，还可并发肺源性心脏病。

饮食宜忌

应多饮水，少量多餐，每餐不宜吃太饱，可增加不饱和脂肪酸，如植物油、坚果类食物。忌食辛辣刺激性食物，忌食肥腻食物，以免加重咳嗽、咳痰。

中医分型

痰热郁肺型 表现为咳嗽咳痰，不易咳出，严重者伴有身热、有汗。治疗以清热化痰、敛肺止咳为主要原则。

痰浊阻肺型 表现为咳嗽气喘，甚则有痰多黏稠色白，兼有呕恶。治疗以祛痰降逆、宣肺平喘为主要原则。

肺气阴两虚型 表现为咳嗽喘促气短，痰液稀薄，咳嗽痰少质黏。治疗以补肺、益气、养阴为主要原则。

肾虚不纳型 表现为咳嗽喘促日久、呼吸困难、面青唇紫、舌苔淡白或黑润。治疗以补肾纳气、定喘止咳为主要原则。

生活保健

1 缺氧、呼吸困难、口唇发紫的患者，可用枕头等物将背垫高呈半躺半坐位，经常变换体位，可增加肺通气，减少肺瘀血，减轻呼吸困难。

2 痰液较多者，可定时翻身，让病人以深呼吸的方式促进痰液的排出。

3 经常做户外活动，进行体操等锻炼，增强机体的耐寒性。

4 室内宜通风换气，保持空气新鲜。

5 打喷嚏、咳嗽时用卫生纸掩住口鼻，注意个人卫生，勤洗手。

6 在感冒流行时或身体抵抗力弱时，尽量避免和感冒的人接触。

民间秘方

1. 取桑白皮、半夏、苏子、杏仁、川贝、沙参各15克，山栀子、黄芩、黄连各10克，加水500毫升，煎煮两次，兑匀，分两次服用，每次150毫升，每日一剂。本方可用来治疗痰热郁肺型慢性肺炎。

2. 取紫菀、半夏、款冬花各20克，麦冬、人参（包煎）各15克，五味子10克，加水600毫升煎煮，煮好后过滤药渣，留取药汁，加30克阿胶粉，搅拌溶化即可。本方可治疗肺气阴两亏型慢性肺炎。

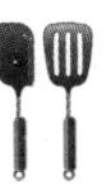

慢性肺炎患者宜吃的食疗方

银杏扒草菇

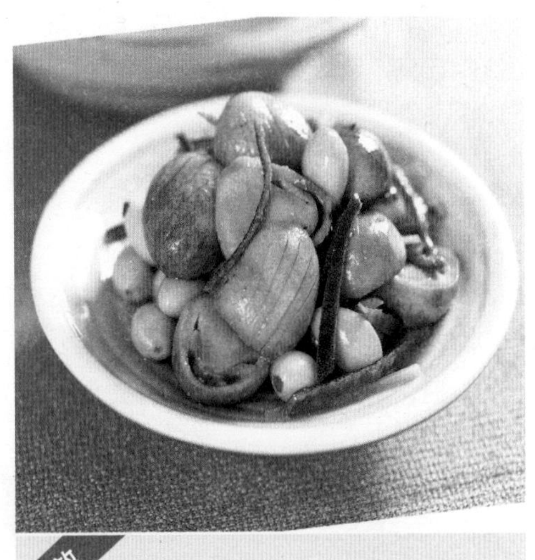

原料

银杏25克，草菇150克，陈皮6克，盐、味精、姜、葱、蒜、油、香油各适量

制作

1 将草菇洗净，切片；银杏去皮，泡发；陈皮泡发后，洗净切成丝；姜切成细丝，蒜切成末。

2 锅内加少许油，下葱、姜爆香后，下入银杏、陈皮和草菇翻炒。

3 最后加入盐、味精、香油颠翻均匀即可。

功效

本品可清热化痰、祛痰降逆，适合各个证型的慢性肺炎患者食用。

雪梨木瓜猪肺汤

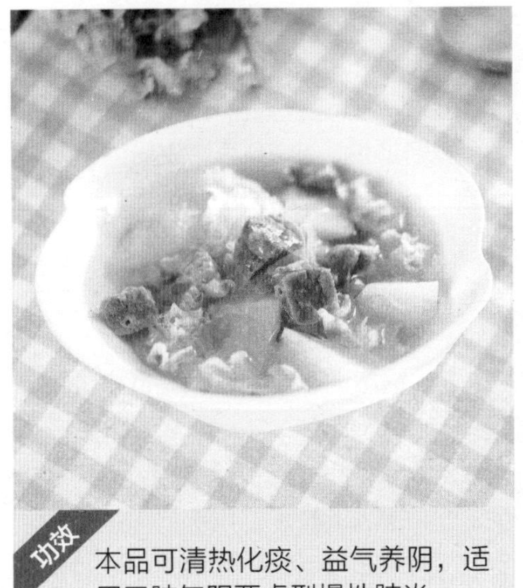

原料

雪梨250克，银耳30克，木瓜500克，猪肺750克，姜、盐适量

制作

1 雪梨去核，洗净，切成块；银耳浸泡，去除根蒂部硬结，撕成小朵；木瓜去皮、瓤，洗净，切块。

2 猪肺处理干净，切块。烧锅放姜片，将猪肺爆炒5分钟左右。

3 瓦煲注水，煮沸后加入上述用料，煲3小时，加盐调味。

功效

本品可清热化痰、益气养阴，适用于肺气阴两虚型慢性肺炎。

百合玉竹瘦肉汤

原料

水发百合 100 克，猪瘦肉 75 克，玉竹 10 克，清汤适量，精盐 6 克，白糖 3 克

制作

1 将水发百合洗净，猪瘦肉洗净切片，玉竹用温水洗净浸泡备用。

2 净锅上火倒入清汤，调入精盐、白糖，下入猪瘦肉烧开，打去浮沫，再下入玉竹、水发百合煲至熟即可。

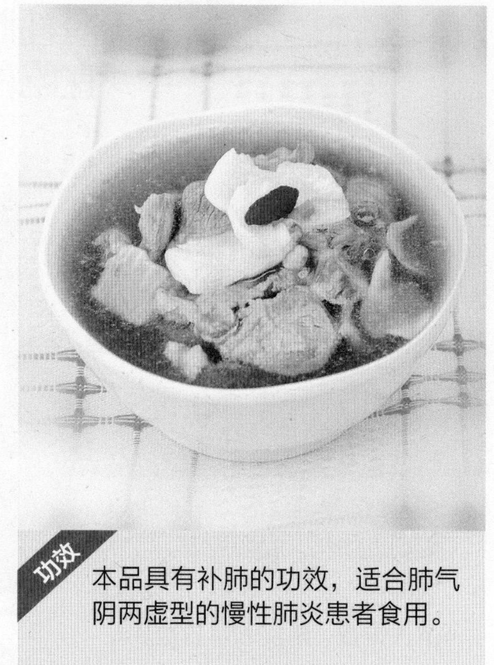

功效 本品具有补肺的功效，适合肺气阴两虚型的慢性肺炎患者食用。

银杏猪肚汤

原料

猪肚 180 克，银杏 40 克，胡椒粉、姜各适量，盐 10 克，生粉适量

制作

1 猪肚用盐、生粉洗净后切片；银杏洗净；姜洗净切片。

2 锅中注水烧沸，入猪肚氽去血沫备用。

3 将猪肚、银杏、姜放入砂煲，倒入适量清水，用小火熬 2 小时，调入胡椒粉和盐即可。

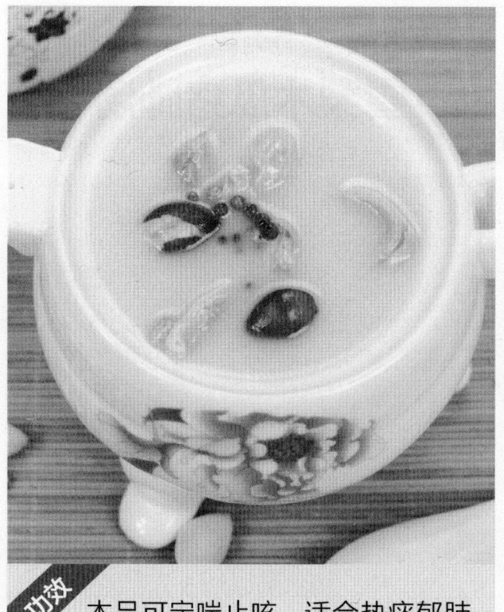

功效 本品可定喘止咳，适合热痰郁肺型的慢性肺炎患者食用。

参果炖瘦肉

原料

猪瘦肉 25 克，太子参 100 克，无花果 200 克，盐 5 克，味精适量

制作

1 太子参略洗，无花果洗净。

2 猪瘦肉洗净切片。

3 把以上全部用料放入炖盅内，加开水适量，盖好，隔滚水炖约 2 小时，调入盐、味精即可。

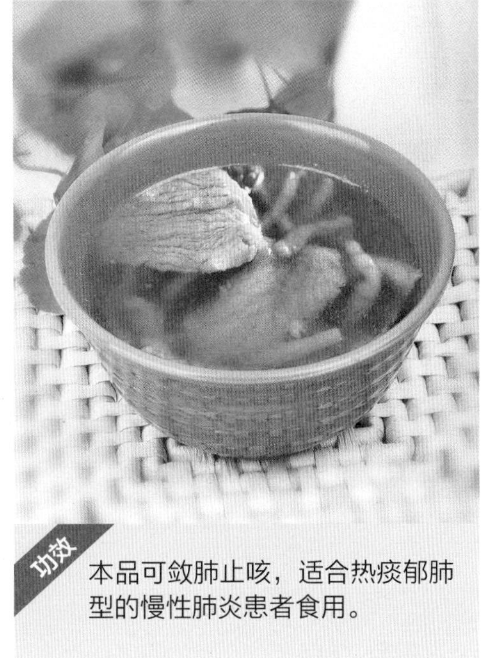

功效 本品可敛肺止咳，适合热痰郁肺型的慢性肺炎患者食用。

功效 本品可宣肺平喘，适合痰浊阻肺型的慢性肺炎患者食用。

桔梗苦瓜

原料

苦瓜 200 克，玉竹 10 克，桔梗 6 克，花生粉 1 茶匙，山葵、酱油各适量

制作

1 苦瓜洗净，对半切，去子，切薄片，泡冰水，冷藏 10 分钟。

2 将玉竹、桔梗打成粉末。

3 将花生粉、山葵、酱油和粉末拌匀，淋在苦瓜上即可。

慢性肺炎患者的饮食禁忌

油条

忌吃关键词：油腻、低营养

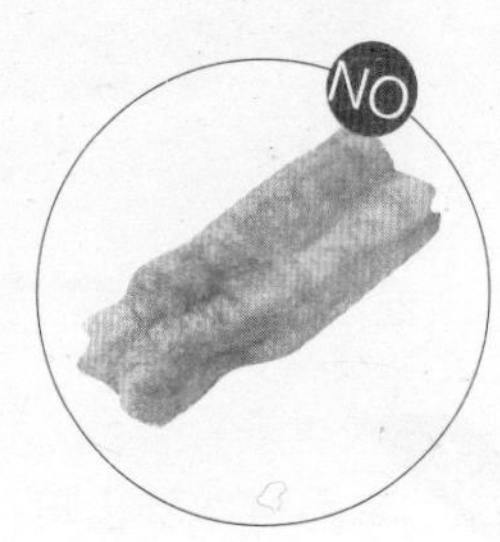

不宜吃的原因：

❶ 中医认为，慢性肺炎患者应忌食油腻食物，否则可导致中焦受遏，从而加重慢性肺炎的病情。

❷ 油条中所含的营养物质如人体必需各种维生素，已经全部被氧化破坏，对需要营养支持的慢性肺炎患者不适宜。

肥肉

忌吃关键词：难消化、聚湿生痰

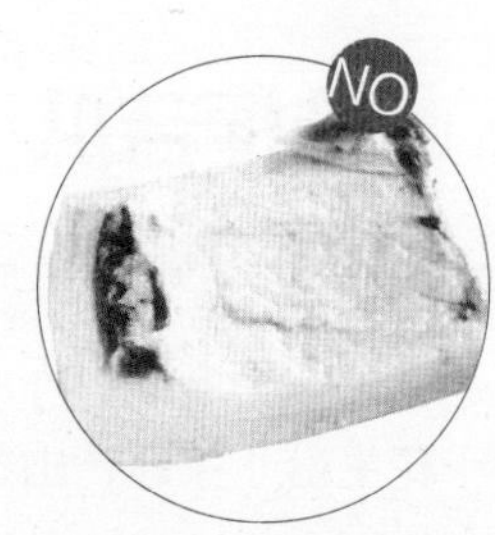

不宜吃的原因：

❶ 肥肉的脂肪含量很高，属于典型的油腻食物，所以慢性肺炎患者不宜食用，否则会加重慢性肺炎的病情。

❷ 慢性肺炎需供给富有营养的饮食，而食用肥肉的摄入会影响其他营养物质的摄入，不利于慢性肺炎的病情。

咖啡

忌吃关键词：刺激气管、影响睡眠

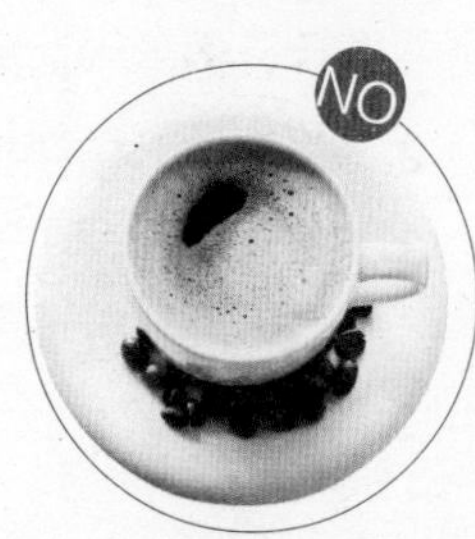

不宜吃的原因：

❶ 咖啡中含有咖啡因是一种黄嘌呤生物碱化合物，它可刺激支气管引起支气管痉挛，从而加重咳嗽。

❷ 咖啡因也是一种中枢神经兴奋剂，可影响睡眠的质量，对于慢性肺炎患者的病情不利。

浓 茶

忌吃关键词：
刺激支气管、影响睡眠、影响铁吸收

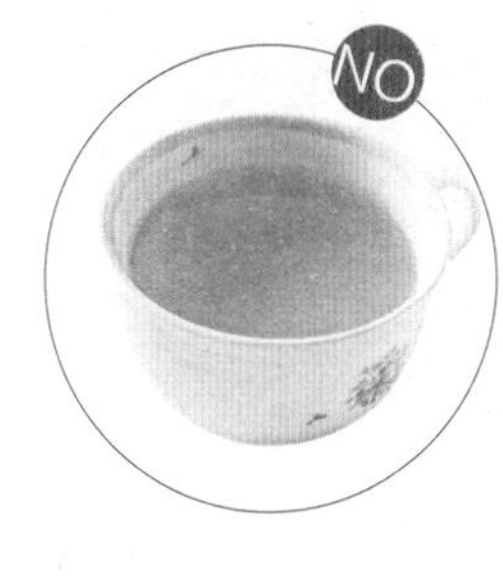

不宜吃的原因：

❶ 茶叶中也含有咖啡因，浓茶中的咖啡因浓度很高，它也像咖啡一样，有刺激支气管痉挛的作用，故慢性肺炎患者不宜饮用。

❷ 浓茶中含有的茶碱还有兴奋中枢神经的作用，多饮会影响睡眠，长此以往还会导致神经衰弱，不利于慢性肺炎病情的恢复。

辣 椒

忌吃关键词：
性热助火、刺激呼吸道

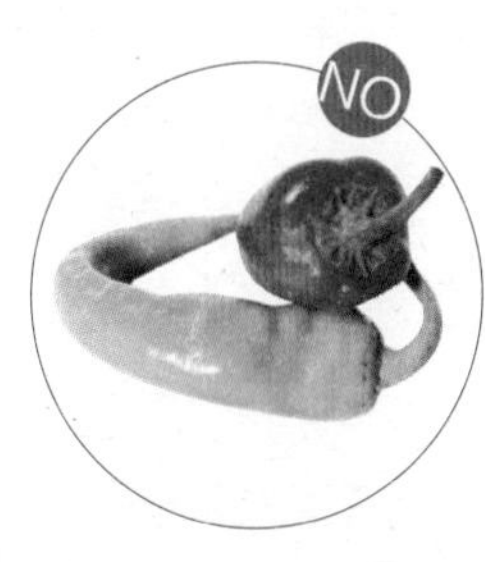

不宜吃的原因：

❶ 辣椒含有辣椒素等，具有强烈的刺激性，可刺激呼吸道黏膜，使其高度充血、水肿，不利于慢性肺炎的病情。

❷ 辣椒属于大热之品，痰热郁肺型的慢性肺炎患者不宜食用，否则可加重其咳嗽咳痰、胸部膨满、胸中烦热、身热、有汗、渴喜冷饮、小便黄赤、大便干燥、脉滑数等症状。

芥 末

忌吃关键词：
刺激性、性温助火

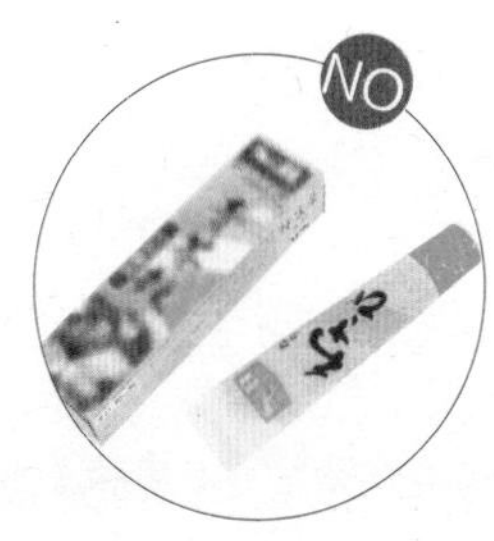

不宜吃的原因：

❶ 芥末是常用的重要的调味料之一，因芥末富含芥子油，它有着催泪性的强烈刺激性辣味，这种强烈刺激性辣味对于慢性肺炎患者也是很不利的，它可刺激呼吸道的黏膜，使其水肿。

❷ 芥末性温，慢性肺炎患者要慎食，特别是痰热郁肺型的慢性肺炎患者，食用后可加重其小便黄赤等症状。

哮喘

哮喘分为内源性哮喘和外源性哮喘。外源性哮喘因外界刺激引起，发作前有咽痒、喷嚏等先兆症状，内源性哮喘一般先有咳嗽、咳痰等症，两者发病时均出现胸闷、气短等症。

饮食宜忌

饮食宜清淡，少吃多餐，减少盐的摄入量，每日饮水应达 2000 毫升。忌食鱼腥海味、辣椒、韭菜、葱、蒜、肥肉、红烧肉、油炸食物、酒精、碳酸饮料、冷饮。

中医分型

冷哮证 表现为呼吸急促，喉间有哮鸣音，咳嗽较轻，痰少咳吐不爽，舌苔白滑。治疗以宣肺散寒、化痰平喘为主要原则。

热哮证 表现为喉间痰鸣如吼，咳痰色黄或白。治疗以清热宣肺、化痰定喘为主要原则。

风痰哮证 表现为喘咳胸满，痰涎涌盛，咳痰黏腻难出，黄白相兼。治疗以祛风涤痰、降气平喘为主要原则。

虚哮证 表现为平素倦怠无力，喉中轻度哮鸣音，痰多色白质稀。治疗以健脾益气、补肺纳喘为主要原则。

生活保健

1 哮喘病人要做到心平气和，勿过度紧张、生气、忧虑、兴奋，家人应避免刺激患者情绪。

2 尽量避免接触过敏原，如花粉、粉尘，家人要禁止吸烟，避免患者被动吸烟而刺激支气管。

3 老年人冬季尽量少去户外，注意预防感冒，如果外出，要带上口罩。

4 哮喘急性发作通常都有诱发因素，很多患者是因自行减量或停用哮喘控制药物而导致，所以治疗要坚持、要彻底。

民间秘方

1. 取麻黄、杏仁、法半夏、地龙、五味子、僵蚕、蝉蜕各 10 克，桂枝 6 克，细辛、干姜、全虫各 5 克，茯苓、白芍、丹参各 15 克。水煎服，每日一剂。本方可有效治疗冷哮证（症状参照中医分型①）。

2. 取生石膏、芦根、鱼腥草各 30 克，桑白皮、地龙、陈皮各 12 克，麻黄、杏仁、川贝、黄芩、僵蚕各 10 克，甘草 5 克。水煎服，每日一剂，分 3 次服用。本方主治热哮证（症状参照中医分型②）。

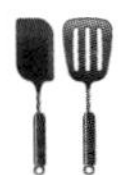

哮喘患者宜吃的食疗方

甘菊桔梗雪梨汤

原料

甘菊 5 朵，桔梗 5 克，雪梨 1 个，冰糖 5 克

制作

1 甘菊、桔梗加 1200 毫升水煮开，转小火继续煮 10 分钟，去渣留汁，加入冰糖搅匀后，盛出待凉。

2 雪梨洗净削皮，梨肉切丁备用。

3 将切丁的梨肉加入已放凉的甘菊桔梗水中即可。

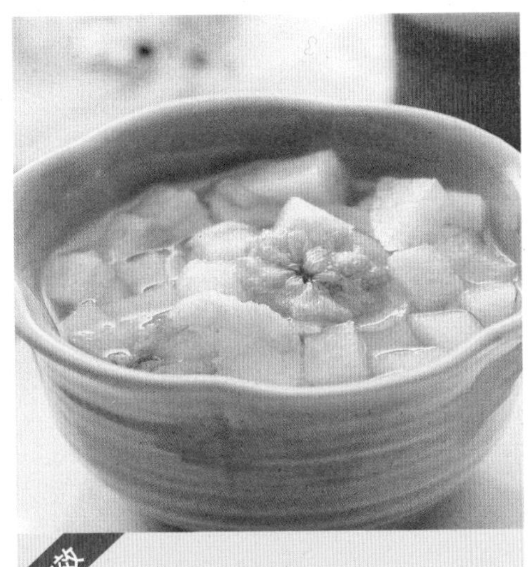

功效 此汤具有清热宣肺的功效，适合热哮型的哮喘患者食用。

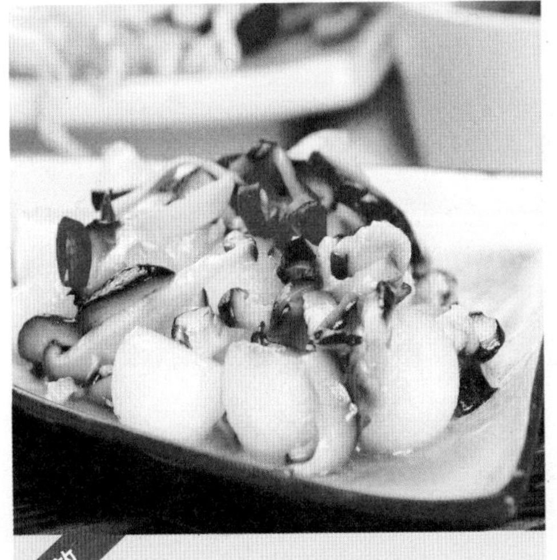

功效 本品具有清热宣肺的功效，适合热哮、虚哮型的哮喘患者食用。

香菇冬瓜

原料

干香菇 10 朵，冬瓜 500 克，海米、姜丝、盐、味精、水淀粉、香油、食用油各适量

制作

1 香菇泡发，洗净切丝；冬瓜去皮、瓤，洗净挖成球状。

2 锅中油烧热，爆香姜丝后放入香菇丝，倒入清水，放入海米煮开。

3 放入冬瓜球煮熟，加盐、味精调味，水淀粉勾芡，淋上香油即可。

款冬花止喘汤

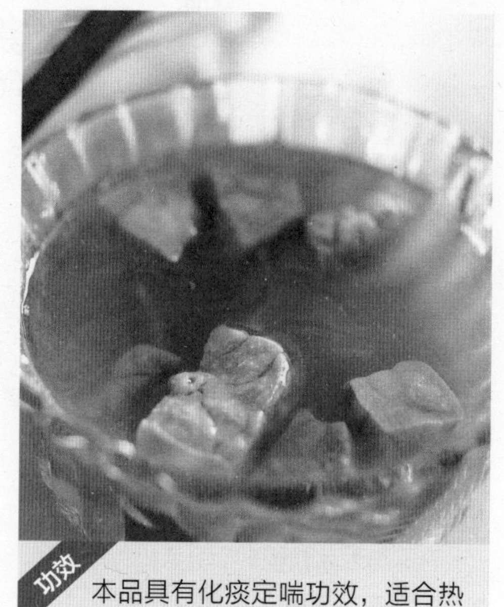

原料

猪肺 300 克，款冬花 10 克，杏仁 10 克，甘草 3 克，盐 4 克

制作

1 将猪肺冲洗干净，切成块状。
2 将三味药用布包好，一同放入煲内，加适量的清水用大火煮开。
3 再改为小火煲 1 小时，加入适量的盐即可。

功效 本品具有化痰定喘功效，适合热哮型的哮喘患者食用。

蛤蚧酒

原料

蛤蚧一对，白酒 2000 毫升

制作

1 将蛤蚧洗净，去头、足。
2 将准备好的蛤蚧浸入酒中，密封后置于阴凉处，半月后即可饮用。

功效 本品具有补肺纳喘的功效，适合虚哮型的哮喘患者饮用。

哮喘患者的饮食禁忌

肥 肉

忌吃关键词：

油腻、难消化、生痰湿

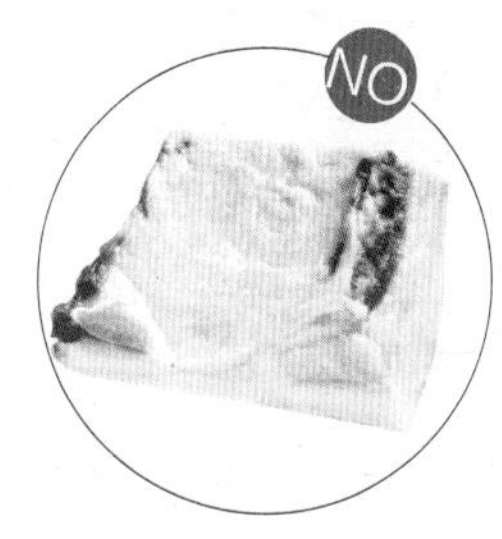

不宜吃的原因：

❶ 现代医学认为，哮喘患者适宜多吃容易消化而且含纤维素丰富的食物，但是肥肉含脂肪量很多，属于油腻、难消化的食物，故哮喘患者不宜食用。

❷ 肥肉中的脂肪含量高，哮喘患者食用后易助湿生痰，加重其痰鸣音等症状。

带 鱼

忌吃关键词：

高脂肪、过敏原

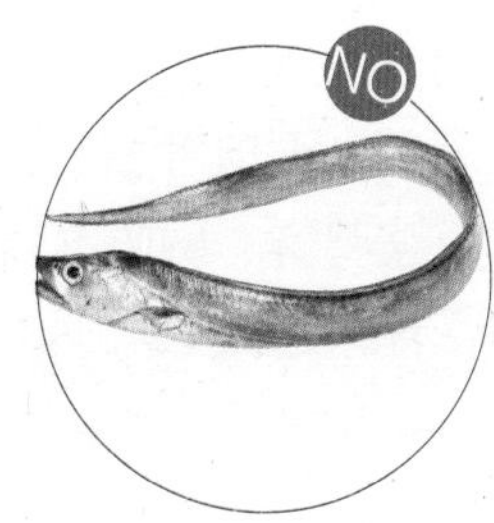

不宜吃的原因：

❶ 带鱼的脂肪含量高于一般鱼类，哮喘患者尤其是热哮症患者不适宜食用，否则可加重其痰浊稠厚等症状。

❷ 大多数的哮喘患者属于过敏体质，而带鱼等许多无鳞鱼是哮喘的过敏原，哮喘病人应特别注意。

螃 蟹

忌吃关键词：

高敏食物、易致腹泻

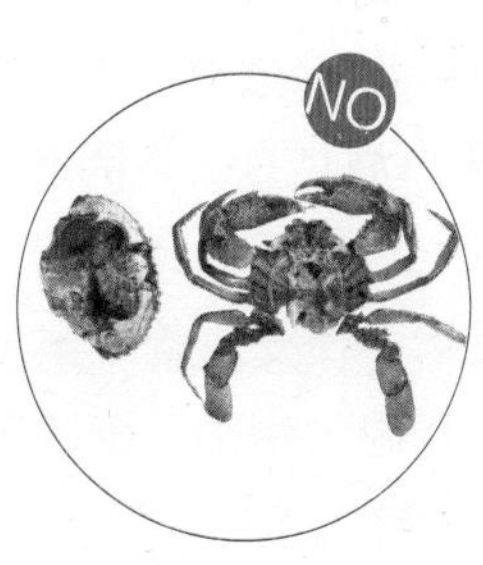

不宜吃的原因：

❶ 螃蟹属于高敏食物，哮喘患者很多是过敏体质的，吃螃蟹可诱发人体过敏反应，引起哮喘等症。

❷ 蟹肉性寒，冷哮证患者不宜食用，且脾胃虚寒的患者吃螃蟹易引起腹泻等不适症状。

虾

忌吃关键词：

高敏食物、助热生痰

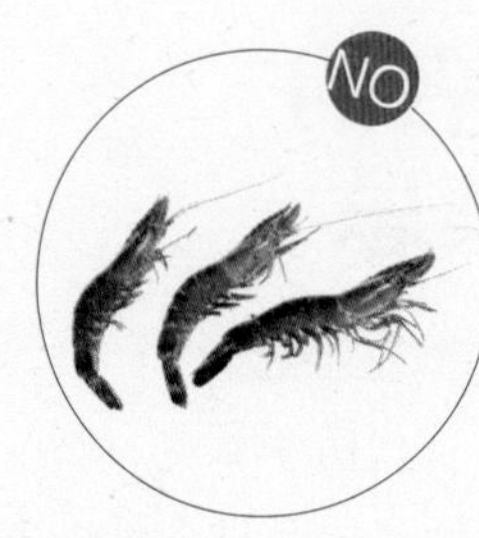

不宜吃的原因：

❶ 虾也属于高敏食物，过敏体质的哮喘患者食用后可能诱发其喘息、气促、咳嗽等症状急性发作，加重哮喘的病情，严重者还可能引起过敏性休克。

❷ 虾肉性温，多食可积温成热，且易生痰，热哮证患者尤其不宜食用，否则可加重其咳嗽、哮喘、咳吐黄痰等症状。

冰激凌

忌吃关键词：

生冷食物、刺激支气管

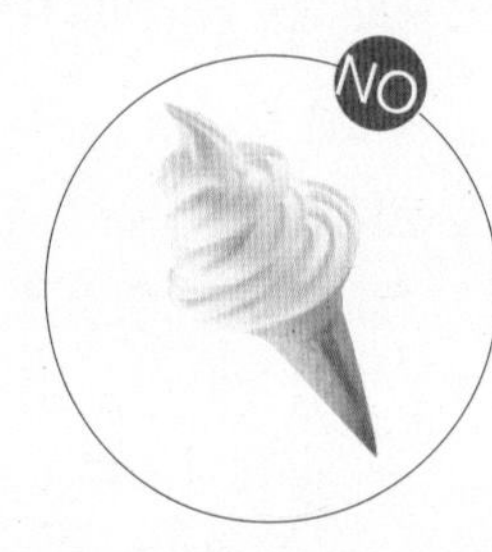

不宜吃的原因：

❶ 冰激凌温度低，而人体的正常体温为37℃，如此悬殊的温差可刺激支气管，使其缩窄甚至发生痉挛，从而加重哮喘患者的呼吸困难等症状。

❷ 冰激凌为生冷食物，冷哮证患者不宜食用。否则可加重其呼吸急促、喉间有痰鸣音、胸膈满闷如塞、面色晦暗带青、畏寒怕冷、四肢冰凉等症状。

白酒

忌吃关键词：

刺激气管、诱发哮喘

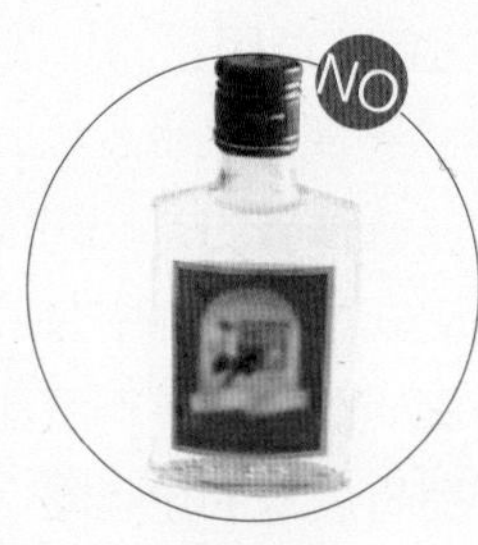

不宜吃的原因：

❶ 白酒属于烈性酒，哮喘患者在饮用烈酒后，大部分可立即引起发病，故哮喘患者应慎重。

❷ 白酒具有一定的刺激性，它能够刺激气管表面的感受器，通过迷走神经反射，使支气管平滑肌收缩，从而使呼吸阻力增加，影响肺的通气功能，诱发哮喘发作。

大 葱

忌吃关键词：

刺激性、发痼疾

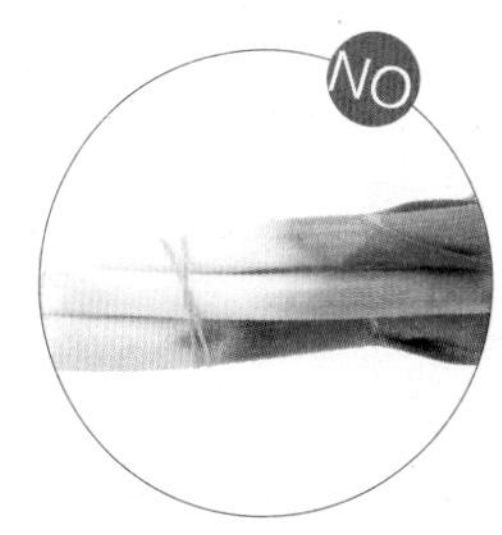

不宜吃的原因：

❶ 大葱含有挥发性硫化物，具有特殊的辛辣味，这种辛辣的刺激可使气道的炎症加重，从而诱发哮喘病和加重患者的病情。

❷ 关于大葱的食用禁忌，《履巉岩本草》早有记载曰："久食令人多忘，尤发痼疾。"哮喘患者食用可诱发病情急性发作或使病情加重。

蒜

忌吃关键词：

刺激性、易上火

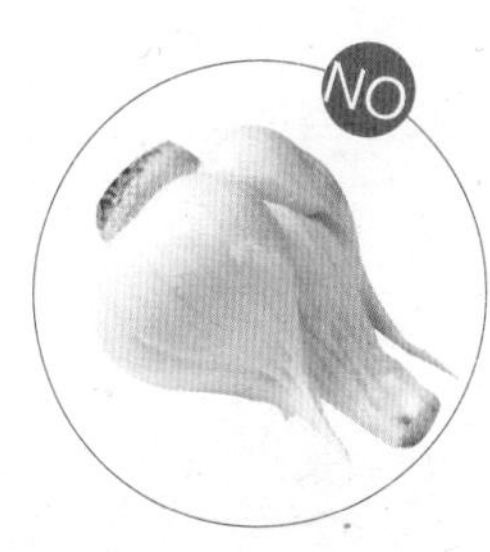

不宜吃的原因：

❶ 大蒜中含有很多的含硫化合物，又统称为大蒜精油。它也是构成大蒜独有辛辣气味的主要风味物质，使炎症加重，从而加重哮喘病情。

❷ 大蒜性温，关于大蒜的食用禁忌，《本草经疏》中早有记载："凡肺胃有热，肝肾有火，气虚血弱之人，切勿沾唇"。由此可见，热哮证患者不宜食用。

辣 椒

忌吃关键词：

刺激性、性热

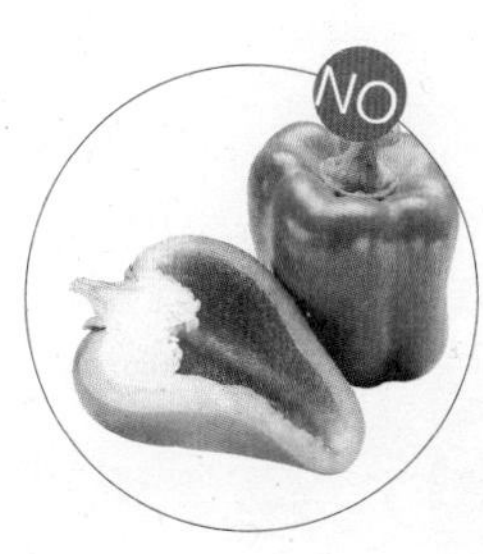

不宜吃的原因：

❶ 辣椒是属于大热大辛的食物，其具有非常强烈的刺激性，食用后可使支气管等气道的黏膜受到刺激，使其充血，加重炎症病情，从而使哮喘病情加重。

❷ 中医认为，辣椒性热，热哮症患者尤其不宜食用辣椒，否则会加重患者面赤口苦、咳吐黄痰、苔黄等症状。

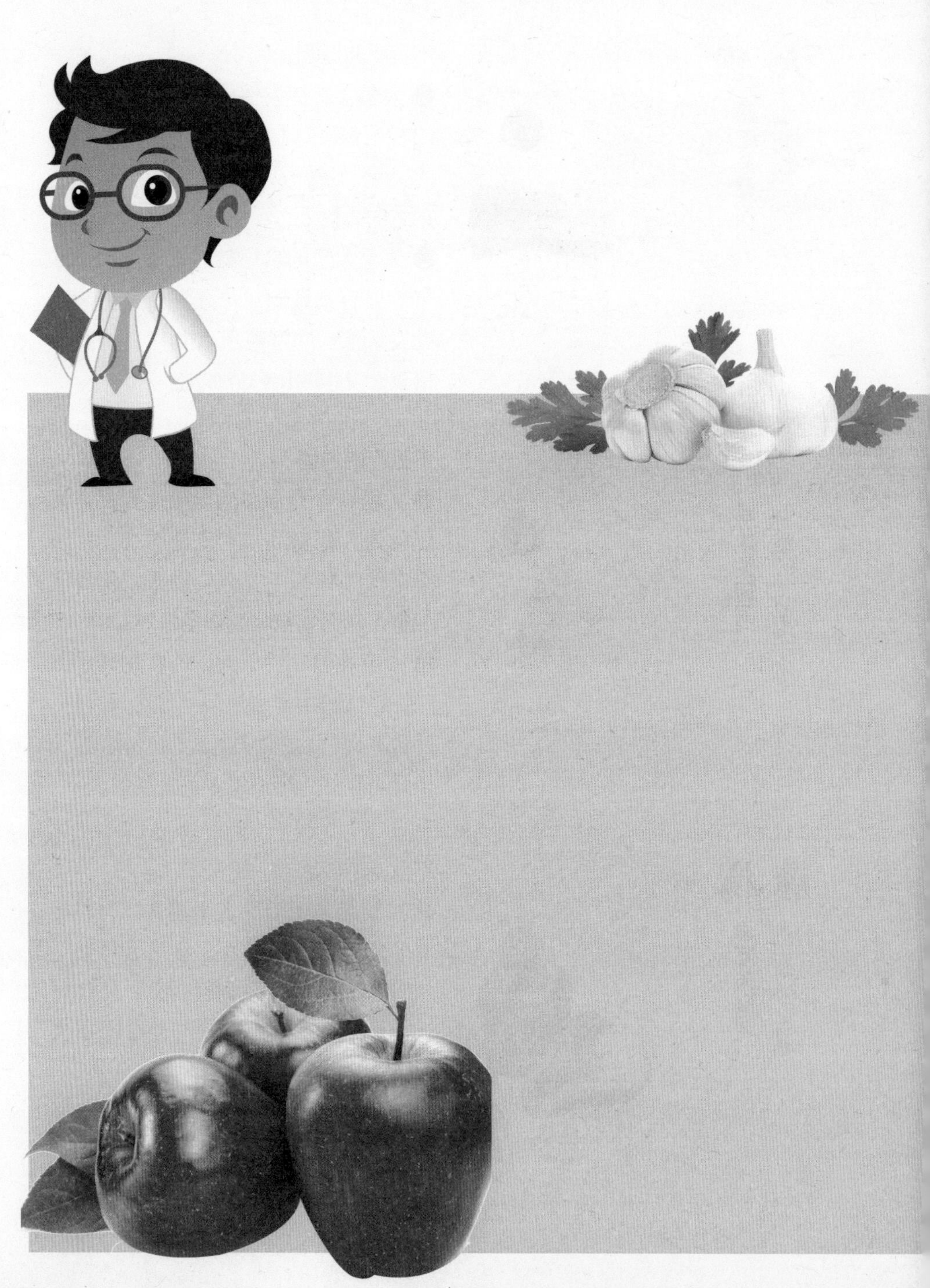

第二章

消化系统疾病吃什么？禁什么？

本章选取了慢性胃炎、复合性胃和十二指肠溃疡、慢性肠炎、痔疮这 4 种消化系统的常见慢性病，对于每一种病症，我们详细地介绍了疾病的定义、中医分型、民间秘方、饮食宜忌、生活保健等方面的知识，并且根据中医的分型，针对每一种病症，推荐了多种有食疗功效的食物，如慢性胃炎患者宜吃猪肚、蛤蜊、扁豆、木瓜、醋、小米、粳米等，以及针对某些食物推荐一道菜例。同时，针对不同病症，我们还列举出了常见的应该忌吃的食物，并且详细地解释了忌吃的原因。

慢性胃炎

慢性胃炎多由感染幽门螺杆菌，胃酸分泌不足，过食刺激性食物损伤胃黏膜以及胆汁返流等因素所致。部分病人会出现上腹饱胀不适、泛酸、食欲不振等消化不良症状。

饮食宜忌

饮食宜清淡，需要细嚼慢咽，按时定量、营养丰富，晚餐不宜过饱。忌服浓茶、浓咖啡，少吃刺激性食物，戒烟忌酒。

中医分型

脾胃气虚型 表现为胃隐隐作痛，大便溏稀，伴有腹胀、呕吐。治疗以益气健脾、补虚养胃为主要原则。

肝胃不和型 表现为胃脘部闷痛伴胸胁疼痛、腹胀、大便不畅。治疗以疏肝解郁、理气宽中为主要原则。

胃阴亏虚型 表现为胃隐隐作痛，偶有烧灼感，大便干结。治疗以滋阴润燥、养胃生津为主要原则。

脾胃虚寒型 表现为胃隐隐作痛，空腹时疼痛加重，饮食后疼痛减轻，食欲不振，大便稀、小便清长。治疗以温胃散寒、理气止痛为主要原则。

生活保健

1 患者要保持精神愉快，过度紧张和疲劳，容易造成幽门括约肌功能紊乱，胆汁返流而发生慢性胃炎。

2 加强体育锻炼，增强体质，加强肠胃功能。

3 积极治疗口腔、咽部慢性感染灶，以防局部感染灶的细菌或毒素被长期吞食，造成胃黏膜炎症。

4 忌用或少用对胃黏膜有损害的药物，如阿司匹林、消炎药等，如果必须服用这些药物，一定要饭后服用，或同时服用抗酸剂及胃黏膜保护药，以防止它们对胃黏膜的损害。

民间秘方

❶将10克干姜、400克羊肉洗净，切成薄片，与15克葱切段一同放入锅中，加入适量料酒、水，烧沸后用小火炖30分钟，加入盐、味精、胡椒粉即成。每日两次，可补虚，适合脾胃虚寒型慢性胃炎患者食用。

❷将15克山楂、6克白术、3克陈皮洗净，放入锅中，加水600毫升，煮沸即可关火。饭后当茶饮，可宽中健脾，适合经常食后腹胀疼痛的胃炎患者食用。

慢性胃炎患者宜吃的食疗方

百合粳米粥

原料

粳米、鲜百合各 50 克，麦芽糖 20 克

制作

1 先将粳米洗净，泡发，备用；鲜百合掰片，洗净。

2 将泡发好的粳米倒入砂锅内，加水适量，用大火烧沸后，改小火煮40分钟。

3 至煮稠时，加入百合片稍煮片刻，在起锅前，加入麦芽糖即可。

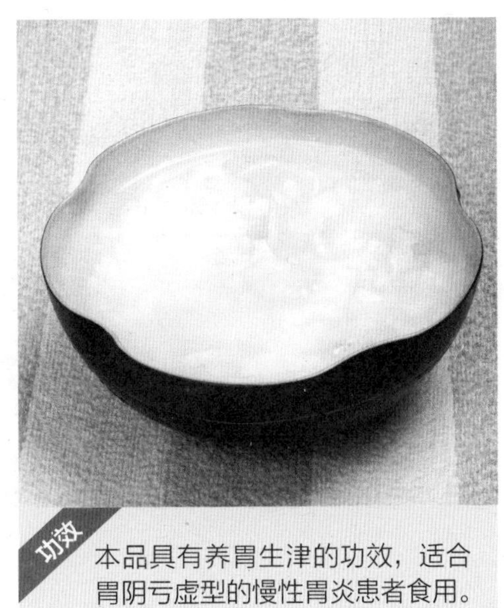

功效 本品具有养胃生津的功效，适合胃阴亏虚型的慢性胃炎患者食用。

功效 本品补虚养胃，适合脾胃气虚型的慢性胃炎患者食用。

山药肉片蛤蜊汤

原料

蛤蜊 120 克，山药 25 克，猪肉 30 克，丹参 10 克，盐、香菜末、香油各适量

制作

1 蛤蜊洗净；山药去皮，洗净，切片；猪肉洗净，切片；丹参洗净。

2 净锅上火倒入水，调入精盐，下入肉片烧开，打去浮沫，下入山药、丹参煮8分钟。

3 下入蛤蜊煲至熟，撒入香菜末，淋入香油即可。

木瓜银耳猪骨汤

原料

木瓜 100 克，银耳 10 克，猪骨 150 克，盐 3 克，食用油 4 克

制作

1 木瓜去皮，洗净切块；银耳洗净，泡发撕片；猪骨洗净，斩块。

2 热锅入水烧开，下入猪骨，煲尽血水，捞出洗净。

3 将猪骨、木瓜放入瓦煲，注入水，大火烧开后下入银耳，改用小火炖煮2小时，加入盐、食用油调味即可。

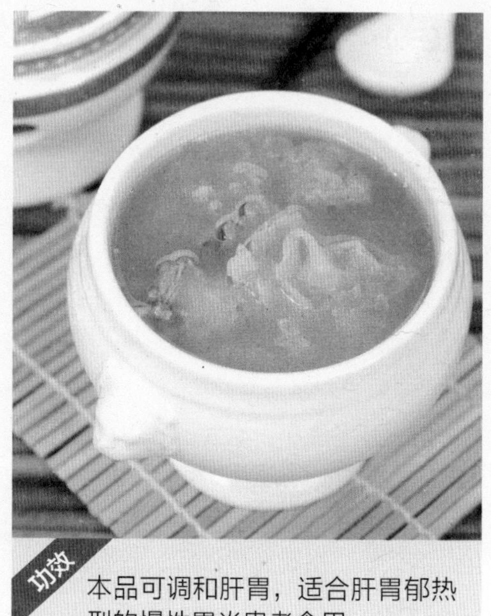

功效 本品可调和肝胃，适合肝胃郁热型的慢性胃炎患者食用。

山药白术羊肚汤

原料

羊肚 250 克，红枣、枸杞各 15 克，山药、白术各 10 克，盐、鸡精各 5 克

制作

1 羊肚洗净，切块，氽水；山药洗净，去皮，切块；白术洗净，切段；红枣、枸杞洗净，浸泡。

2 锅中烧水，放入羊肚、山药、白术、红枣、枸杞，加盖。

3 炖2小时后调入盐和鸡精即可。

功效 本品可理气宽中，适合肝胃不和型的慢性胃炎患者食用。

党参鳝鱼汤

原料

鳝鱼200克，党参20克，红枣10克，佛手5克，制大黄3克，盐适量

制作

1 将鳝鱼去内脏，洗净，切段。

2 党参、红枣、佛手洗净，备用。

3 把党参、红枣、佛手、制大黄、鳝鱼段加适量清水，大火煮沸后，小火煮1小时，以盐调味即可。

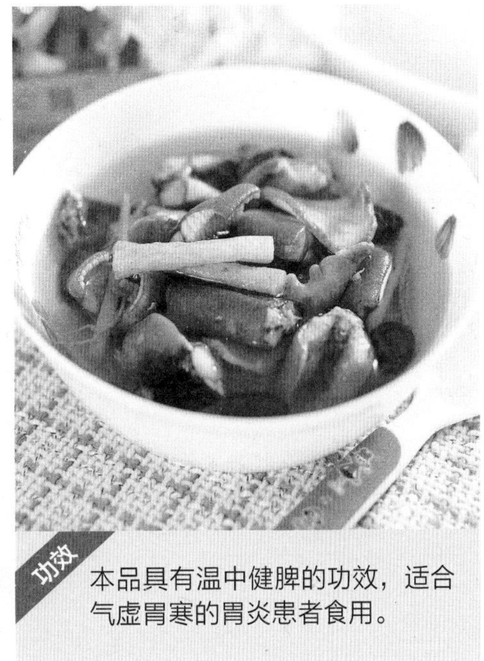

功效 本品具有温中健脾的功效，适合气虚胃寒的胃炎患者食用。

功效 本品可疏肝解郁，适合肝胃不和型的慢性胃炎患者食用。

枳实金针河粉

原料

金针菇45克，黄豆芽5克，胡萝卜15克，河粉90克，枳实及厚朴各10克，盐、胡椒粉、素肉臊、高汤各适量

制作

1 枳实、厚朴洗净，煎取药汁备用。

2 胡萝卜洗净切丝；黄豆芽、金针菇洗净。

3 河粉、药汁、高汤入锅煮沸，加金针菇、黄豆芽、胡萝卜煮熟，放盐、胡椒粉、素肉臊拌匀即可。

冬瓜蛤蜊汤

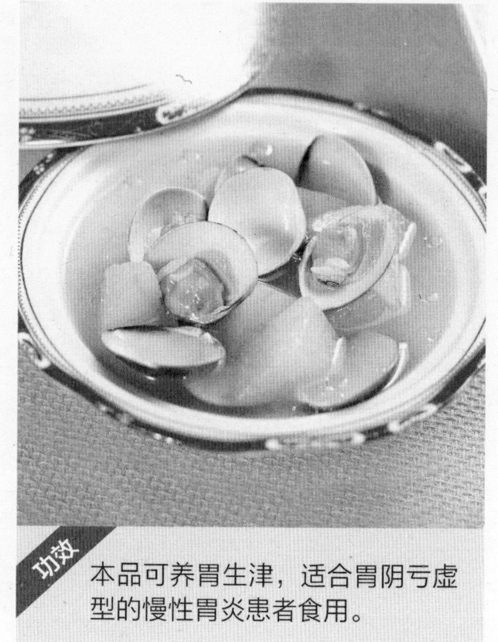

功效 本品可养胃生津，适合胃阴亏虚型的慢性胃炎患者食用。

原料

冬瓜 50 克，蛤蜊 250 克，姜 10 克，盐 5 克，胡椒粉 2 克，料酒约 5 毫升

制作

1 冬瓜洗净，去皮，切丁块状；姜切片。

2 蛤蜊洗净，用淡盐水浸泡1小时后捞出沥干水分。炒锅内加入开水，将冬瓜煮至熟烂。

3 放蛤蜊、姜片及盐、胡椒粉、料酒，煮至蛤蜊开壳后，捞出泡沫即可。

沙参百合甜枣汤

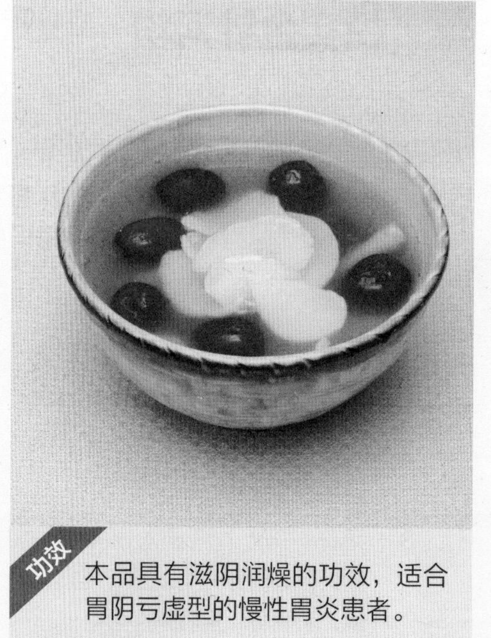

功效 本品具有滋阴润燥的功效，适合胃阴亏虚型的慢性胃炎患者。

原料

沙参 20 克，新鲜百合 30 克，红枣 5 颗，藕节 15 克，冰糖适量

制作

1 百合剥瓣，洗净；沙参、藕节、红枣分别洗净，红枣泡发1小时。

2 沙参、藕节、红枣盛入煮锅，加3碗水，煮约20分钟，至汤汁变稠。

3 加入剥瓣的百合续煮5分钟，汤味醇香时，加冰糖煮至溶化即可。

慢性胃炎患者忌吃食物及原因

螃蟹

忌吃关键词：性寒、易过敏

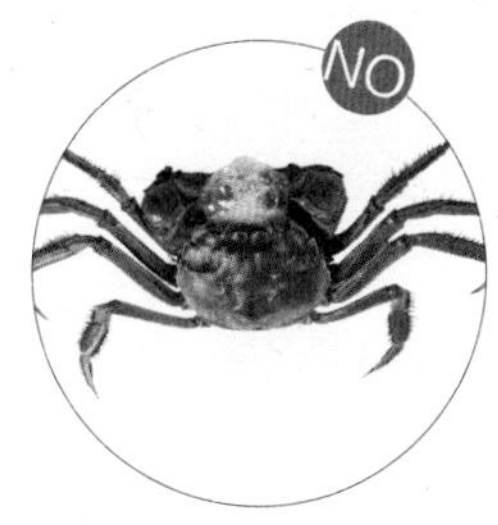

不宜吃的原因：

❶ 蟹肉性寒，肠胃功能较弱的慢性胃炎患者应忌食，否则容易引起饭后胃痛、腹泻、呕吐等症状。

❷ 蟹肉属于过敏性食物，胃肠较敏感的患者食用后会引发急性胃肠炎，慢性胃炎患者更应禁食。

白酒

忌吃关键词：胃黏液屏障、前列腺素E

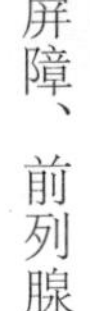

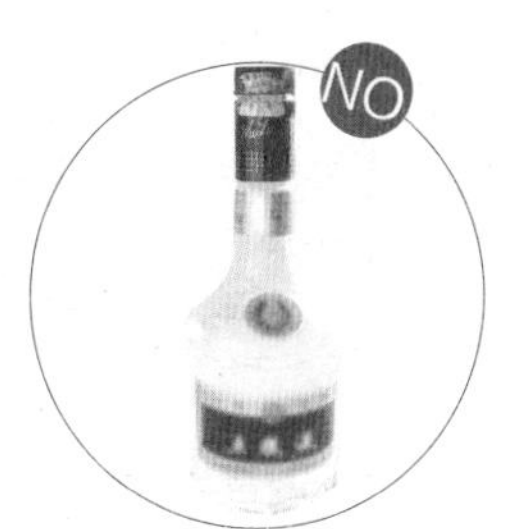

不宜吃的原因：

❶ 白酒能够直接破坏胃黏液屏障，从而导致胃黏膜发生充血、水肿，甚至可导致胃黏膜糜烂。

❷ 现代研究证明，饮用白酒，可以抑制或减少胃黏膜合成前列腺素E，损害胃黏膜，使慢性胃炎的病情加重。

咖啡

忌吃关键词：咖啡因、刺激胃酸分泌

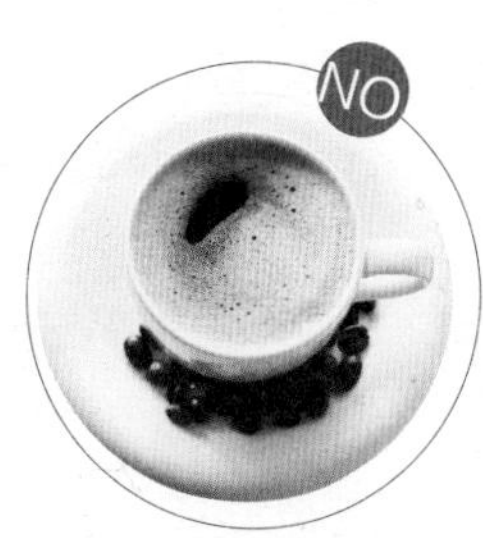

不宜吃的原因：

❶ 咖啡中含有一种黄嘌呤生物碱化合物——咖啡因，可兴奋人的中枢神经，慢性胃炎患者多伴有精神状况不佳。

❷ 咖啡中的咖啡因成分可刺激胃的腺体分泌胃酸，使胃酸浓度增加，破坏胃黏膜屏障，加重慢性胃炎的病情。

油条

忌吃关键词：

不易消化、致癌物质、铝

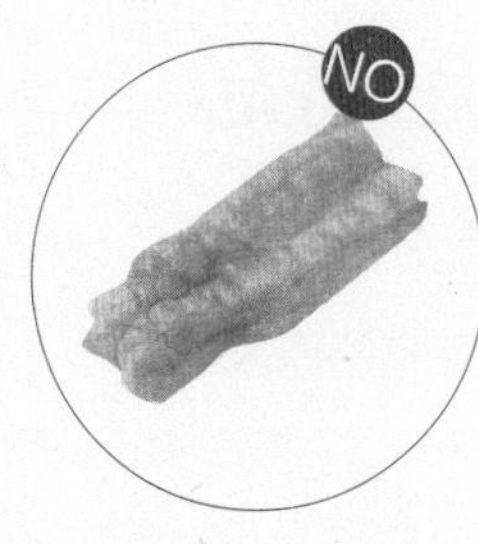

不宜吃的原因：

❶ 油条经高温油炸而成，各种维生素已经全部被氧化破坏，不饱和脂肪酸发生聚合，形成二聚体、多聚体等大分子化合物，不易被消化，慢性胃炎患者食用后加重胃的消化负担。

❷ 油条在高温油炸的过程中产生了大量的致癌物质，慢性胃炎患者长期食用可能导致胃癌。

煎饼

忌吃关键词：

硬、粗纤维

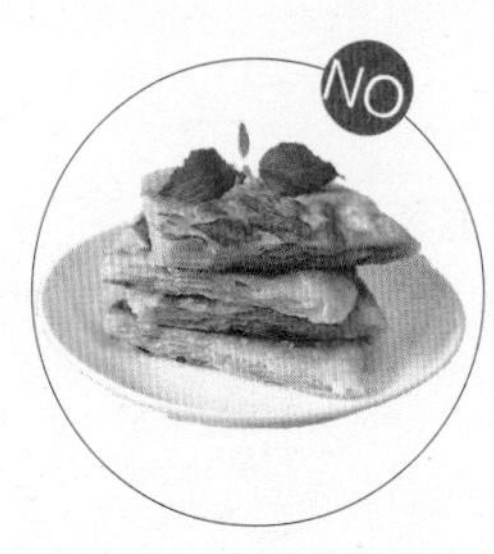

不宜吃的原因：

❶ 慢性胃炎患者不适宜食用过硬的食品，否则会使胃黏膜受到摩擦而造成损伤，加重黏膜的炎性病变，而煎饼由粗粮烙制而成，硬度会比较高。

❷ 煎饼的主要原料一般为面粉、玉米粉、高粱、玉米等，很难被消化吸收，还有可能产气过多而引起腹胀。因此，慢性胃炎患者不宜食用煎饼。

芸豆

忌吃关键词：

产气、毒蛋白

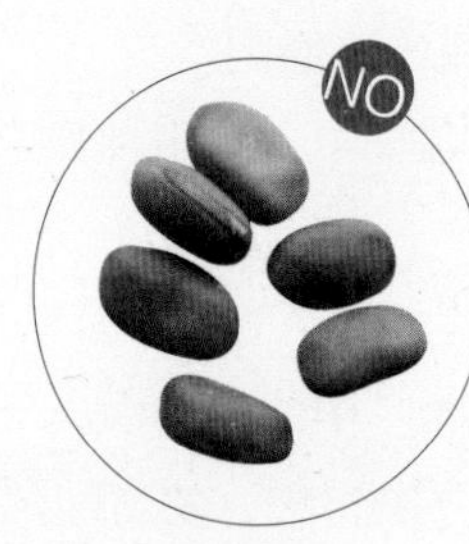

不宜吃的原因：

❶ 芸豆营养丰富，蛋白质、钙、铁、B族维生素的含量都很高，在消化吸收的过程中会产生过多的气体，产生腹胀，不利于慢性胃炎患者的病情。

❷ 芸豆的籽粒中含有一种毒蛋白，生吃或夹生吃都会导致腹泻、呕吐等现象，加重急性胃炎的病情，在高温的作用下可把毒素完全破坏掉。

炸薯条

忌吃关键词：

油脂、丙烯酰胺

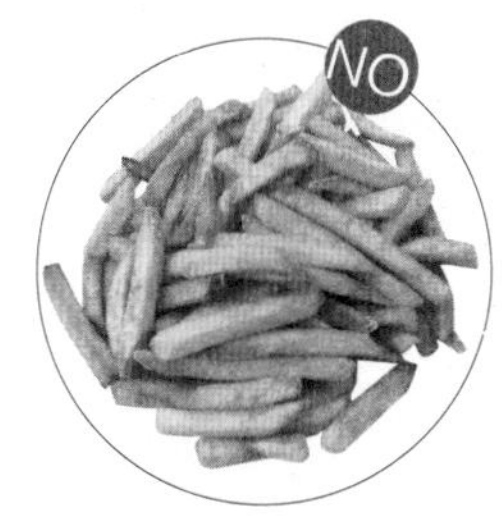

不宜吃的原因：

❶ 炸薯条是富含油脂的食物，不容易被消化，慢性胃炎患者食用后，会加重其胃的消化负担，不利于病情。

❷ 炸薯条的原料主要为土豆，土豆为含淀粉的食物，在高温烹炸下会产生过量的丙烯酰胺，丙烯酰胺是一种致癌物质，对于慢性胃炎病情不利。

冰激凌

忌吃关键词：

生冷食物

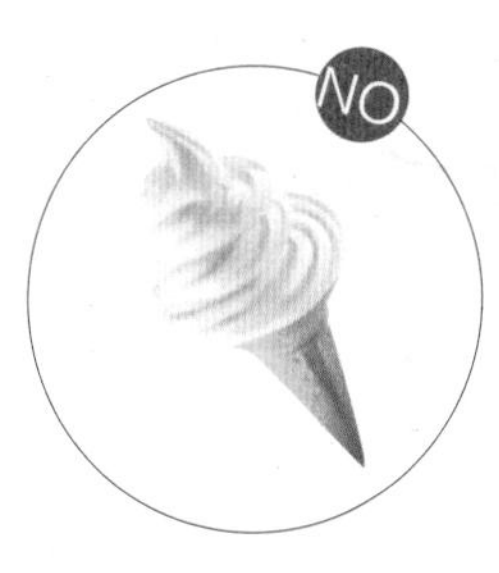

不宜吃的原因：

❶ 进食冰激凌等生冷食物，若过多过快，会使胃肠的消化能力和杀菌能力减弱，从而使胃肠容易受感染而发生炎症病变，加重慢性胃炎的病情。

❷ 中医认为，肠胃较弱的人不宜食用太多生冷的食物，尤其是脾胃虚寒的慢性胃炎患者，否则可加重食欲不振等症状，还可能诱发病情急性发作。

辣 椒

忌吃关键词：

辣椒素、刺激性、性热

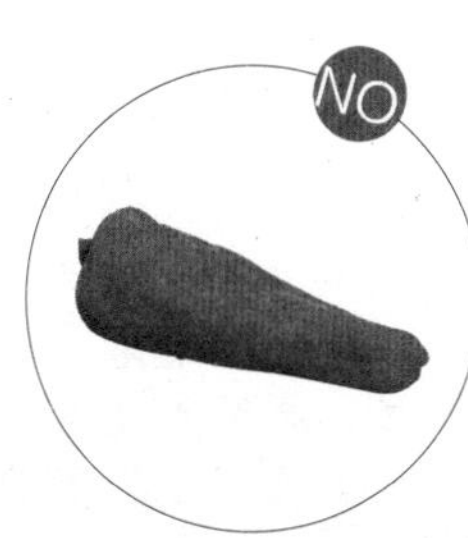

不宜吃的原因：

❶ 人食用辣椒后，辣椒素会剧烈刺激胃黏膜,使胃黏膜高度充血,蠕动加快，引起胃疼、腹痛、腹泻等症状，甚至可诱发慢性胃炎急性发作。

❷ 中医认为，辣椒性热，且具有刺激性，慢性胃炎患者不宜食用，否则可加重胸胁疼痛、胃灼热、泛酸、口苦咽干、口渴喜冷饮、大便干燥等症状。

复合性胃和十二指肠溃疡

复合性胃和十二指肠溃疡亦称为消化性溃疡，多由胃酸分泌过多、胃黏膜受损引起。胃溃疡常在餐后饱胀时痛，而十二指肠溃疡多在饥饿时痛，并伴泛酸、恶心、胃灼热及黑便等症状。

饮食宜忌

主食宜吃软米饭、燕麦粥、面条以及含碱的面包或馒头，饮食宜清淡。忌饮浓茶、浓咖啡，忌食用硬、粗糙、辛辣、油腻等有刺激性的食物，戒烟忌酒。

中医分型

肝郁气滞型　表现为胃脘灼热疼痛，伴胁肋满闷隐痛，泛酸、胃灼热。治疗以疏肝解郁、理气止痛为主要原则。

脾胃虚寒型　表现为胃脘部隐隐作痛，进食后会缓解，泛吐清水。治疗以温胃散寒、健脾止痛为主要原则。

阴虚胃热型　表现为胃脘部隐隐作痛，有饥饿感但不欲饮食，恶心、反胃。治疗以清热泻火、滋阴益胃为主要原则。

瘀血阻滞型　表现为胃脘部疼痛有针刺感，进食后疼痛加重，夜间较明显。治疗以活血化瘀、止血止痛为主要原则。

生活保健

1 由于精神因素也是引起溃疡病的一个重要原因，所以溃疡病患者要保持良好的心态和心情，避免受情绪刺激，切忌长期抑郁或烦躁。

2 饮食上要注意细嚼慢咽，避免急食，咀嚼可增加唾液分泌，唾液能稀释和中和胃酸，并具有提高黏膜屏障作用。

3 急性溃疡活动期以少吃多餐为宜，每天进食 4 ～ 5 次即可，一旦症状得到控制，应尽快恢复到平时的一日三餐。

民间秘方

1. 将 10 克田七、15 克核桃仁一起研成粉末，放入杯中，加入白开水 250 毫升，加盖闷 5 分钟，再加入适量蜂蜜搅拌均匀即可饮用。可代茶饮用，能健脾润肠，适合消化性溃疡出血者食用。

2. 将 15 克高良姜打成细粉备用，再将 100 克粳米淘洗干净，放入锅中，加水适量，煮至粥成后加入高良姜粉，再煮 3 分钟即可。当正餐食用，每日 1 次，可暖脾胃，适合脾胃虚寒的溃疡患者食用。

复合性胃和十二指肠溃疡患者宜吃的食疗方

山药核桃羊肉汤

原料

羊肉 300 克，山药、核桃各适量，枸杞 10 克，盐 5 克，鸡精 3 克

制作

1 羊肉洗净、切件，汆水；山药洗净，去皮切块；核桃取仁洗净；枸杞洗净。

2 锅中放入羊肉、山药、核桃、枸杞，加入清水，小火慢炖至核桃变得酥软之后关火，加入盐和鸡精调味即可。

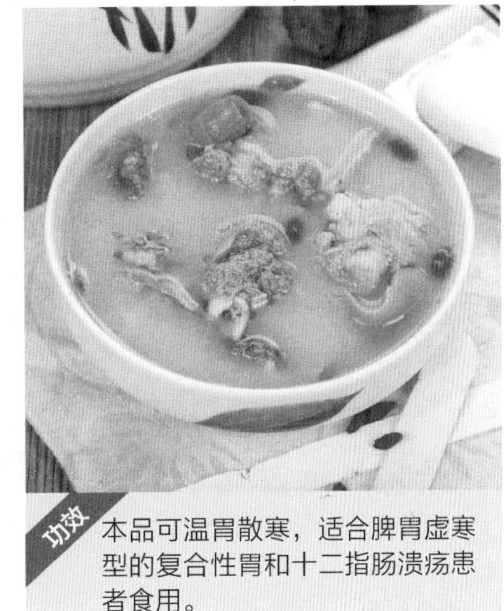

功效 本品可温胃散寒，适合脾胃虚寒型的复合性胃和十二指肠溃疡患者食用。

鲫鱼生姜汤

原料

鲫鱼 1 条，生姜 30 克，枸杞适量，精盐适量

制作

1 将鲫鱼处理干净切花刀；生姜去皮洗净，切片备用。

2 净锅上火加水，下入鲫鱼、姜片、枸杞烧开，调入精盐煲至熟即可。

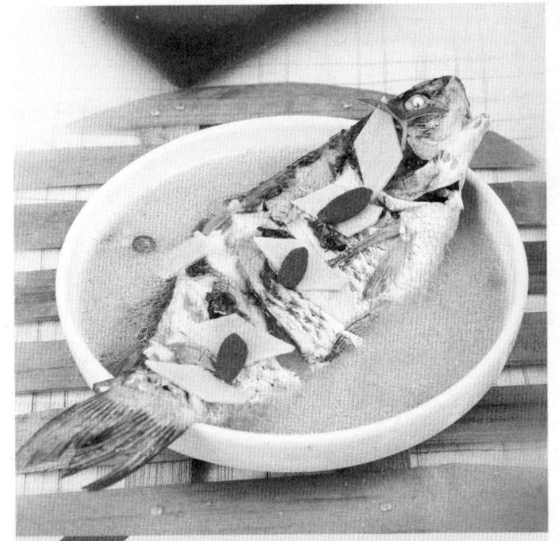

功效 本品可健脾止痛，适合脾胃虚寒型的复合性胃和十二指肠溃疡患者食用。

胡萝卜甘蔗

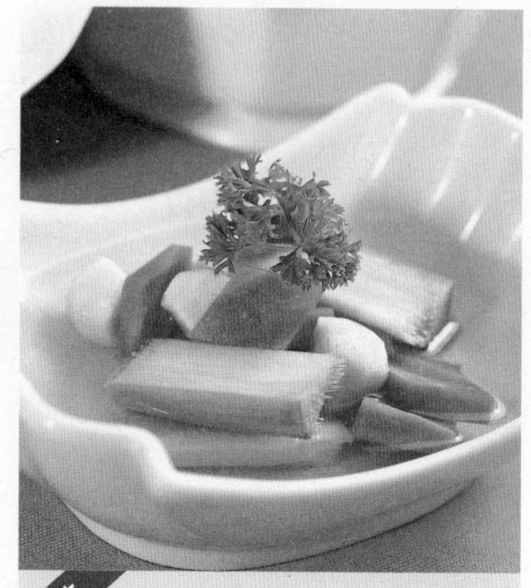

原料

胡萝卜 250 克，马蹄 250 克，甘蔗 50 克，盐适量

制作

1 将胡萝卜洗净，去皮，切厚片；马蹄去皮，洗净，切两半；甘蔗拨皮，斩段后破开。

2 将全部原料放入锅内，加水煮沸，小火炖1～2小时。

3 炖好后，加盐调味，盛盘即可。

功效 本品可滋阴益胃，适合阴虚胃热型的复合性胃和十二指肠溃疡患者食用。

三七煮鸡蛋

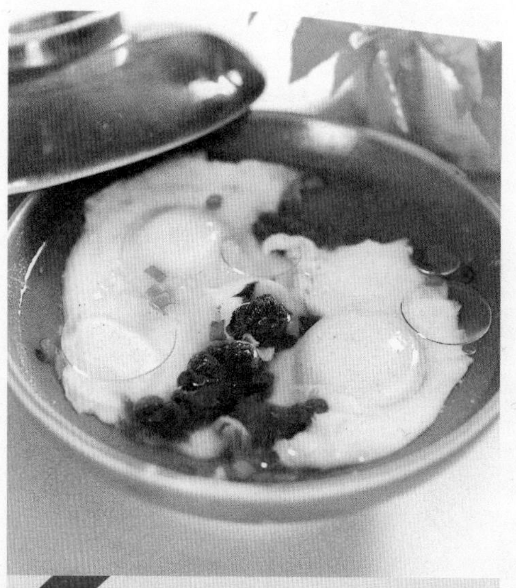

原料

三七 10 克，鸡蛋 2 个，盐少许

制作

1 将三七用清水洗净，备用。

2 锅洗净，置于火上，将三七放入锅中，加入适量清水，煮片刻。

3 最后打入鸡蛋，煮至熟，再调入盐即可。

功效 本品可止血止痛，适合瘀血阻滞型的复合性胃和十二指肠溃疡患者食用。

白芍山药鸡汤

原料

莲子及山药各 50 克，鸡肉 40 克，白芍 10 克，枸杞 5 克，盐适量

制作

1 山药去皮，切块状；莲子洗净，与山药一起放入热水中稍煮，备用；白芍及枸杞洗净。

2 鸡肉洗净，入沸水汆去血水。

3 锅中加适量水，放入山药、白芍、莲子、鸡肉，大火煮沸，转中火煮至鸡肉熟烂，加枸杞，调入盐即可食用。

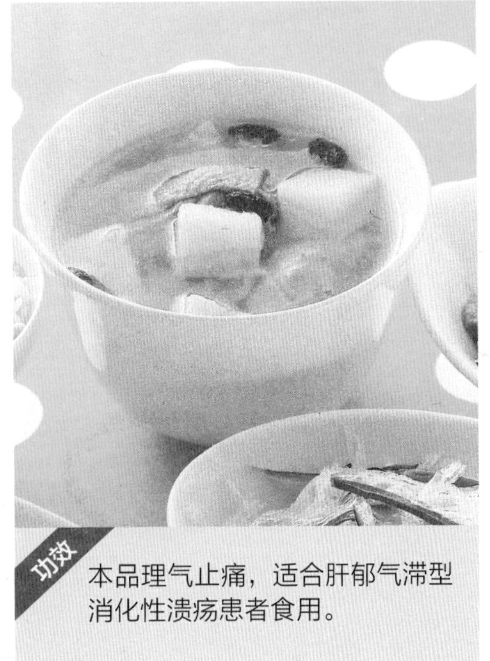

功效 本品理气止痛，适合肝郁气滞型消化性溃疡患者食用。

佛手青皮饮

原料

青皮及佛手各 10 克，生麦芽 30 克，白头翁 6 克，冰糖 20 克

制作

1 把青皮洗净，切碎；佛手、白头翁洗净，备用；生麦芽洗净，去杂质。

2 将青皮、佛手、生麦芽、白头翁放入炖锅内，加入250毫升水。

3 把炖锅置大火上烧沸，再用小火炖煮25分钟，去渣，加入冰糖拌匀即成。

功效 本品疏肝解郁，适合肝郁气滞型的消化性溃疡患者饮用。

复合性胃和十二指肠溃疡患者忌吃食物及原因

糯米

忌吃关键词：
难消化、加重胃痛

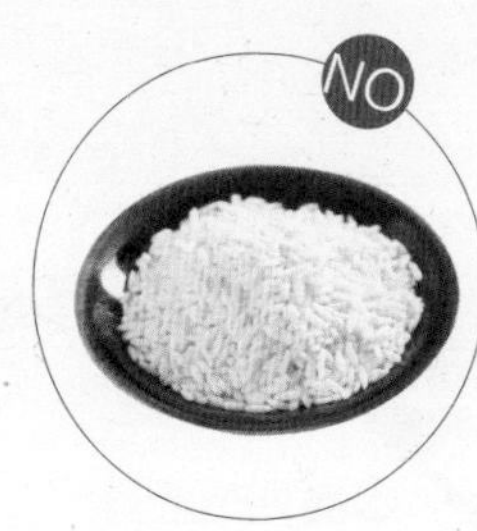

不宜吃的原因：

❶ 糯米食用后很难消化，复合性胃和十二指肠溃疡患者食用会增加胃的消化负担。

❷ 糯米难以被消化，于是会滞留在胃内，促使胃酸分泌增加，复合性胃和十二指肠溃疡病人食后可使疼痛加剧，甚至诱发胃穿孔、出血等。

螃蟹

忌吃关键词：
性寒、发物

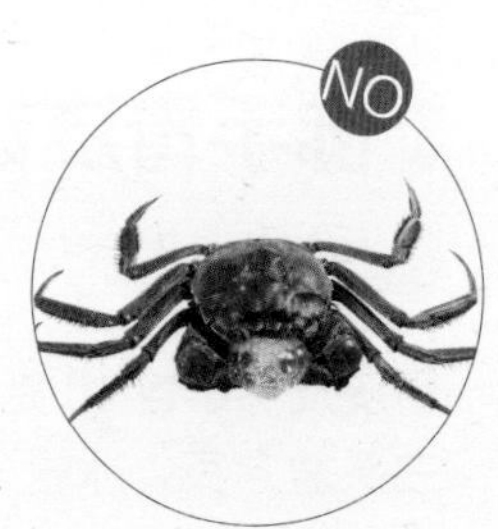

不宜吃的原因：

❶ 蟹肉性寒，一般人食用也有可能导致腹痛、腹泻等症，复合性胃和十二指肠溃疡患者脾胃功能虚弱，应忌吃。

❷ 中医认为，蟹为发物，患有慢性胃炎、复合性胃和十二指肠溃疡等慢性病者应忌食，否则可引起旧病复发或病情加重。

白酒

忌吃关键词：
刺激性、前列腺素 E

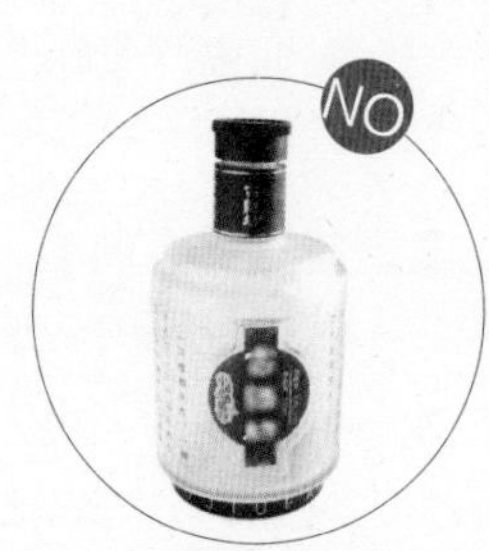

不宜吃的原因：

❶ 白酒的刺激性很强，它能够直接破坏胃黏液屏障，严重影响复合性胃和十二指肠溃疡患者的病情。

❷ 白酒还可以抑制或减少胃黏膜合成前列腺素 E，胃酸随之就会分泌过多，从而损伤胃黏膜，加重溃疡损害。

辣椒

忌吃关键词：

性热、味辛、强刺激性

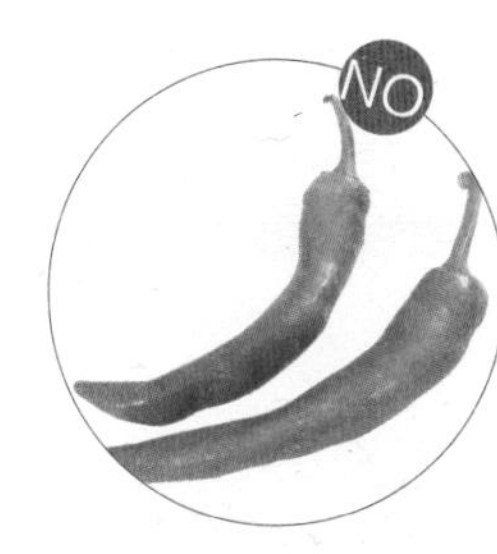

不宜吃的原因：

❶ 辣椒是属于大热大辛的食物，其具有非常强烈的刺激性，复合性胃和十二指肠溃疡患者食用后会由于胃酸的分泌增加，刺激溃疡面，使溃疡的程度加重。

❷ 中医认为，辣椒性热，阴虚胃热型的复合性胃和十二指肠溃疡患者尤其不宜食用辣椒，否则会加重患者胃痛、恶心呕吐、咽干舌燥、大便干结等症状。

巧克力

忌吃关键词：

脂肪、糖

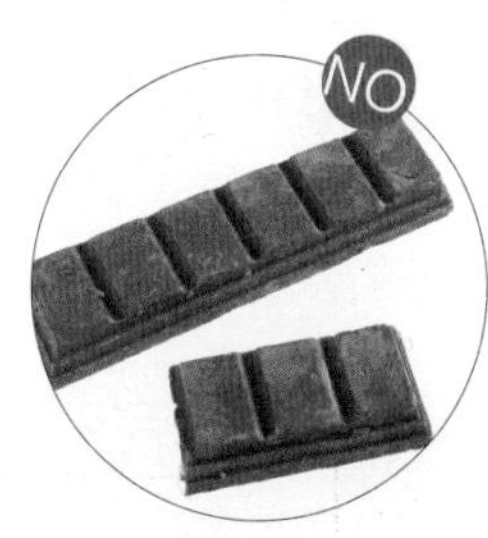

不宜吃的原因：

❶ 巧克力的脂肪含量很高，过多的脂肪摄入可延迟胃排空，使胃的消化负担加重，这对于伴有消化不良症状的复合性胃和十二指肠溃疡患者是十分不利的。

❷ 巧克力的含糖量也极高，过甜的食物会刺激胃酸的分泌，使胃酸增加，从而影响溃疡面的恢复，加重复合性胃和十二指肠溃疡的病情。

冰激凌

忌吃关键词：

温度低、糖

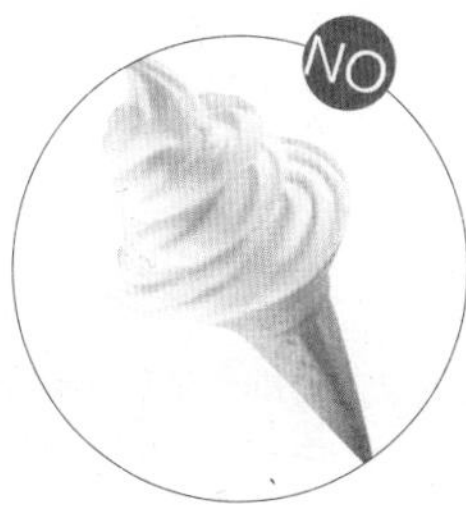

不宜吃的原因：

❶ 冰激凌的温度很低，可对人体的胃肠形成较大的刺激，导致胃道血管收缩，还会削弱胃黏膜保护屏障。

❷ 冰激凌的含糖量较高，一般的冰激凌每 100 克中含糖 17.3 克，过多的甜食进入胃中，可刺激胃腺体分泌胃酸，使胃酸增加，胃酸可侵袭胃黏膜，从而加重溃疡的病情。

慢性肠炎

慢性肠炎多由细菌、病毒等微生物感染以及过敏等原因所致。临床表现为长期或反复发作的腹痛等症，重者可有水样便。中医认为，慢性肠炎多因脾肾虚弱、饮食不洁、水湿下注所致。

饮食宜忌

宜吃鱼、虾、蛋、豆类制品、苹果、石榴等。忌吃蔗糖、土豆、红薯、白萝卜、杏仁、大黄、辣椒，以及生冷不洁、过热、过凉、海鲜类食物。戒烟忌酒。

中医分型

脾胃气虚型　表现为大便时稀时泻，饮食减少，脘腹胀满不舒，面色萎黄，神疲乏力、倦怠懒言，舌淡苔白。治疗以健脾化湿、涩肠止泻为主要原则。

脾肾阳虚型　表现为肠鸣泄泻，泻后则舒，畏寒怕冷，手足冰凉。治疗以温补脾阳、固肾止泻为主要原则。

肝郁型　表现为平素胸胁胀闷，每次都因情绪紧张发生腹痛腹泻。治疗以疏肝解郁、涩肠止泻为主要原则。

湿热型　表现为腹痛，便稀恶臭，排便次数增多，肛门灼热。治疗以清热利湿、健脾止泻为主要原则。

生活保健

1　预防慢性肠炎要把好“病从口入”这道关，注意个人卫生和环境卫生，注意扑灭蟑螂、苍蝇等。

2　慢性肠炎病人多为身体虚弱、抵抗力弱者，因此慢性肠炎患者更应该注意饮食卫生，且平时要多加强锻炼，增强体质。

3　保持心情舒畅，长期的悲伤、紧张、恐惧等情绪可使神经功能紊乱，从而导致胃壁的血管痉挛性收缩，诱发胃炎、胃溃疡等病症。所以，慢性肠炎患者保持良好的心情对于病情的恢复致关重要。

民间秘方

1. 取川芎、白茯苓、人参、白术、白芍、当归、桂枝各5克，粟米50克，用水洗净，放入锅内，加水，煮30分钟，滤去渣取汁代茶饮，每日一次，有消炎止泻的作用，适用于慢性肠炎患者。

2. 取车前子30克，洗净放锅内，加水以大火煮，煎煮25分钟，关火，滤渣取汁，加入25克白糖拌匀即可，代茶饮用，有止痛止泻的作用，适用于慢性肠炎患者，可有效地缓解腹泻症状。

慢性肠炎患者宜吃的食疗方

四样猪肚汤

原料

猪肚200克，水发莲子50克，山药30克，芡实20克，薏米15克，精盐6克

制作

1 将猪肚洗净、切块、汆煮；山药去皮、洗净、切片；水发莲子、芡实、薏米洗净浸泡备用。

2 净锅上火倒入水，调入精盐，下入猪肚、山药、水发莲子、芡实、薏米煲至成熟即可。

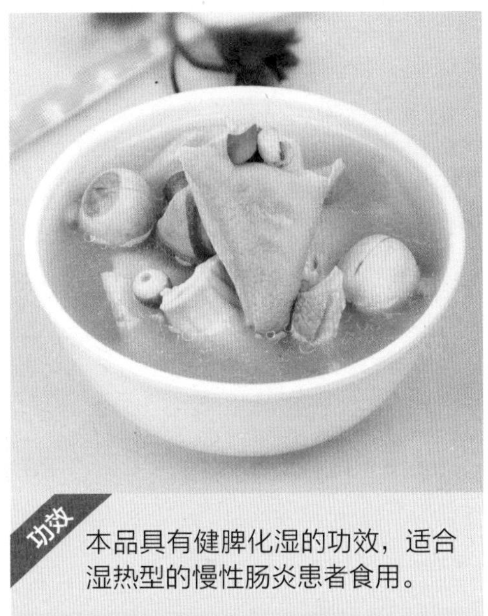

功效 本品具有健脾化湿的功效，适合湿热型的慢性肠炎患者食用。

白扁豆莲子鸡汤

原料

白扁豆100克，莲子40克，鸡腿300克，丹参、山楂、马齿苋各10克，盐5克，米酒10毫升

制作

1 鸡腿、莲子、白扁豆洗净，备用；将丹参、山楂、马齿苋洗净，放入棉布袋，与1500毫升清水、鸡腿、莲子、白扁豆置于锅中，以大火煮沸，转小火续煮2小时。

2 取出药袋，加盐、米酒即可。

功效 本品可固肾止泻，适用于脾胃气虚型及脾肾阳虚型慢性肠炎。

砂仁鲫鱼汤

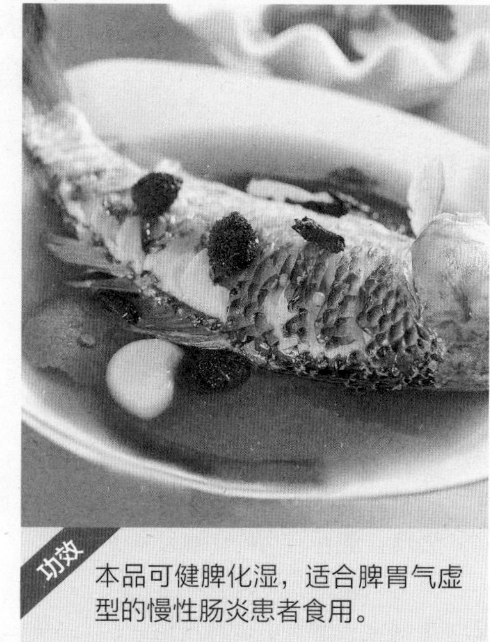

原料

缩砂仁 10 克，陈皮 10 克，大鲫鱼 300 克，大蒜适量，胡椒 10 克，干辣椒 5 克，葱、食盐、酱油、菜油各适量

制作

1 将鲫鱼去鳞、鳃和内脏，洗净；在鲫鱼腹内，装入陈皮、缩砂仁、大蒜、胡椒、干辣椒、葱、食盐、酱油。

2 在锅内放入菜油烧热，将鲫鱼放入锅内煎透，再加入适量水，炖煮成羹即成。

功效 本品可健脾化湿，适合脾胃气虚型的慢性肠炎患者食用。

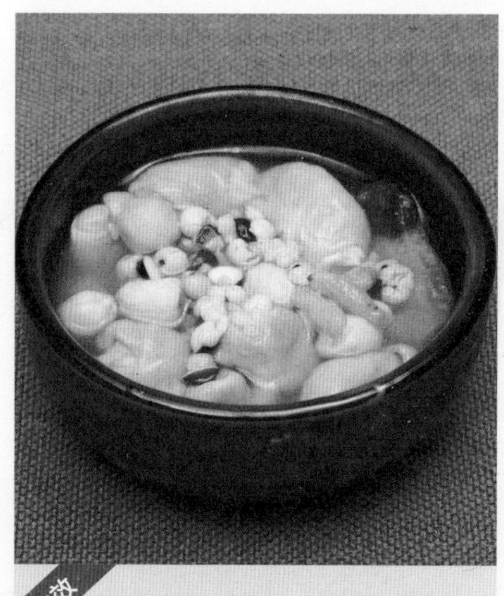

功效 本品可温补脾阳，适合脾肾阳虚型的慢性肠炎患者食用。

芡实莲子薏米汤

原料

芡实、薏米、干品莲子各 100 克，茯苓及怀山各 50 克，猪小肠 500 克，肉豆蔻 10 克，盐 2 小匙，米酒 30 毫升

制作

1 将猪小肠洗净，入沸水汆烫，捞出，剪成小段。

2 芡实、茯苓、怀山、干品莲子、薏米、肉豆蔻洗净，与猪小肠一起放入锅中，加水煮沸，炖煮30分钟，加入盐调味，淋上米酒即可。

猪肚炒莲子

原料

猪肚 1 个，香油、食盐、葱、姜、蒜等调料适量，莲子 40 粒

制作

1 将猪肚处理干净，备用。
2 莲子用清水泡发，去除莲心，装入猪肚内，用线将猪肚的口缝合。
3 将猪肚放入沸水中氽烫一下，再清炖至猪肚完全熟烂。
4 将猪肚捞出、洗净，再切成丝，与莲子装盘，加香油、食盐、葱、姜、蒜拌匀即可食用。

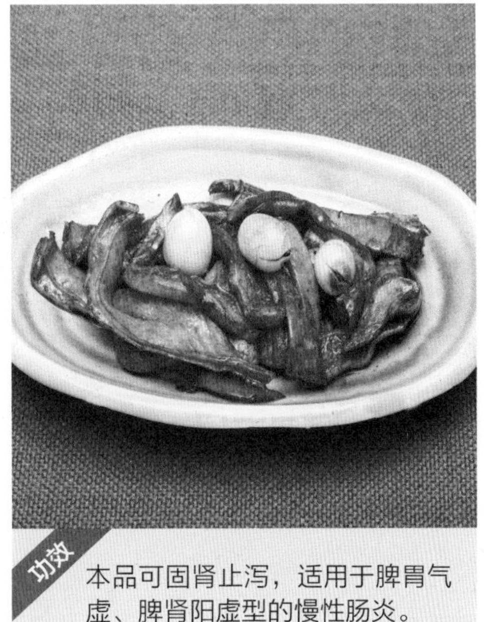

功效 本品可固肾止泻，适用于脾胃气虚、脾肾阳虚型的慢性肠炎。

豆蔻山药炖乌鸡

原料

乌鸡 500 克，肉豆蔻、草豆蔻、山药各 10 克，葱白、生姜、盐、味精各适量

制作

1 乌鸡洗净，除去内脏，斩件；肉豆蔻、草豆蔻、山药、葱白分别洗净，备用。
2 将肉豆蔻、草豆蔻、山药、葱白、生姜、乌鸡放入砂锅内，加清水炖熟烂。
3 再加适量盐、味精即可。

功效 本品可温补脾阳，适合脾肾阳虚型的慢性肠炎患者食用。

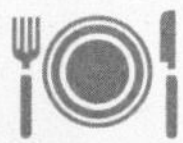

慢性肠炎患者忌吃食物及原因

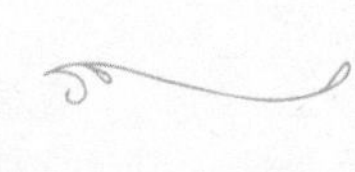

土豆

忌吃关键词：膳食纤维、产气

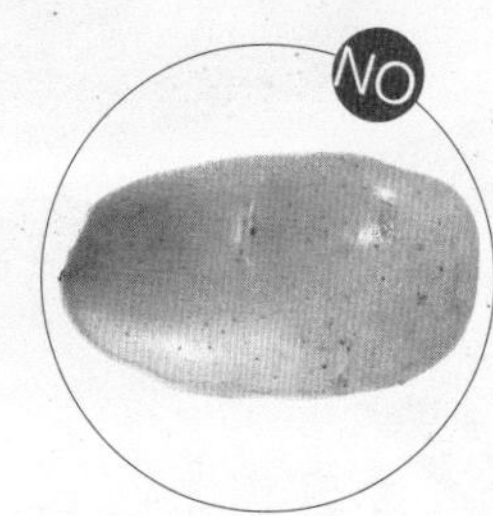

不宜吃的原因：

❶ 土豆含有大量的膳食纤维，具有宽肠通便的作用，但是对于慢性肠炎患者尤其是伴有腹泻的患者，并不适宜。

❷ 土豆属于易产气的食物，进入肠道后可酵解产生大量气体，引起腹痛等症状，增加慢性肠炎患者的痛苦。

西瓜

忌吃关键词：性寒、高水分

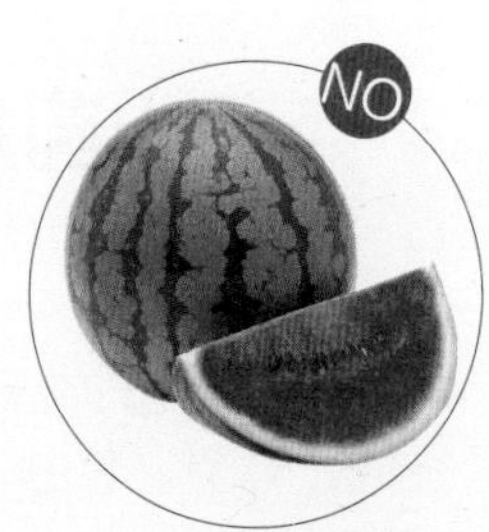

不宜吃的原因：

❶《本草纲目》记载："西瓜，皆属生冷，不知其伤脾助湿之害也。"故尤其是脾虚型的慢性肠炎患者不宜食用。

❷ 西瓜含有的水分较多，食用后会冲淡胃里的消化液，影响胃的消化功能，加重慢性肠炎消化不良症状。

香蕉

忌吃关键词：性寒、微量元素比例失调

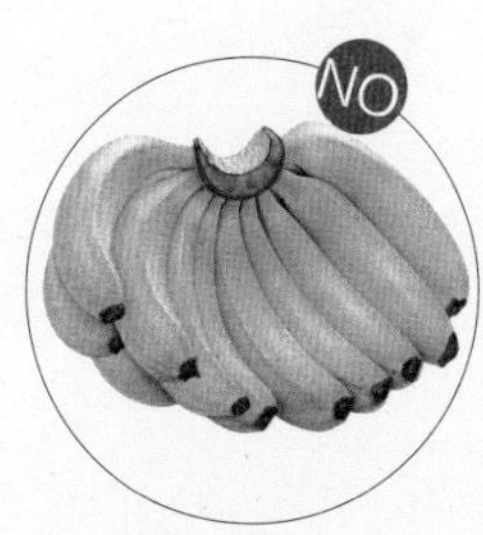

不宜吃的原因：

❶ 香蕉性寒，食用后可损及脾阳，滋生湿邪，影响肠胃的功能，可诱发或加重腹泻、腹痛等症状。

❷ 香蕉含有镁、钾等元素，对人体是有益的，若摄入过多，可造成体内微量元素比例的失调，引起脾胃功能紊乱。

牛 奶

忌吃关键词：

高脂肪、乳糖

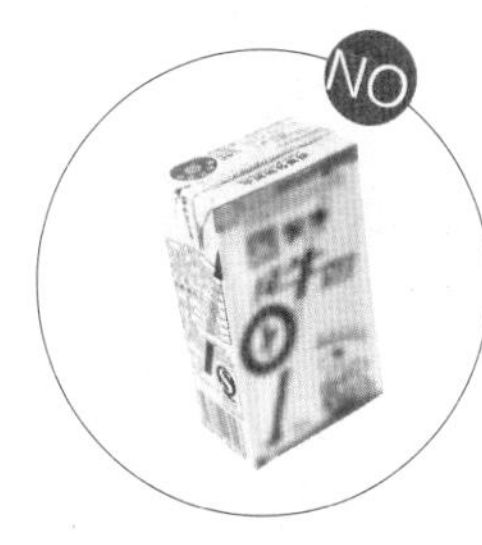

不宜吃的原因：

❶ 牛奶中含有较多的脂肪，由于脂肪具有润肠的作用，肠胃较弱的慢性肠炎患者食用后可导致大便次数增多，甚至可引起腹泻。

❷ 牛奶中含有较多乳糖，乳糖在进入肠管之后，会发酵产生大量的气体，从而引起腹胀、腹痛等症状，不利于慢性肠炎康复。

蜂 蜜

忌吃关键词：

润肠通便、高糖

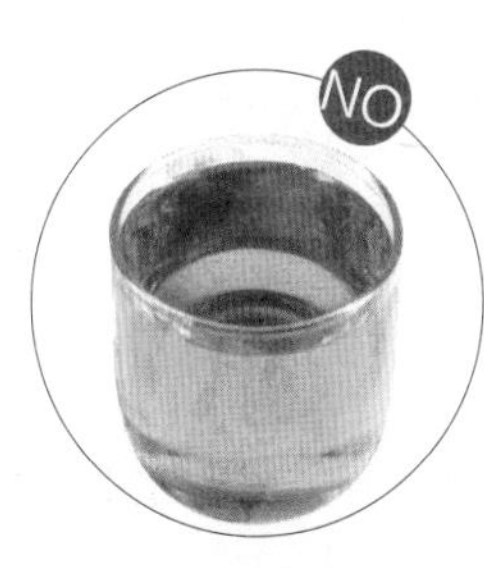

不宜吃的原因：

❶ 蜂蜜具有润肠通便的作用，但是对于慢性肠炎尤其是伴随有腹泻症状的患者并不适宜，否则可加重腹泻程度。

❷ 蜂蜜的主要成分是糖，如过量摄入，对于肠胃功能较为虚弱的慢性肠炎患者来说，可能因一时吸收不了而发生酵解，产生大量气体，从而引起腹胀、腹痛等。

白 酒

忌吃关键词：

刺激性、腐蚀胃黏膜

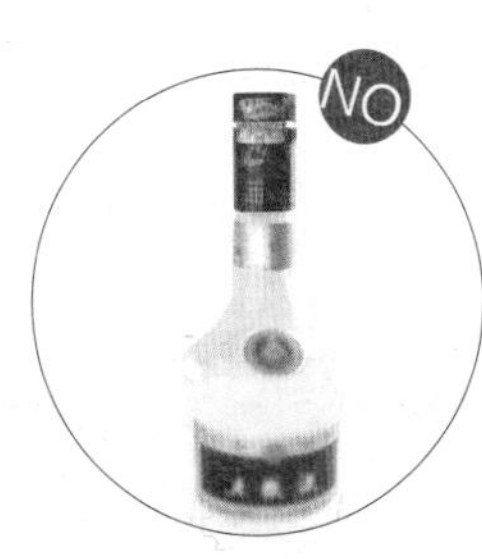

不宜吃的原因：

❶ 白酒的刺激性很强，它可直接破坏胃肠黏膜，使胃肠黏膜的炎性病变加重，从而引发腹痛、腹胀、腹泻等相关症状。

❷ 中医认为，慢性肠炎的发生以肝失疏泄、脾胃失和为主，而烈酒可影响肝脾胃的功能，长期饮用还会使其发生严重的损害，造成严重的功能障碍。

痔疮

痔疮分为内痔、外痔、混合痔。内痔以排便间断出鲜血为主，不痛；中、晚期则有流黏液、发痒等症状。外痔可看到肛缘的痔隆起或皮赘，且坠胀疼痛。混合痔是指内痔和外痔均有。

饮食宜忌

饮食宜清淡，多选择含纤维素和维生素多的。勿食辣椒、胡椒等辛辣刺激性的食物，忌燥热、肥腻、炒爆的可助热上火的食物，勿食虾蟹等发物，忌烟酒。

中医分型

湿热下注型　表现为肛门外有肿物，还伴有便血、便质稀有秽臭。治疗以清热利湿、凉血消肿为主要原则。

瘀毒内阻型　表现为肛门痔疮刺痛拒按，甚至不能行走，便时更甚，或伴里急后重、出血。治疗以活血化瘀、凉血解毒为主要原则。

气血两虚型　表现为肛门外有异物，排便时感觉乏力，难以排出。治疗以益气养血、通便消痔为主要原则。

肝肾阴虚型　表现为肛门外脱出肿物，干涩疼痛。治疗以养阴润燥、滋补肝肾为主要原则。

生活保健

1 痔疮患者还可采取坐浴的方法来辅助治疗，可用清热解毒、凉血化瘀类药物坐浴，如金银花、黄柏、黄连、秦皮、苦参、地肤子、丹参、丹皮等。药物治疗日久不愈、痔疮嵌顿等患者应接受手术治疗。

2 痔疮患者要加强体育锻炼，可根据个人条件，选择不同方式，如工间操、太极拳、气功等。这样，可以改善盆腔长时间充血状况，对预防痔疮有帮助。

3 养成定时排便的习惯，一日至少一次，并且要保持肛门周围清洁，每日用温水清洗，勤换内裤。

民间秘方

1. 取苦参各30克，生地黄、槐花各15克，放入砂锅中加适量清水煎汁，取汁服用，对于痔核以及痔核出血有良好的疗效。

2. 取苦参60克加水煎浓汁，滤渣取汁，然后放入2个鸡蛋和60克红糖，煮至鸡蛋熟后去壳连汤一起服用，每日一剂，4日为1个疗程，对于混合痔患者有较好的疗效。病症轻者1个疗程即可，病症较重者则需2～3个疗程。

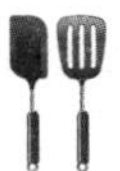

痔疮患者宜吃的食疗方

老黄瓜炖泥鳅

原料

泥鳅400克，老黄瓜100克，盐3克，醋10毫升，酱油15毫升，香菜少许

制作

1 泥鳅处理干净，切段；老黄瓜洗净，去皮、瓤，切块；香菜洗净。
2 锅内注油烧热，放入泥鳅翻炒至变色，注入适量水，并放入黄瓜焖煮。
3 煮至熟后，加入盐、醋、酱油调味，撒上香菜即可。

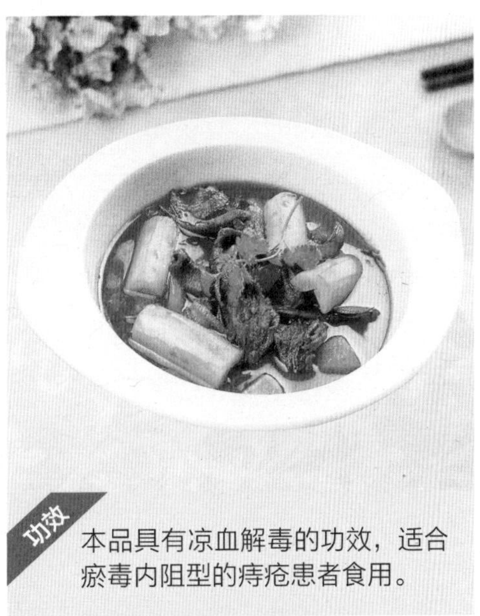

功效 本品具有凉血解毒的功效，适合瘀毒内阻型的痔疮患者食用。

菠菜拌核桃仁

原料

菠菜400克，核桃仁150克，香油20克，盐4克，鸡精1克，蚝油适量

制作

1 将菠菜洗净，焯烫，装盘待用；核桃仁洗净，入沸水锅中汆煮至熟，捞出，倒在菠菜上。
2 用香油、蚝油、盐和鸡精调成味汁，淋在菠菜核桃仁上，搅拌均匀即可。

功效 本品具有活血化瘀的功效，适合气血两虚型的痔疮患者食用。

藕汁郁李仁蒸蛋

原料

郁李仁 8 克，鸡蛋 1 个，藕汁、盐、油各适量

制作

1 将郁李仁与藕汁调匀。

2 鸡蛋打入碗中，加少许水和盐，与郁李仁、藕汁调匀。

3 放入蒸锅蒸熟，取出，淋少许油即可。

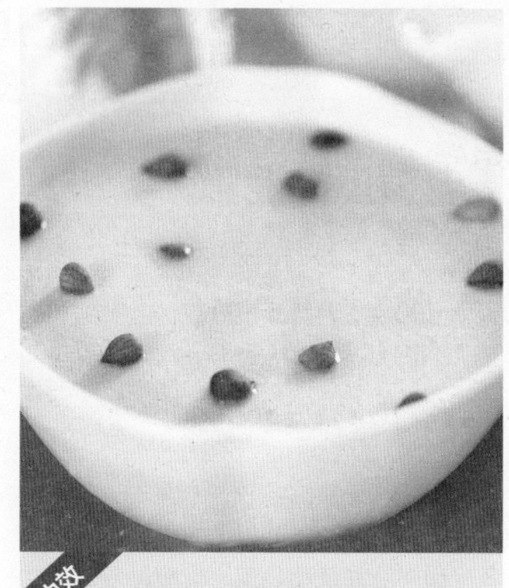

功效

本品具有滋阴补肾的功效，适合肝肾阴虚型的痔疮患者食用。

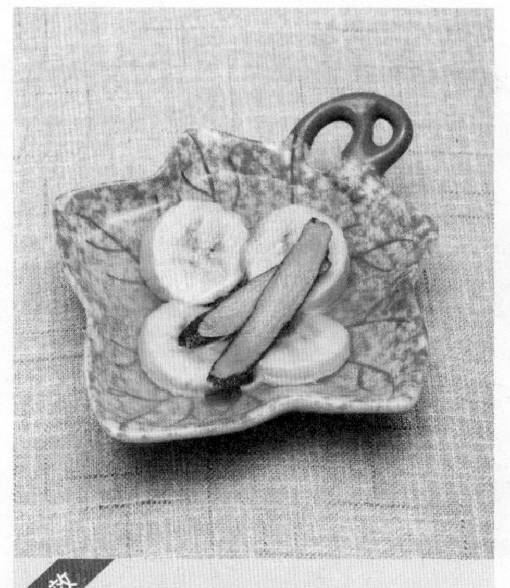

功效

本品具有润肠通便的功效，适合肝肾阴虚型的痔疮患者食用。

甘草冰糖炖香蕉

原料

熟香蕉 1 根，冰糖、甘草适量

制作

1 将甘草洗净。

2 取香蕉1根去皮，切成小段，放入盘中。

3 加适量冰糖、甘草适量，加水少量，放入蒸锅中，隔水蒸透。

菊花木耳

原料

菊花、玫瑰花各 10 克，水发黑木耳 150 克，味精、盐、生抽、香油各适量

制作

1 水发黑木耳洗净摘去蒂，挤干水分，撕成片，开水烫熟，捞起、沥干水分；菊花、玫瑰花洗净，撕成片，放入水中焯一下，捞起。

2 味精、盐、生抽、香油一起调成味汁，淋在木耳上，拌匀。

3 撒入菊花、玫瑰花即可。

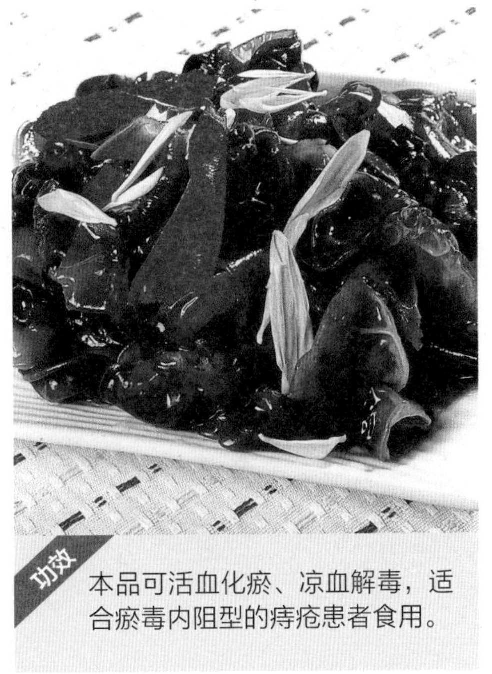

功效 本品可活血化瘀、凉血解毒，适合瘀毒内阻型的痔疮患者食用。

丹参赤芍饮

原料

丹参、天麻、钩藤、何首乌各 5 克，赤芍 3 克

制作

1 将丹参、天麻、钩藤、赤芍、何首乌先用消毒纱布包起来，做成药包。

2 再把做好的药包放入装有500毫升沸水的茶杯内。

3 盖好茶杯，约10分钟后即可饮用。

功效 本品可活血化瘀、凉血解毒，适合瘀毒内阻型的痔疮患者食用。

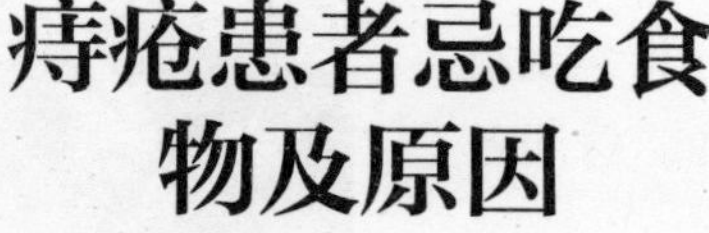

痔疮患者忌吃食物及原因

羊 肉

忌吃关键词：

性热、易发旧疮

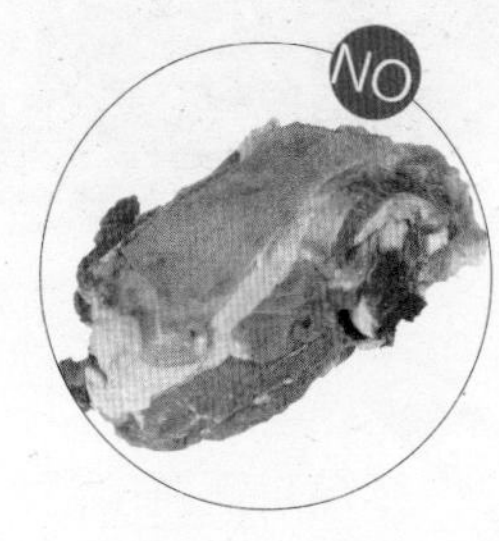

不宜吃的原因：

❶ 羊肉性温，湿热下注型的痔疮患者食用后可加重其湿热的程度，从而加重其便血、便质秽臭、肛门灼痛等症状。

❷ 羊肉易耗损津液，使大便干结，从而引发排便不畅，故痔疮患者不宜食用羊肉。

辣 椒

忌吃关键词：

辛辣、刺激性、性热动火

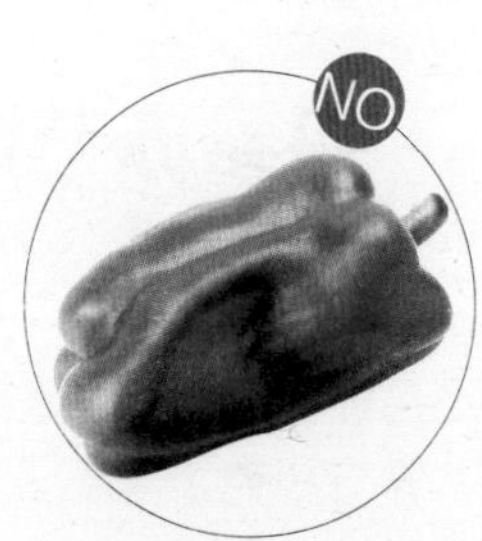

不宜吃的原因：

❶ 辣椒含有辣椒素等，具有强烈的刺激性，可刺激肛门和直肠，使痔静脉丛充血，影响静脉的血液回流，加重痔疮症状。

❷ 痔疮患者不宜食用，如《脉药联珠药性考》中便提到：辣椒多食动火，并且“久食发痔”。

桂 圆

忌吃关键词：

性温而燥、易发热疾

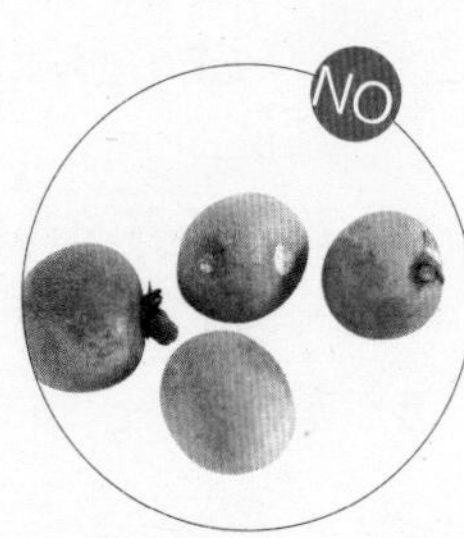

不宜吃的原因：

❶ 桂圆性温，多食可积温成热，而痔疮患者由湿热瘀浊所致，不宜食用性温热之食物，故痔疮患者应忌食桂圆。

❷《药品化义》记载桂圆“甘甜助火，亦能作痛。”湿热下注型、瘀毒内阻型等痔疮患者均不宜食用桂圆。

生 姜

忌吃关键词：

姜酚、姜辣素

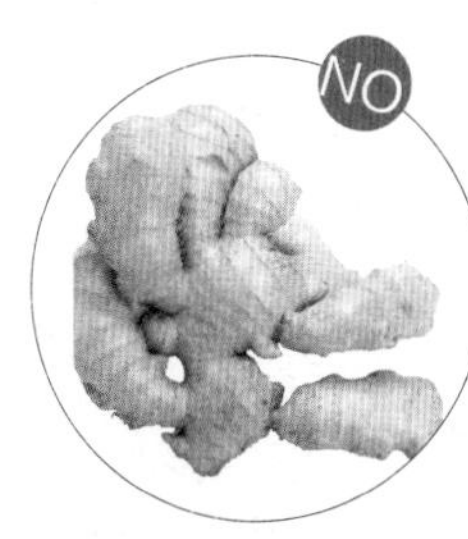

不宜吃的原因：

❶ 生姜含有姜酚等挥发油成分以及姜辣素等，有较强烈的刺激性，痔疮患者食用后，对肛门和直肠的刺激会加重，从而使痔静脉丛充血，影响痔疮患者的病情康复。

❷ 中医认为，生姜辛辣助火，故痔疮之人应当忌食，在《本草纲目》中还有记载曰："食姜久，积热患目。"

榨菜（制品）

忌吃关键词：

辛辣刺激、咸

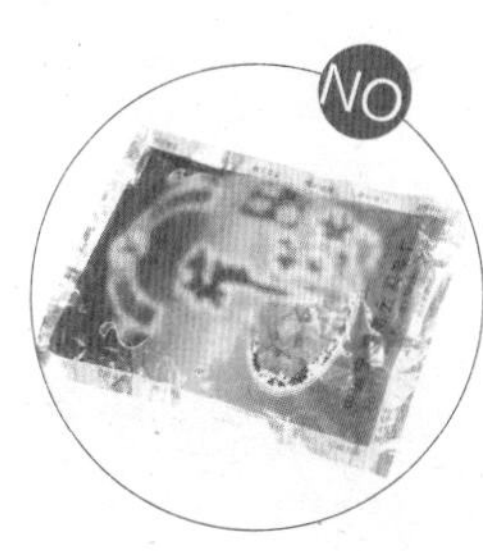

不宜吃的原因：

❶ 榨菜（制品）制作过程中，加入干辣椒粉、花椒、胡椒等热性且具有辛辣刺激性的调料，使得榨菜也具有刺激的特点，故湿热瘀滞的痔疮患者不宜食用。

❷ 榨菜（制品）在制作过程中加入了大量的盐腌渍，故其中的钠含量很高，过多的食用可导致全身浮肿，引起高血压，从而影响痔疮康复。

荔 枝

忌吃关键词：

性热、易发热疮

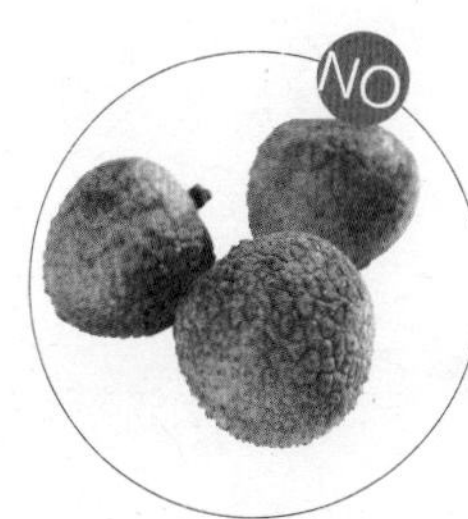

不宜吃的原因：

❶ 荔枝性热，食用后容易上火，《食疗本草》中有记载："多食则发热。"而痔疮多由湿热瘀浊所致，再食荔枝，使病情愈加严重。

❷ 关于荔枝的食用禁忌，在《海药本草》中有提到："食之多则发热疮。"而《本草纲目》"鲜者食多，即龈肿口痛，或衄血。病齿匿及火病人尤忌之。"

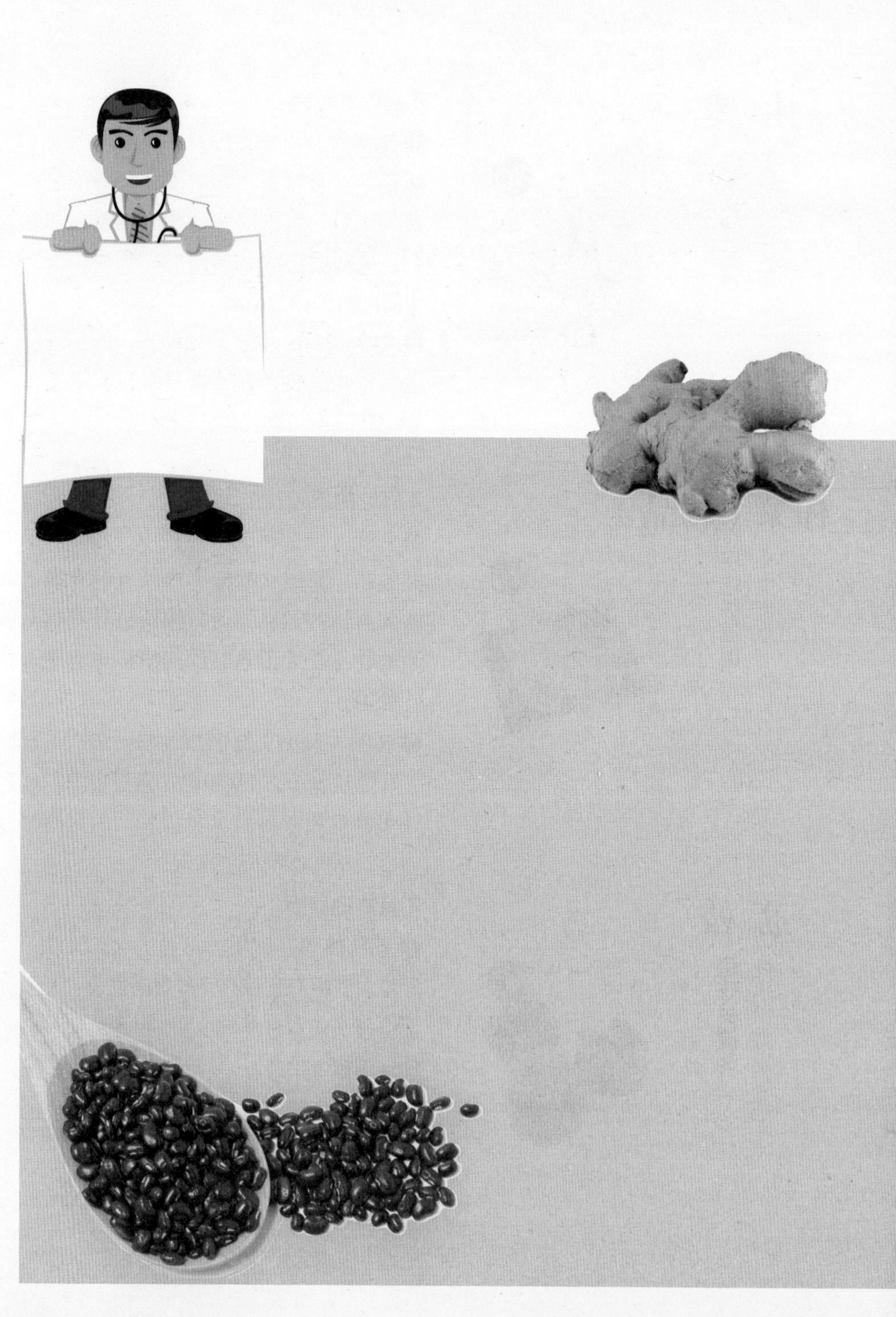

第三章

心脑血管疾病吃什么？禁什么？

本章选取了冠心病、高血压、高脂血症、贫血、心律失常这5种心脑血管系统的常见慢性病，对于每一种病症，我们详细地介绍了疾病的定义、中医分型、民间秘方、饮食宜忌、生活保健等方面的知识，并且根据中医的分型，针对每一种病症，推荐了多种有对症食疗功效的食物及菜例。同时，针对不同病症，我们还列举出了常见应该忌吃的食物，并且详细地解释了忌吃的原因。

冠心病

冠心病以心绞痛及心肌梗死最为常见，以胸部压迫窒息感多，甚则胸痛彻背、昏厥等为主要症状。心绞痛症状较轻，一般发病后，舌下含服硝酸甘油可缓解，而心肌梗死则不能。

饮食宜忌

饮食宜清淡，少食多餐，多吃如脱脂牛奶、豆及豆制品、芝麻、山药等。忌吃如螃蟹、肥肉、蛋黄、浓茶、咖啡，啤酒、黄酒、葡萄酒等。

中医分型

心血瘀阻　表现为胸部刺痛，固定不移，夜间更甚，时而心悸不宁。治疗以活血化瘀、通脉止痛为主要原则。

气滞心胸　表现为心胸满闷，隐隐作痛，一阵阵发作，因情绪因素加重。治疗以疏肝理气、活血通络为主要原则。

痰浊闭阻　表现为胸闷疼痛有窒息感、喘促气短、肢体沉重等。治疗以豁痰宣弊、通阳泄浊为主要原则。

寒凝心脉　表现为胸痛牵掣背痛，喘息不能平卧，多因气候骤冷或骤感风寒而发病或加重。治疗以辛温散寒、宣通心阳为主要原则。

生活保健

1 起居有常，早睡早起，避免熬夜工作，临睡前不看紧张、恐怖的小说和电视。

2 做到劳逸结合，避免过重体力劳动或突然用力，饱餐后不宜立即运动。

3 坚持体育锻炼，如打太极拳、乒乓球、健身操，但要量力而行，适量的运动使全身气血流通，可减轻心脏负担。

4 忌暴怒、惊恐、过度思虑以及过喜等情绪刺激。

民间秘方

1. 银杏叶 15 克，瓜蒌 12 克，丹参 10 克，郁金 8 克，共加水煎成汁，每日 1 剂，分两次服用，早晚各服 1 次。本方可疏经通络、活血化瘀，对冠心病有很好的效果。

2. 葛根 30 克，桑寄生 50 克，香附 40 克，茯神 80 克。将以上材料共研细末，加入适量蜂蜜，制成丸药，每次 10 克，日服 3 次。此方可补血养心，可有效治疗冠心病。

冠心病患者宜吃的食疗方

洋葱炒芦笋

原料

洋葱150克，芦笋200克，盐3克，味精少许，油适量

制作

1 芦笋洗净，切成斜段；洋葱洗净，切成片。

2 锅中加水烧开，下入芦笋段稍焯后捞出沥水。

3 锅中加油烧热，下入洋葱炒香，再下入芦笋稍炒，下入盐和味精炒匀即可。

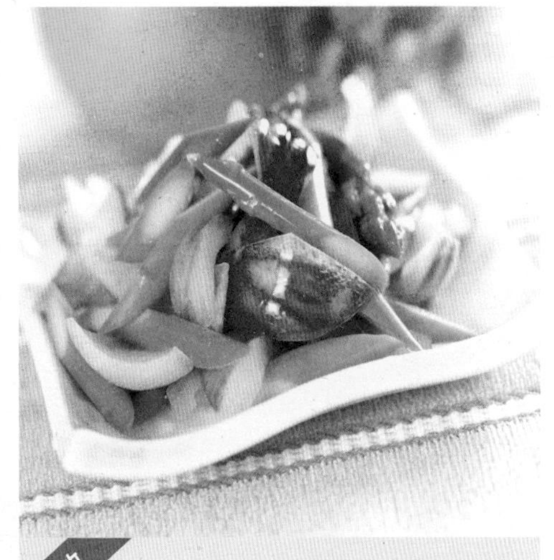

功效 本品具有通脉止痛的功效，适合心血瘀阻型的冠心病患者食用。

鸽肉莲子红枣汤

原料

鸽子1只，莲子60克，红枣25克，姜5克，盐6克，味精4克，油适量

制作

1 鸽子洗净，斩成小块；莲子、红枣泡发洗净；姜切片。

2 鸽块下沸水中汆去血水后，捞出。

3 锅上火加油烧热，用姜片爆锅，下入鸽块稍炒后，加清水，下入红枣、莲子一起炖35分钟至熟，调入盐、味精即可。

功效 本品具有益气养阴的功效，适合气阴两虚型的冠心病患者食用。

桂参红枣猪心汤

原料

桂枝 5 克，党参、杜仲各 10 克，红枣 6 颗，猪心半个，盐适量

制作

1 将猪心挤去血水，放入沸水中汆烫，捞出冲洗干净，切片。

2 桂枝、党参、红枣、杜仲分别洗净，放入锅中，加 3 碗水，以大火煮开，转小火续煮 30 分钟。

3 再转中火让汤汁沸腾，放入猪心片，待水再开，加盐调味即可。

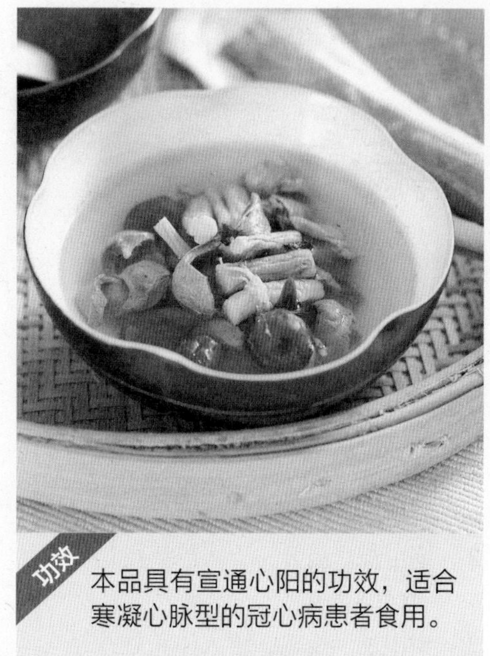

功效 本品具有宣通心阳的功效，适合寒凝心脉型的冠心病患者食用。

丹参红花酒

原料

丹参 30 克，红花 20 克，白酒 800 毫升

制作

1 将丹参、红花洗净，泡入白酒中。

2 约 7 天后即可服用。

3 每次 20 毫升左右，饭前服，酌量饮用。

功效 本品具有通脉止痛的功效，适合心血瘀阻型的冠心病患者饮用。

柴胡香附茶

原料

香附 10 克，玫瑰花、柴胡各 5 克，冰糖 1 大匙

制作

1 玫瑰花剥瓣，洗净，沥干。

2 香附、柴胡以清水冲净，加 2 碗水熬煮约 5 分钟，滤渣，留汁。

3 将备好的药汁再烧热，放入玫瑰花瓣，加入冰糖，搅拌均匀，待冰糖全部溶化、药汁变黏稠时，搅拌均匀即可。

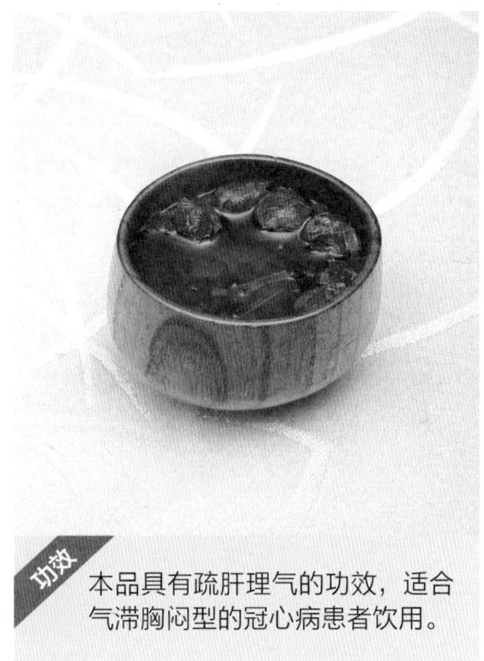

功效 本品具有疏肝理气的功效，适合气滞胸闷型的冠心病患者饮用。

三七莲子猪心汤

原料

猪心 1 个，莲子（不去心）60 克，红枣 15 克，三七 10 克，枸杞 15 克，蜜枣、盐各适量

制作

1 猪心入锅中加水煮熟洗净，切片。

2 红枣、莲子、枸杞泡发洗净；三七洗净备用。

3 把全部材料放入锅中，加水适量，小火煲 2 小时，加盐调味即可。

功效 本品具有补血养心的功效，适合瘀血阻滞型心律失常患者食用。

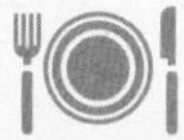

冠心病患者忌吃食物及原因

肥 肉

忌吃关键词：
高脂肪、高热量

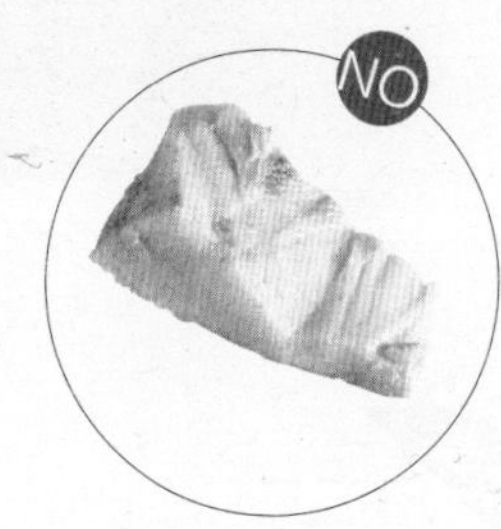

不宜吃的原因：

❶ 肥胖是冠心病的危险因子之一，肥肉的热量含量高，经常食用，肥胖程度增加，从而不利于冠心病的病情。

❷ 肥肉的脂肪含量高，冠心病经常食用，多余的脂肪堆积在体内，可直接导致血脂升高，从而引起动脉粥样硬化。

浓 茶

忌吃关键词：
咖啡因、鞣酸

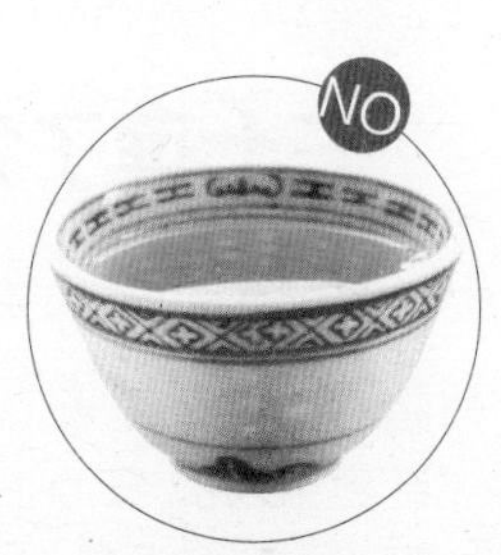

不宜吃的原因：

❶ 因为浓茶中含有的咖啡因有兴奋神经中枢的作用，进而增加心脏负担，加重冠心病的病情。

❷ 研究显示，在空腹的情况下或者晚上喝浓茶更容易诱使冠心病的病情加重，诱发心绞痛、心律失常等。

白 酒

忌吃关键词：
酒精、刺激性

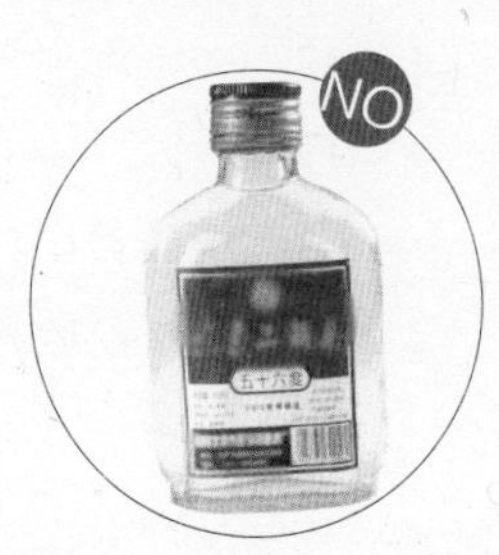

不宜吃的原因：

❶ 白酒具有强烈的刺激性，它可使心率增快，导致心脏收缩功能减退，从而会加重冠心病患者的病情。

❷ 研究显示，白酒能够促使 β 脂蛋白产生，导致动脉粥样硬化，从而加重冠心病患者的病情。

蛋黄

忌吃关键词：

高胆固醇、高脂肪、高热量

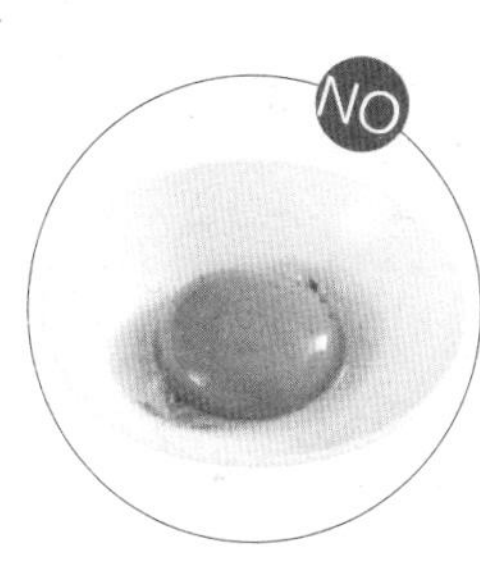

不宜吃的原因：

❶ 蛋黄中胆固醇含量很高，过多的胆固醇摄入，会沉积在动脉内膜，导致动脉粥样硬化，从而加重冠心病病情。

❷ 冠心病的饮食原则是控制热量，低脂、低胆固醇饮食，而蛋黄属于高热量、高脂肪、高胆固醇食物，每 100 克蛋黄的热量是 328 千卡，含有脂肪 28.2 克，冠心病患者不宜食用。

奶油

忌吃关键词：

高热量、高脂肪、反式脂肪酸

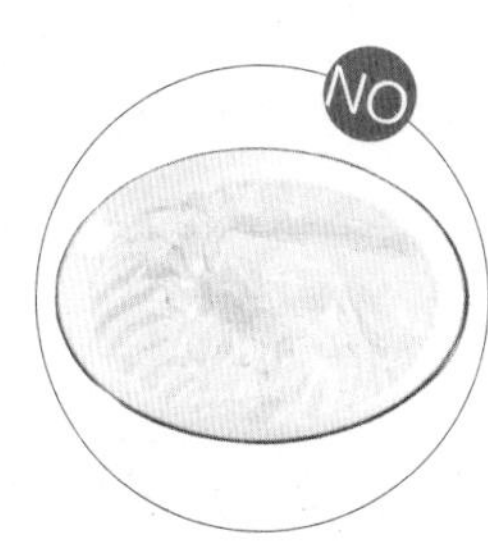

不宜吃的原因：

❶ 奶油的热量很高，其脂肪含量也极高，冠心病患者食用后，可使血脂升高，血液黏稠度加大，从而加重动脉粥样硬化的程度，影响冠心病的病情。

❷ 奶油中含有大量的反式脂肪酸，反式脂肪酸是一类羧酸化合物，它有增加血液黏稠度和凝聚力的作用，易诱发冠心病或使冠心病病情加重。

猪油

忌吃关键词：

高热量、高脂肪、饱和脂肪酸

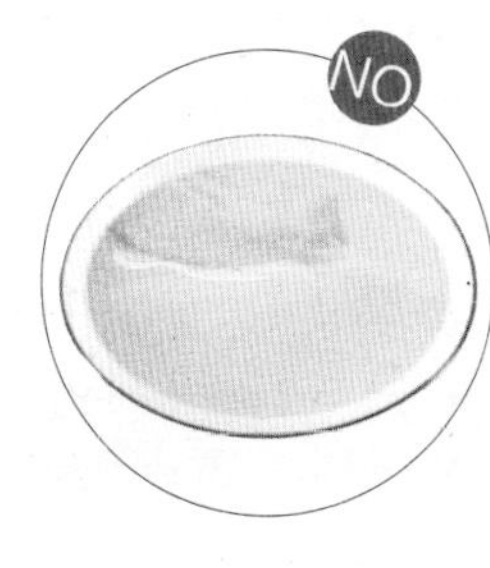

不宜吃的原因：

❶ 猪油是从猪肉中提炼出来的，其热量和脂肪含量都极高，故冠心病患者不宜食用，否则可引起体重增加，加剧动脉粥样硬化。

❷ 猪油中含有大量的饱和脂肪酸，饱和脂肪酸为含饱和键的脂肪酸，它有加剧血管硬化的特点，故冠心病患者不宜食用猪油。

高血压

高血压是指在静息状态下动脉收缩压和舒张压增高的病症，一般正常血压小于 140/90 毫米汞柱（18.7/12 千帕）。早期症状为头晕、头痛等，严重者不但头痛还伴眩晕、耳鸣等症。

饮食宜忌

宜多食蔬菜、水果、鱼类等食物，白天可多喝水，晚餐少吃，适量饮茶。忌食肉类等高脂肪、高胆固醇食物。

中医分型

肝阳上亢型 表现为头目胀痛、失眠多梦，或伴胸胁胀痛、口苦咽干等。治疗以清肝泻火、平肝潜阳为主要原则。

肝肾阴虚型 表现为眩晕耳鸣、两目干涩、失眠多梦、夜尿频多等症。治疗以滋阴潜阳、滋补肝肾为主要原则。

痰湿逆阻型 表现为头晕目眩、四肢麻木沉重、胸闷恶心、困倦嗜睡。治疗以化湿祛痰、健脾和胃为主要原则。

瘀血阻滞型 表现为头痛眩晕，有时头痛如针刺状，或伴胸胁疼痛、烦躁易怒等症。治疗以凉血止血、活血化瘀为主要原则。

生活保健

1 养成睡午觉的好习惯，时间不宜过长，以 1 ～ 2 小时即可。

2 睡前用热水泡脚，可以促进血液循环，预防动脉粥样硬化、脑缺血等并发症。

3 宜逐渐降压，对无并发症的患者，要求使血压降至 140/90 毫米汞柱（18.7/12 千帕）左右。但过度降压可使脑、心、肾供血不足导致进一步缺血，轻者头晕，重者导致缺血性脑卒中和心肌梗死 。

4 大便保持通畅，每日 1 次，排便时不要用力屏气，以免血压升高引发猝死。

民间秘方

1. 取天麻、杜仲、桑寄生、黄芩、益母草、山栀子、茯神、夜交藤各 10 克，钩藤、川牛膝各 12 克，生石决明 18 克。水煎服，每日 1 剂，分 3 次服用，主治肝阳上亢型高血压。

2. 取天麻、制半夏、白蒺藜、枳壳、陈皮各 10 克，炒白术、竹茹各 12 克，钩藤、茯苓各 15 克，炒薏米 20 克，青木香 6 克。水煎服，每日 1 剂，每日 3 次，主治痰湿逆阻型高血压。

高血压患者宜吃的食疗方

蜜柚黄豆浆

原料

黄豆 50 克，柚子 60 克，白糖少许

制作

1 黄豆加水泡至发软，捞出洗净；柚子去皮去子，将果肉切碎丁。

2 将上述材料放入豆浆机中，加水搅打成豆浆，煮沸后滤出蜜柚黄豆浆，加入白糖拌匀。

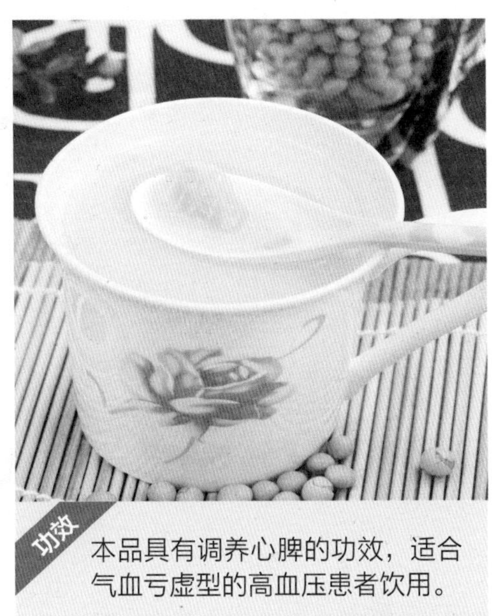

功效 本品具有调养心脾的功效，适合气血亏虚型的高血压患者饮用。

胡萝卜山药鲫鱼汤

原料

鲫鱼 1 条（约 300 克），胡萝卜 350 克，山药 60 克，盐 4 克，味精 2 克，油适量

制作

1 鲫鱼去鳞及内脏，洗净；胡萝卜洗净切片。

2 油锅烧热，放鲫鱼煎至两面金黄。

3 将鲫鱼、胡萝卜块、山药放入锅中，加水，煮开，煲 20 分钟，加盐、味精调味即可。

功效 本品具有补气养血的功效，适合气血亏虚型高血压患者食用。

香菇豆腐汤

原料

鲜香菇 100 克，豆腐 90 克，水发竹笋 20 克，三棱 10 克，清汤适量，盐 5 克，香菜 3 克，清汤适量

制作

1 将鲜香菇、豆腐、水发竹笋均洗净，切片，备用；三棱、香菜洗净，备用。

2 净锅上火倒入清汤，调入盐，下入香菇、豆腐、水发竹笋、三棱煲至熟。

3 最后撒入香菜即可。

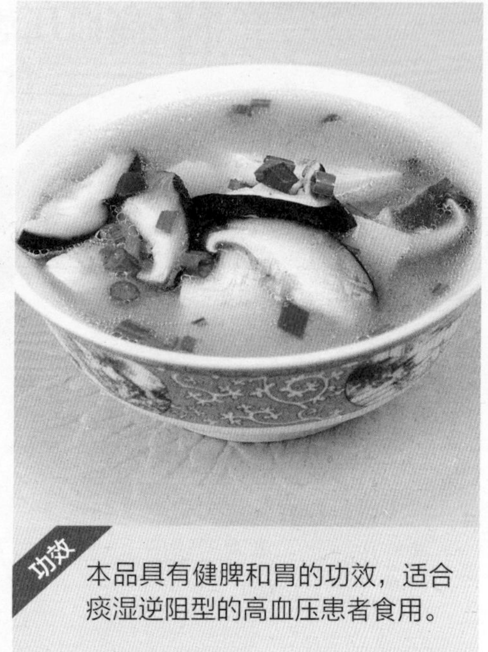

功效 本品具有健脾和胃的功效，适合痰湿逆阻型的高血压患者食用。

苦瓜海带瘦肉汤

原料

苦瓜 150 克，海带 100 克，瘦肉 200 克，盐、味精各适量

制作

1 将苦瓜洗净，切成两半，挖去核，切块；海带浸泡 1 小时，洗净；瘦肉切成小块。

2 把苦瓜、瘦肉、海带放入砂锅中，加适量清水，煲至瘦肉烂熟。

3 调入适量的盐、味精即可。

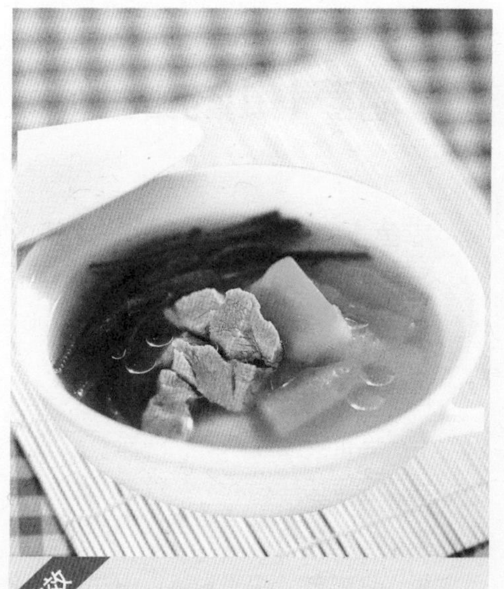

功效 本品具有平肝潜阳的功效，适合肝阳上亢型的高血压患者食用。

南瓜炒洋葱

原料

洋葱、南瓜各 100 克，盐 6 克，醋 5 毫升，白糖 5 克，姜丝、蒜末各适量，胡椒粉少许，油适量

制作

1 南瓜去皮，洗净切块；洋葱剥去老皮，洗净切圈。

2 锅置火上，加油烧热，先炒香姜丝、蒜末，再放入洋葱和南瓜翻炒，放少许水焖煮一会儿。

3 调入盐、醋、白糖、胡椒粉，翻炒均匀即可出锅。

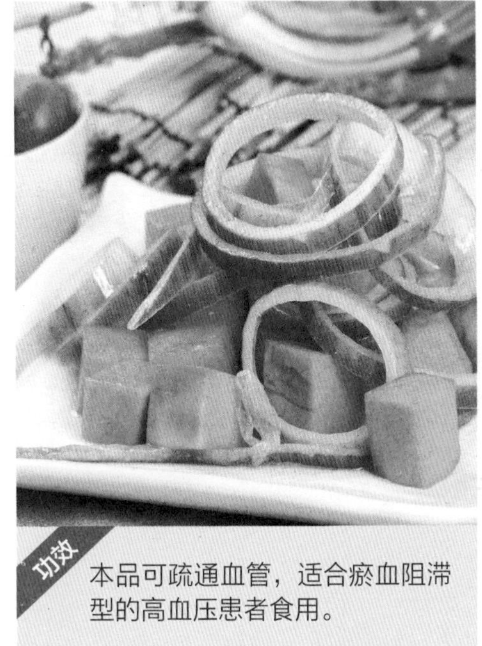

功效 本品可疏通血管，适合瘀血阻滞型的高血压患者食用。

双耳山楂汤

原料

干白木耳、干黑木耳、山楂各 10 克，盐适量

制作

1 将白木耳、黑木耳分别用洗净，泡软，山楂洗净备用。

2 锅洗净，置于火上，将上述材料放入锅中，注入适量清水煎汤，最后加盐调味即可。

功效 本品具有活血化瘀的功效，适合瘀血阻滞型的高血压患者食用。

高血压患者忌吃食物及原因

肥 肉

忌吃关键词：
高脂肪、饱和脂肪酸

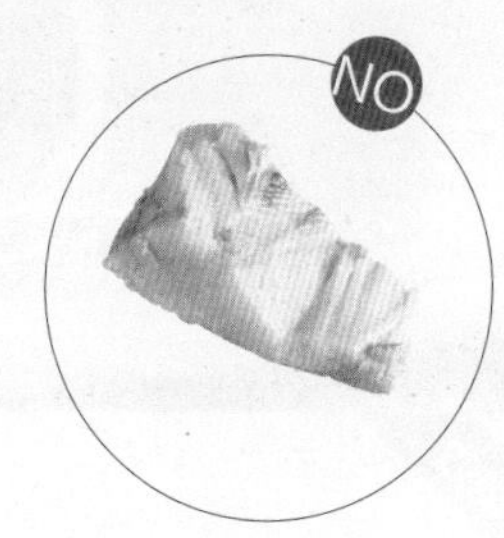

不宜吃的原因：

❶ 肥肉的脂肪含量很高，不利于体重的控制，容易诱发肥胖，不利于高血压病情。

❷ 肥肉中含有大量的饱和脂肪酸，它可以与胆固醇结合沉淀于血管壁，诱发动脉粥样硬化等心脑血管并发症。

狗 肉

忌吃关键词：
高蛋白质、性温、高嘌呤

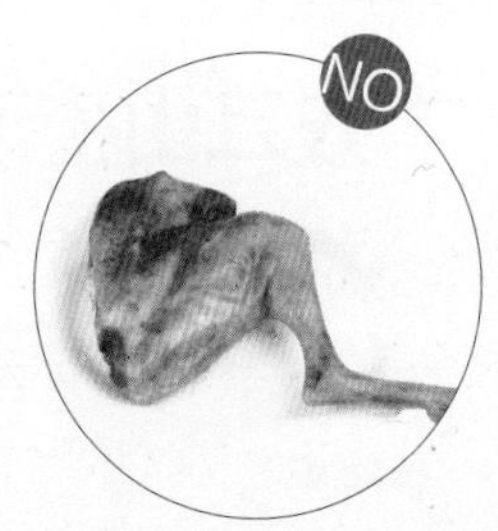

不宜吃的原因：

❶ 狗肉中蛋白质含量较高，高血压患者应限制动物性蛋白质的摄入，故不宜多食狗肉。

❷ 中医认为狗肉热性大，食用后会使血压升高，甚至导致脑血管破裂出血，患有高血压的患者均不宜食用狗肉。

白 酒

忌吃关键词：
高热量、酒精

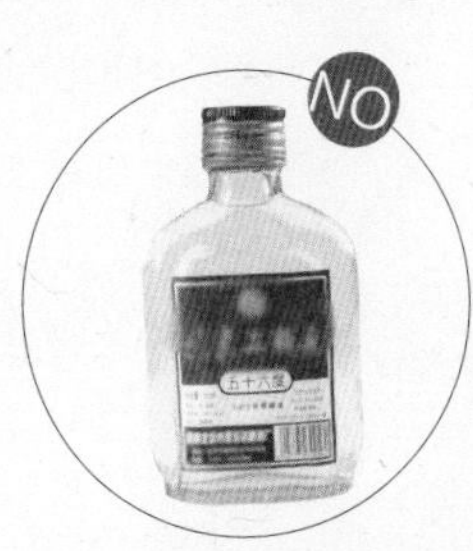

不宜吃的原因：

❶ 白酒的热量较高，多饮容易引起肥胖，不利于高血压患者体重的控制。

❷ 白酒中的酒精成分会影响肝脏内的内源性胆固醇的合成，使血浆中的胆固醇及三酰甘油的浓度升高，容易造成动脉粥样硬化。

浓 茶

忌吃关键词：
咖啡因、鞣酸

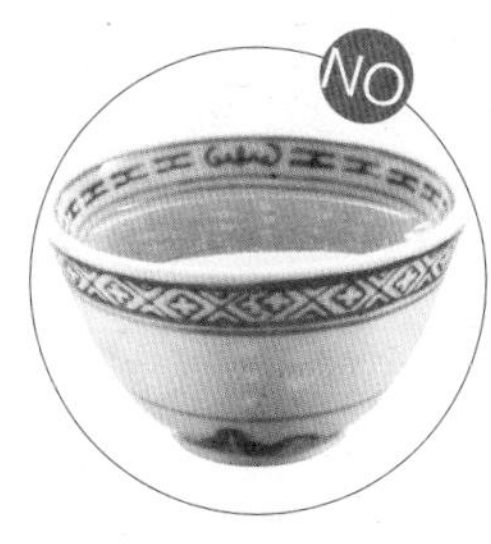

不宜吃的原因：

❶ 浓茶中含有浓度较高的咖啡因，可使人心跳加快，从而升高血压，会增加心脏和肾脏的负担，不利于高血压病情。

❷ 浓茶中含有的大量的鞣酸和食物中的蛋白质结合生成不容易消化吸收的鞣酸蛋白，从而导致便秘发生。

巧克力

忌吃关键词：
高糖、高油、高热量

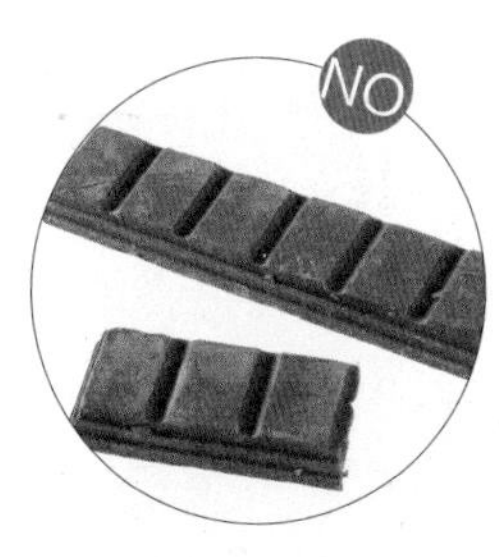

不宜吃的原因：

巧克力是高糖高油高热量，是典型的增肥食物。医学界将超重和肥胖确认为高血压发病的重要原因之一，但总体上来说，体重越重，平均血压也越高，也是引发心脑血管病的一个危险因素。所以，控制体重已经成为高血压患者降低血压的一个重要途径。因此，高血压患者不宜食用巧克力。

牛 油

忌吃关键词：
高脂肪、高胆固醇、饱和脂肪酸

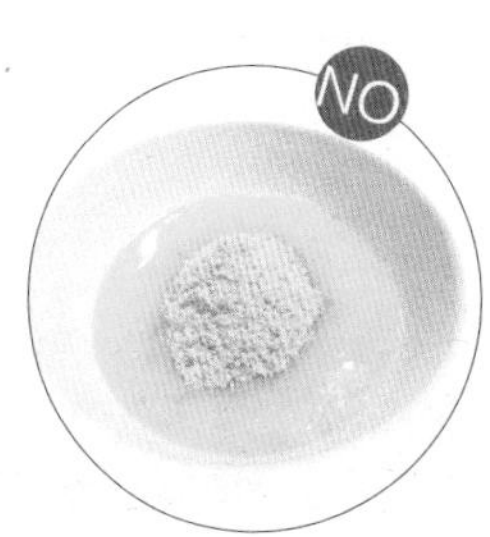

不宜吃的原因：

❶ 牛油中含有大量的脂肪，每 100 克牛油中含脂肪 92 克，且其热量极高，每 100 克牛油可产生 835 千卡热量，高血压患者过多食用容易引发肥胖，不利于体重的控制。

❷ 牛油中含有大量的胆固醇和饱和脂肪酸，二者可结合沉积在血管内皮，形成脂斑，引发冠心病。

高脂血症

高脂血症是指血中总胆固醇高的一种全身性疾病，又称血脂异常。一般症状表现为头晕、胸闷等，严重时会出现头晕目眩、肢体麻木等症，易致冠心病、脑卒中等重病。

饮食宜忌

饮食应清淡，少吃咸食，宜食有橘子、苹果、香蕉、梨、菠萝、猕猴桃、核桃、山楂、西瓜等。禁止饮酒，少食脂肪含量高的食物，如肥肉、动物内脏、蛋黄等。

中医分型

痰瘀阻络型 表现为患者平日嗜食肥甘厚味，体型肥胖，伴有头昏胀痛。治疗以理气化痰、活血化瘀为主要原则。

脾虚湿盛型 表现为素体肥胖虚弱、面色萎黄、食欲不振、脘腹作胀、身体浮肿、大便溏稀、舌质胖大。治疗以补气健脾、利水化湿为主要原则。

肝肾亏虚型 表现为面白无华、头晕耳鸣、心悸失眠、头晕昏痛。治疗以滋补肝肾、养血补虚为主要原则。

气阴两虚型 表现为心悸气短、失眠多梦、饮食减少、形体逐渐消瘦等。治疗以滋阴益气为主要原则。

生活保健

1 加强体力活动和体育锻炼，不仅能够增加热能的消耗，而且可以增强机体代谢，提高体内某些酶的活性，有利于降低三酰甘油和血中胆固醇。

2 对体重超标者，应在医生指导下逐步减轻体重。

3 避免过度紧张、过度兴奋，要保持平和的心态。

民间秘方

1. 何首乌、女贞子、枸杞各20克，茯苓、泽泻、丹皮、山楂、冬瓜皮各10克，乌龙茶3克。水煎服。每日1剂，每剂煎煮两遍，兑匀，分3次服用。本方可利水降脂，可治疗肝肾阴虚型高血脂。

2. 半夏、苏子、陈皮各10克，天麻、白术各15克，丹参、姜黄、山楂各5克。水煎服，每日1剂，分两次服用。本方可理气化痰、活血化瘀，可治疗痰瘀阻络型高血脂。

高脂血症患者宜吃的食疗方

芹菜炒香菇

原料

芹菜 400 克，水发香菇 50 克，醋、干淀粉、酱油、味精、菜油各适量

制作

1 芹菜择去叶，洗净，切成一段。

2 香菇洗净切片；醋、味精、淀粉混合后装入碗内，加水 50 毫升兑成芡汁。

3 油锅烧热，倒菜油烧热，下入芹菜爆炒 3 分钟，投入香菇片炒匀，加酱油，淋芡汁速炒起锅即可。

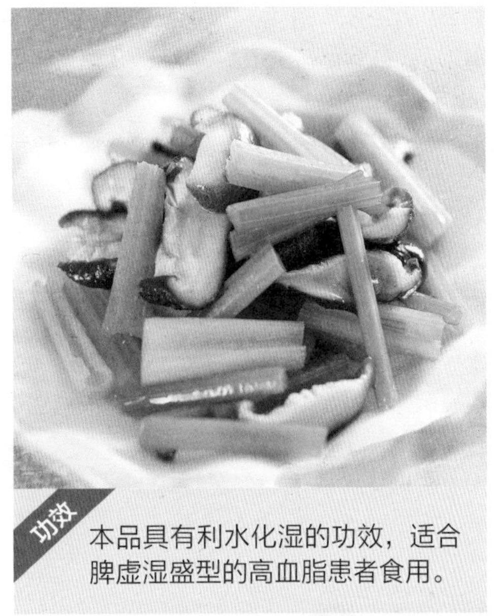

功效 本品具有利水化湿的功效，适合脾虚湿盛型的高血脂患者食用。

柠檬白菜

原料

山东白菜 80 克，海带芽 10 克，柠檬 5 克，辣椒、淀粉、盐、油各适量

制作

1 辣椒去籽、切细丝；柠檬洗净、削皮、切丝；淀粉加水拌匀。

2 海带芽、白菜洗净，放入滚水氽烫至熟，捞起沥干。

3 起油锅，放白菜、海带芽、辣椒丝、水炒匀，加柠檬丝、盐调味，倒入淀粉水勾芡即可。

功效 本品具有补气健脾的功效，适合脾虚湿盛型的高血脂患者食用。

香菇白菜魔芋汤

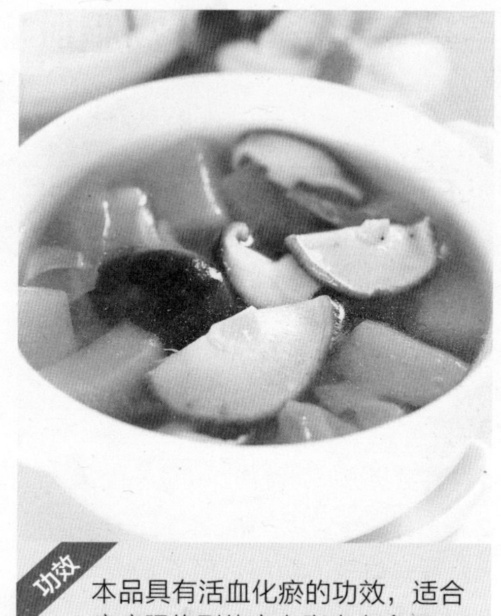

原料

香菇20克，白菜150克，魔芋100克，盐5克，生粉适量，味精3克，油适量

制作

1 香菇洗净切成片，白菜洗净切角块。

2 魔芋切成薄片，下入沸水中氽去碱味后，捞出。

3 白菜倒入热油锅内炒软，再将水倒入白菜锅中，加盐煮沸，放香菇、魔芋同煮开约2分钟，加味精调味，以生粉勾芡拌匀即可。

功效

本品具有活血化瘀的功效，适合痰瘀阻络型的高血脂患者食用。

蛏子王炒茄子

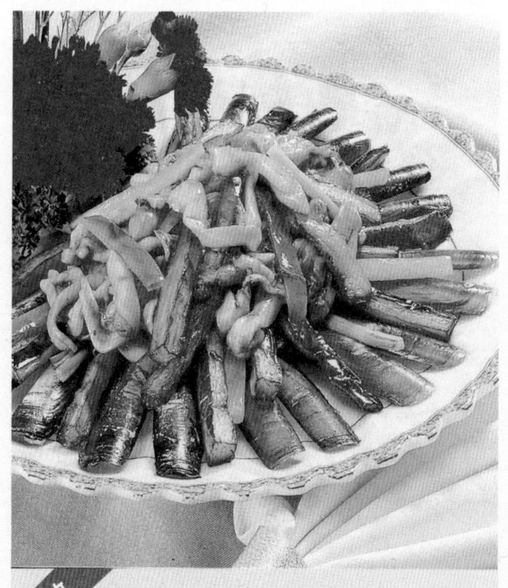

原料

茄子300克，蛏子200克，红椒30克，盐、葱、鸡精、酱油、醋、油各适量

制作

1 茄子、红椒均去蒂洗净，切条状；蛏子去壳洗净；葱洗净，切段。

2 锅入水烧开，将蛏子氽水后，捞出沥干备用。

3 锅下油烧热，放茄子、蛏子略炒，放红椒，加盐、鸡精、酱油、醋调味，待熟放葱段略炒，装盘即可。

功效

本品具有活血化瘀的功效，适合气滞血瘀型的高血脂患者。

山楂茯苓槐花茶

原料

鲜山楂 4 颗，茯苓 10 克，槐花 6 克，白糖少许

制作

1 将新鲜山楂洗净，去核，再捣烂备用。

2 把山楂和茯苓一同放入砂锅中，煮沸 10 分钟左右滤去渣，取汁备用。

3 用所制的汁泡槐花，加糖少许，温服即可。

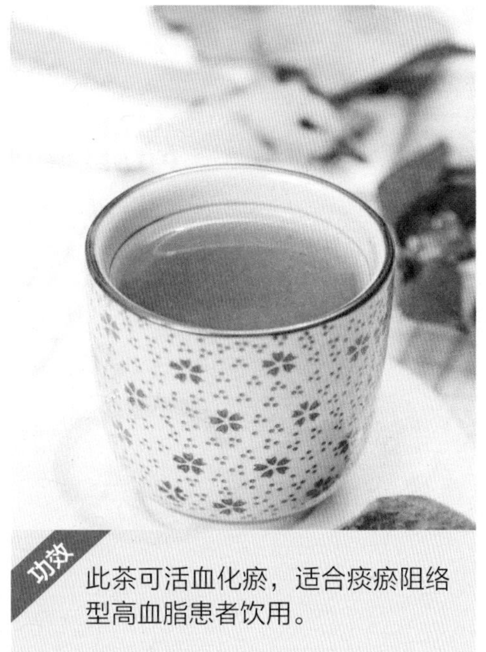

功效

此茶可活血化瘀，适合痰瘀阻络型高血脂患者饮用。

葡萄苹果汁

原料

红葡萄 150 克，红色去皮的苹果 1 个，碎冰适量

制作

1 葡萄洗净，切片；苹果切下几片做装饰用。

2 把剩余苹果切成块，与葡萄一起榨汁。

3 碎冰倒在成品上，放上苹果片做装饰即可。

功效

本品具有疏通血管的作用，适合气阴两虚型高血脂患者食用。

高脂血症患者忌吃食物及原因

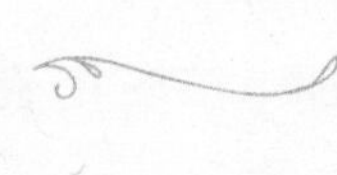

糯米

忌吃关键词：高热量、性黏滞

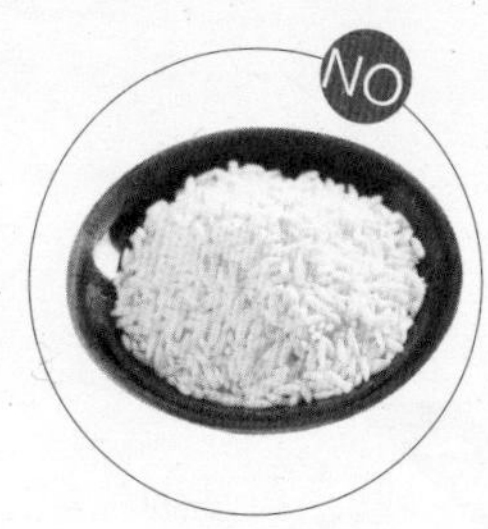

不宜吃的原因：

❶ 糯米的热量很高，过多食用易引起肥胖，不利于高血脂患者体重的控制。

❷ 糯米，特别是冷的糯米制品的黏度较高，不易被磨成“食糜”而消化吸收，所以肠胃不好的高血脂患者要慎用。

腊肉

忌吃关键词：高热量、高脂肪、高钠

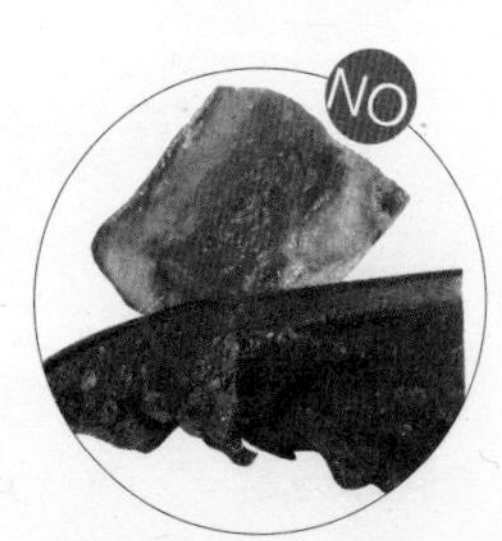

不宜吃的原因：

❶ 腊肉多用五花肉制成，其热量和脂肪含量都非常高，食用后容易引起血脂升高，诱发动脉粥样硬化等疾病。

❷ 腊肉中的含钠量很高，高血脂患者过食，会使血压升高，使身体出现水肿等，长期食用还会诱发高血压并发症。

鱼子

忌吃关键词：高胆固醇、难消化

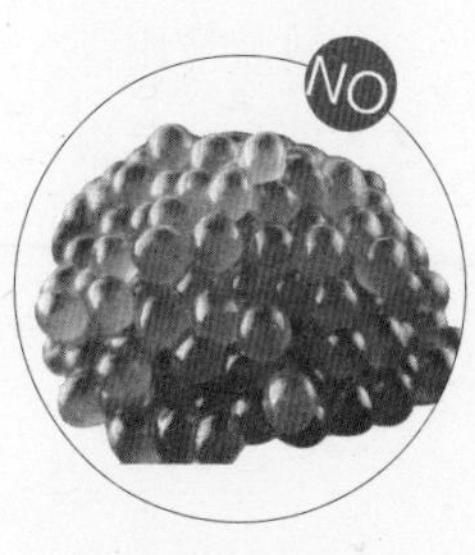

不宜吃的原因：

❶ 鱼子胆固醇含量很高，且低密度胆固醇在血管内皮的堆积还可诱发动脉粥样硬化等心血管并发症。

❷ 鱼子虽然很小，但是很难煮透，食用后也很难消化，肠胃功能不好的高血脂患者要忌吃。

鸭蛋

忌吃关键词：
高脂肪、高胆固醇

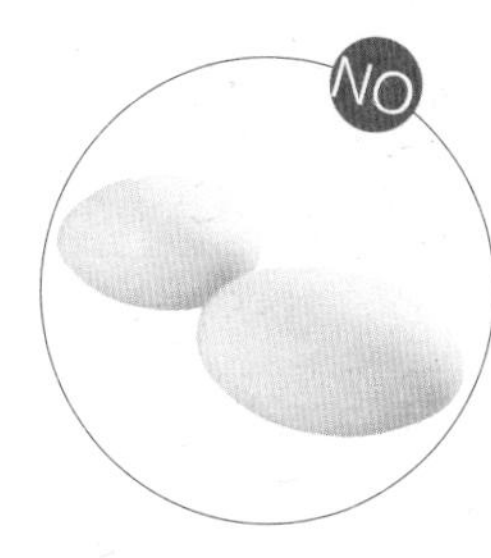

不宜吃的原因：

❶ 鸭蛋中的脂肪含量较高，高血脂患者不宜多食，否则可引起血脂升高、体重增加。

❷ 鸭蛋中胆固醇含量很高，每 100 克中含有 565 毫克胆固醇，食用后容易使血清胆固醇水平升高，还可能诱发动脉粥样硬化、冠心病等心脑血管并发症。

猪油

忌吃关键词：
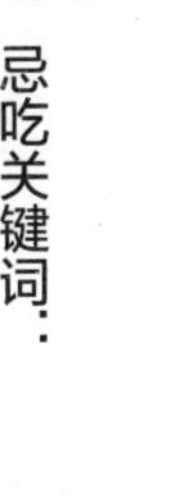
高热量、高胆固醇、饱和脂肪酸

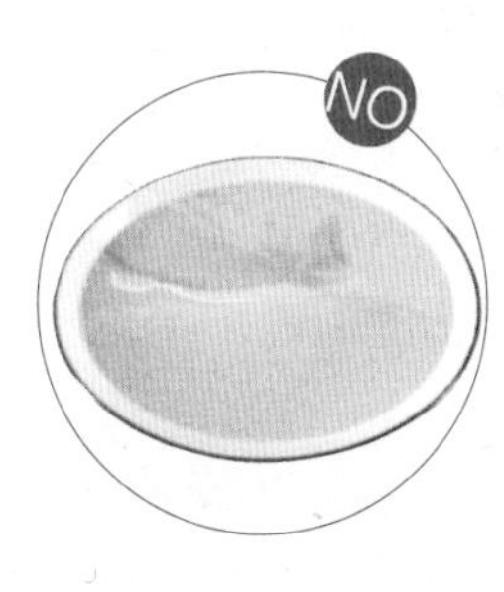

不宜吃的原因：

❶ 猪油的热量极高，容易使人发胖，不利于高血脂患者体重的控制，肥胖型的高血脂患者尤其要注意。

❷ 猪油中的饱和脂肪酸和胆固醇的含量均很高，高血脂患者食用后，增加了患动脉粥样硬化等心脑血管并发症的风险。

比萨

忌吃关键词：
高脂肪、高胆固醇、高钠、饱和脂肪酸

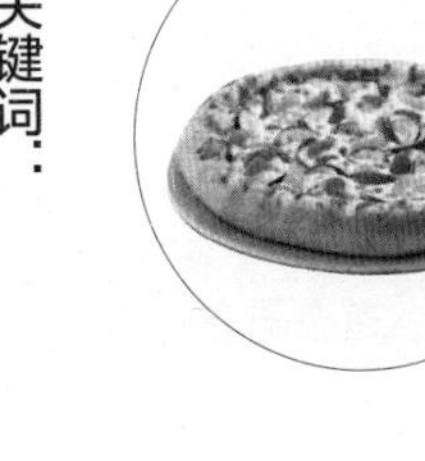

不宜吃的原因：

❶ 比萨的脂肪含量较高，多食不仅不利于高血脂患者的体重控制，还有可能引发动脉粥样硬化等心脑血管并发症。

❷ 比萨的原料多有黄油、乳酪等，这些物质都含有大量的饱和脂肪酸和胆固醇，高血脂患者食用可使血脂升高，诱发动脉硬化等并发症。

贫血

贫血是指全身循环血液中红细胞总量减少至正常值以下。贫血在中医里属“血虚”的范畴，多由失血过多、饮食失衡及慢性消耗性疾病等因素引起。

饮食宜忌

宜以谷类为主，多吃动物肝脏、动物血、大枣、豆制品、绿叶蔬菜等。忌过量嗜饮咖啡和茶，严禁暴饮暴食，忌食辛辣刺激、生冷、不易消化的食物。

中医分型

心血虚　表现为心悸怔忡、健忘、失眠多梦、面色淡白无华、唇甲色淡、肌肤枯槁无光泽、舌色淡、苔少、脉细。治疗以养血宁心为主要原则。

肝血虚　表现为头晕目眩、胁肋疼痛、肢体麻木、筋脉拘急、妇女月经不调、甚至闭经、面色无华、指甲苍白、两目干涩、舌质淡、苔少、脉细。治疗以补血养肝为主要原则。

气血两虚　表现为神疲乏力、面色苍白、唇甲色淡、少气懒言、心悸失眠、头晕目眩、食欲不振、大便溏薄、舌质淡，苔薄白。治疗以益气补血为主。

生活保健

1 积极参加体育锻炼，增强体质，增加食欲。

2 积极治疗原发病，如慢性消化性疾病、出血性疾病等各种引起贫血的病症。

3 患者在口服铁剂药物治疗期间，因铁与大肠内硫化氢反应生成硫化铁，使大便颜色变为褐黑色（如柏油样大便），类似消化道出血，对此不必紧张，停用铁剂药物后即恢复正常。

民间秘方

1. 取黄芪、鹿角胶各20克，党参、当归、茯苓、酸枣仁、白芍各15克，桂圆肉、白术、菟丝子各10克，炙甘草、木香各5克（后下），黄连4克，肉桂3克。水煎服，每日1剂，适合血虚伴阳虚怕冷的患者。

2. 取乌鸡或土鸡一只（约500克），当归30克，黄芪20克，桂圆肉、红枣各8颗，山楂5克。煲汤食用，对气血亏虚的患者有很好的食疗效果。

贫血患者宜吃的食疗方

枸杞叶猪肝汤

原料

猪肝 200 克，枸杞叶、桑叶各 10 克，生姜 5 克，盐适量

制作

1 猪肝洗净，切成薄片；枸杞叶、桑叶洗净；生姜去皮，洗净，切片。

2 将桑叶加水熬成药液。

3 在药液中下入猪肝片、枸杞叶、姜片，煮 5 分钟后，调入盐即可。

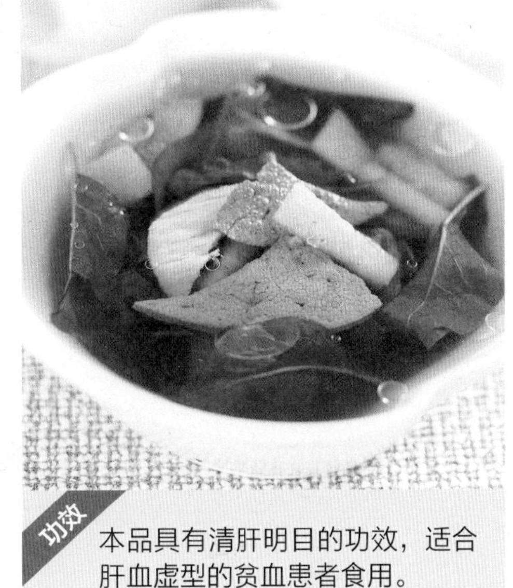

功效 本品具有清肝明目的功效，适合肝血虚型的贫血患者食用。

菠菜鸡肝汤

原料

菠菜 100 克，鸡肝 60 克，精盐 4 克

制作

1 将菠菜洗净切段焯烫，鸡肝洗净切片氽烫备用。

2 净锅上火倒入水，调入精盐，下入菠菜、鸡肝煲至熟即可。

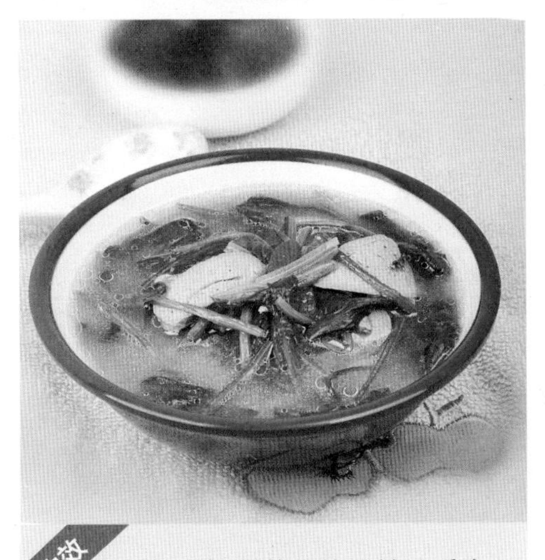

功效 本品具有补肝养血的功效，适合肝血虚型的贫血患者食用。

人参红枣茶

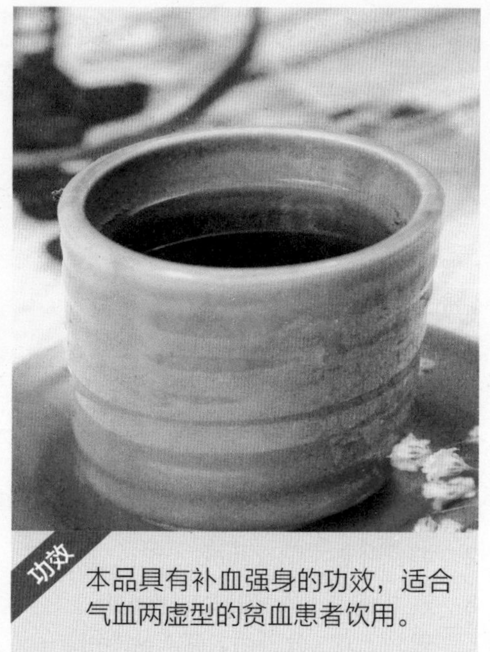

功效 本品具有补血强身的功效，适合气血两虚型的贫血患者饮用。

原料

红枣 25 克，人参、红茶各 5 克

制作

1 将人参、红枣(去核)洗干净备用。
2 将红枣、人参和红茶一起放入锅中。
3 加入适量水煮成茶饮即可。

阿胶鸡蛋羹

原料

阿胶 10 克，鸡蛋 2 个，精盐适量

制作

1 阿胶用 1 碗水烊化。
2 鸡蛋取蛋液调匀后，再加入阿胶水中煮成蛋花。
3 加入精盐调味即可。

功效 本品具有滋阴润燥的功效，适合各个证型的贫血患者食用。

参归枣鸡汤

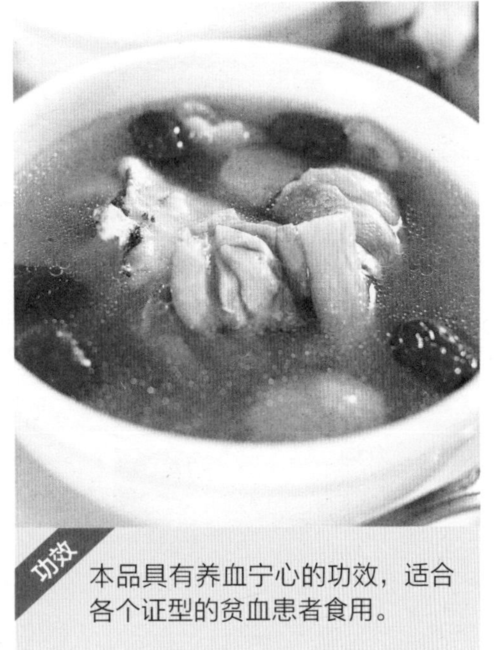

原料

党参 15 克，当归 15 克，红枣 8 颗，鸡腿 1 只，盐 2 小匙

制作

1 鸡腿洗净剁块，放入沸水中汆烫，捞起冲净；当归、党参、红枣洗净。

2 鸡腿、党参、当归、红枣一起入锅，加 7 碗水以大火煮开，转小火续煮 30 分钟。

3 起锅前加盐调味即可。

功效 本品具有养血宁心的功效，适合各个证型的贫血患者食用。

鲜人参煲乳鸽

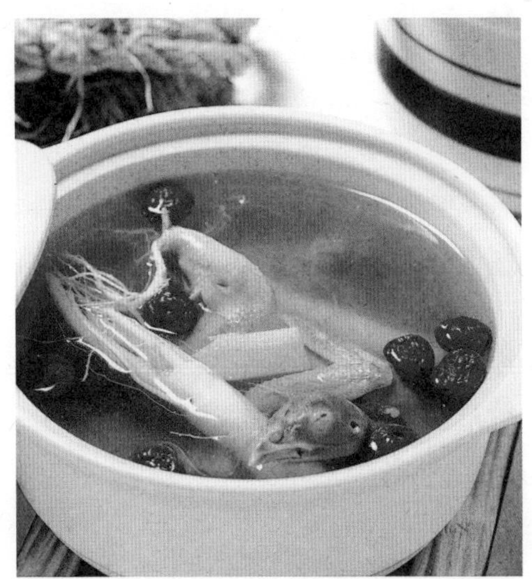

原料

乳鸽 1 只，鲜人参 30 克，红枣 10 颗，生姜 5 克，盐 3 克，味精 2 克

制作

1 乳鸽处理干净；人参洗净；红枣洗净，去核；生姜去皮，切片。

2 乳鸽入水中汆去血水后捞出。

3 将乳鸽、人参、红枣、姜片一起装入煲中，再加适量清水，以大火炖煮 35 分钟，加盐、味精调味即可。

功效 本品具有养血活血的功效，适合气血两虚型的贫血患者食用。

贫血患者忌吃食物及原因

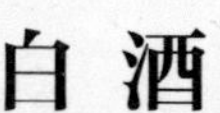

白 酒

忌吃关键词：
酒精

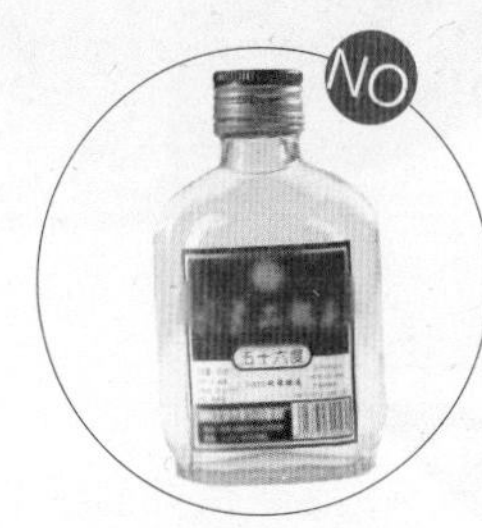

不宜吃的原因：

❶ 白酒中的精度浓度很高，它可以使神经系统兴奋并受到抑制，从而破坏神经系统的正常功能，不利于贫血患者的康复。

❷ 慢性酒精中毒，可导致心肌发生病变等，还会造成造血功能障碍，加重贫血的程度。

浓 茶

忌吃关键词：
鞣酸、咖啡因

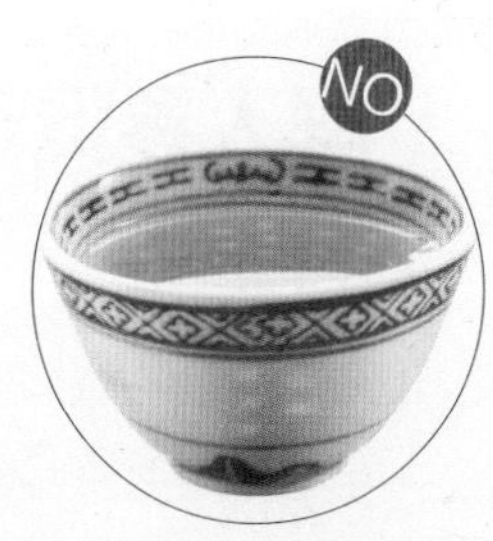

不宜吃的原因：

❶ 浓茶中含有大量的鞣酸，鞣酸会与铁形成一种不溶性的物质，阻碍机体对铁的吸收，加重缺铁性贫血的程度。

❷ 贫血患者需要保证良好的睡眠质量，但浓茶中含有大量的咖啡因，可能会影响睡眠质量。

冰激凌

忌吃关键词：
高脂肪、高糖、生冷食物

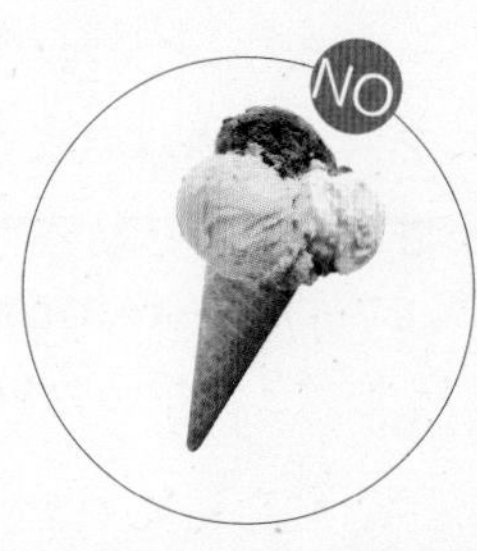

不宜吃的原因：

❶ 冰激凌富含糖和脂肪，而且消化吸收率高，但是贫血患者却不宜食用，因为冰激凌的温度很低，食用后会刺激内脏血管，使局部出现贫血。

❷ 冰激凌是典型的生冷食物，而中医认为，贫血患者应忌吃生冷性凉的食物。

馒头

忌吃关键词：

食用碱、影响铁的吸收

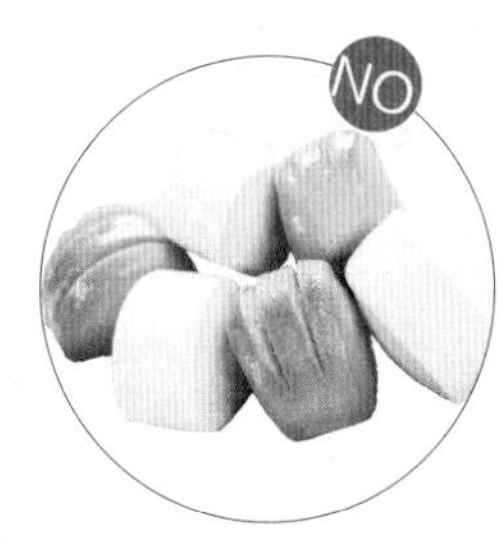

不宜吃的原因：

❶ 因为馒头在制作的过程中需要加入食用碱，所以馒头属于碱性食物，贫血患者过多地食用碱性食物，会在体内形成碱性的环境，从而影响人体对铁质的吸收。

❷ 碱性食物也会中和胃酸，影响食物中铁的游离和转化。常见的碱性食物有荞麦面等，贫血患者也不宜多食。

海藻

忌吃关键词：

性寒、高铜

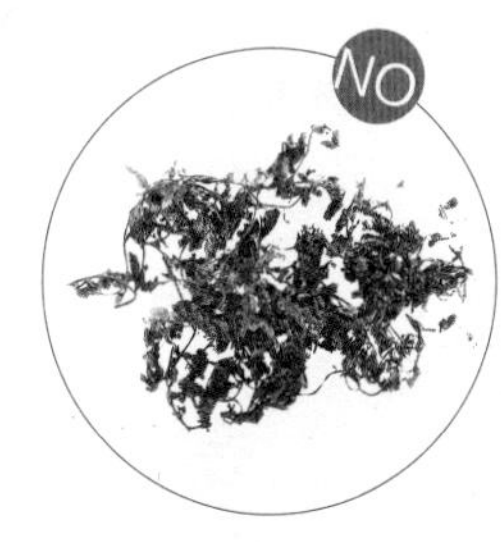

不宜吃的原因：

❶ 海藻性寒，贫血在中医学上属于“虚证”范畴，不宜食用生冷寒凉的食物，否则会加重“虚”的病情。

❷ 海藻虽含有丰富的微量元素铁，但是同时也含有丰富的铜，铜能影响铁的吸收，从而加重缺铁性贫血的病情。

马蹄

忌吃关键词：

荸荠英、性寒

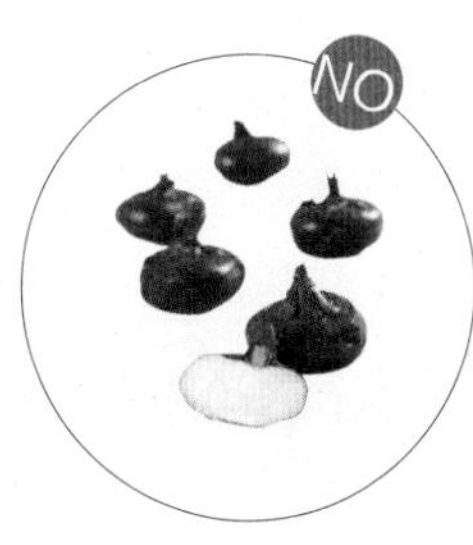

不宜吃的原因：

❶ 马蹄中含有含有荸荠英，对金黄色葡萄球菌及绿脓杆菌等均有一定的抑制作用，同时对于血压也有一定的降低作用，故贫血患者不宜食用。

❷ 中医认为，贫血属于“虚证”，应避免食用生冷寒凉的食物，否则会加重“虚证”。而马蹄性微寒，故贫血患者不适宜食用。

心律失常

正常心律起源于窦房结。心律失常分为快速性和缓慢性心率失常两大类，前者见于过早搏动、心动过速等；后者以窦性缓慢性心率失常和各种传导阻滞为常见。

饮食宜忌

饮食宜清淡，多吃绿色蔬菜、鱼类、瘦肉类、鸡肉、豆类、奶类、水果类等。少食肥腻食物以及辛辣刺激性食物，不饮浓茶，不吸烟。

中医分型

心血不足　表现为心悸头晕，面色苍白无华，神疲乏力，舌质淡红，脉象细弱等。治疗以补血益气、养心安神为主要原则。

心阳不振　表现为心悸不安，面色苍白或青白，舌质淡白。治疗以温补心阳、安神定惊为主要原则。

瘀阻心脉　表现为心悸，胸闷不舒。心痛时作，舌质紫暗或有瘀斑。治疗以活血化瘀、通络定惊为主要原则。

阴虚火旺　表现为心烦失眠，头晕目眩，潮热盗汗，耳鸣腰酸等。治疗以滋阴泻火、养心安神为主要原则。

生活保健

1 生活要有规律，养成按时作息的习惯，要保证足够的睡眠，因为失眠可诱发心律失常。

2 运动要适量，量力而行，不做剧烈及竞赛性活动，可打太极拳，要节制性生活。

3 保持良好的心情，忌过度紧张、愤怒，忌过度操劳。

4 不要用太热的水洗澡，洗澡时间不宜过长。养成按时排便习惯，保持大便通畅。饮食要定时定量。

民间秘方

1. 取沙参、柏子仁、龙骨、牡蛎、合欢皮各15克，熟地、石菖蒲、酸枣仁各10克，远志5克，五味子4克，西洋参、冬虫夏草各3克。水煎服，每日1剂。此方可养心安神，主治心悸头晕，甚则怔忡不安，面色少华，指甲苍白，脉细弱，或虚大滑数、重按无力。

2. 取桂圆肉、柏子仁各15克，松子仁20克，珍珠粉3克（先煎一小时后去渣），猪心半个。煲汤食用。本方具有和血宁心的功效。

心律失常患者宜吃的食疗方

香菇花生牡蛎汤

原料

香菇 25 克，花生 40 克，牡蛎 250 克，猪瘦肉 200 克，花生油 10 毫升，姜 2 片，盐 5 克

制作

1 香菇去蒂，洗净泡开；牡蛎洗净，汆烫；猪瘦肉洗净，切块。

2 炒锅下花生油，油热后下入牡蛎、姜片，将牡蛎爆炒至微黄。

3 瓦煲内加水，煮沸后放香菇、洗净的花生、牡蛎、猪瘦肉，煲 3 小时，加盐调味即可。

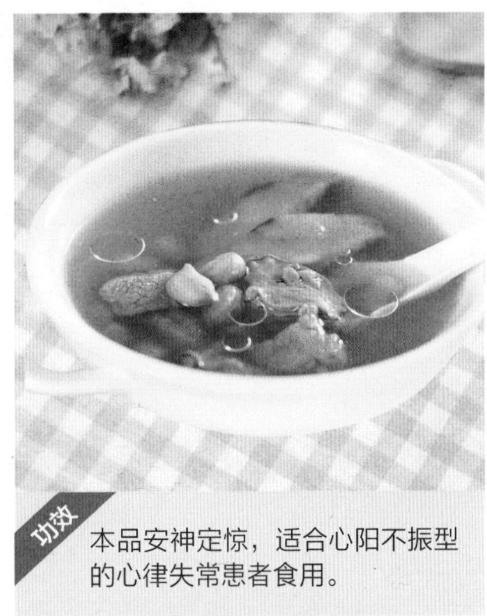

功效 本品安神定惊，适合心阳不振型的心律失常患者食用。

红枣柏子仁小米粥

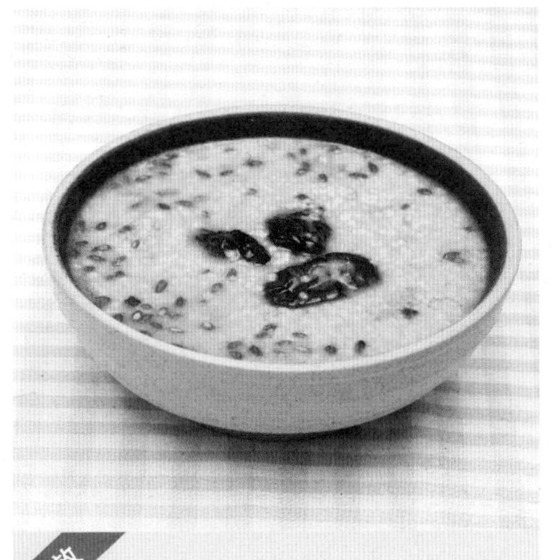

功效 本品补血益气，适合心血不足型的心律失常患者食用。

原料

红枣 10 颗，柏子仁 15 克，小米 100 克，白糖少许

制作

1 红枣、小米洗净，分别放入碗内，泡发；柏子仁洗净备用。

2 砂锅洗净，置于火上，将红枣、柏子仁、小米放入砂锅内，加水煮沸后转入小火，共煮成粥，至黏稠时，加入白糖搅拌均匀即可。

马蹄海蜇汤

原料

马蹄 30 克，海蜇丝 50 克

制作

1 将马蹄洗净，去皮，切块。

2 海蜇丝洗净，备用。

3 将马蹄、海蜇丝一同放入砂锅中，加适量水，煎汤饮用。

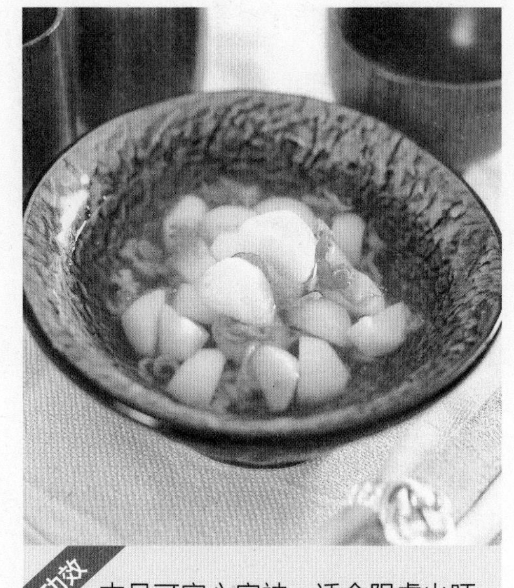

功效 本品可宁心安神，适合阴虚火旺型的心律失常患者食用。

党参白术茯苓粥

原料

红枣 3 颗、薏米适量，白术、党参、茯苓各 15 克，甘草 5 克

制作

1 将红枣、薏米洗净，红枣去核。

2 将白术、党参、茯苓、甘草洗净煎取药汁 200 毫升，锅中加入薏米、红枣，以武火煮至开锅，加入药汁，再转入文火熬煮成粥即可。

功效 本品可振奋心阳，适合心阳不振型的心律失常患者食用。

鲜百合鸡心汤

原料

鸡心 200 克，百合、山药各适量，枸杞 10 克，盐 3 克，鸡精 2 克

制作

1 鸡心洗净，切块；百合洗净，浸泡；山药洗净，去皮，切片；枸杞洗净，浸泡。

2 锅中水烧开锅，放入鸡心稍微煮一下，捞出沥干水分。

3 锅中放入鸡心、百合、山药、枸杞，加入适量清水，大火烧沸后转小火炖 1 小时，调入盐和鸡精即可。

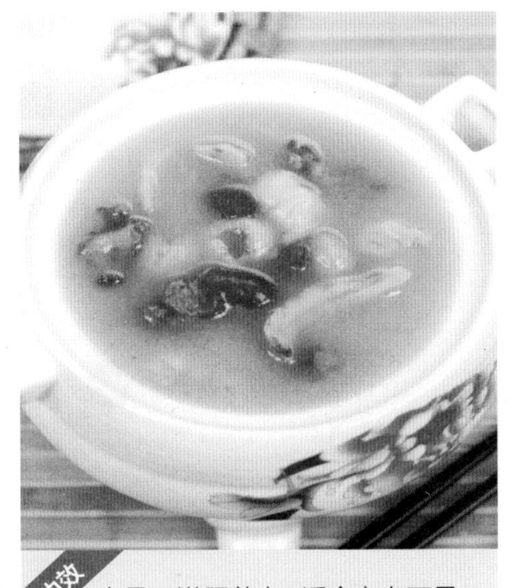

功效 本品可滋阴养心，适合心血不足、阴虚火旺型心律失常患者食用。

桂圆百合炖鹧鸪

原料

桂圆肉 15 克，百合 30 克，鹧鸪（人工养殖）2 只

制作

1 将鹧鸪宰杀后去毛和内脏，洗净。

2 鹧鸪与桂圆、百合同放碗内，加适量沸水，再上笼隔水炖熟，调味后饮汤食肉。

功效 本品可养血安神，适合瘀阻心脉型的心律失常患者食用。

心律失常患者的饮食禁忌

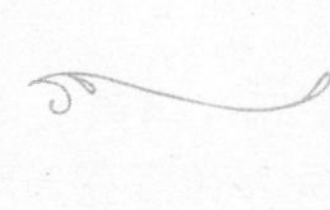

蛋黄

忌吃关键词：
高胆固醇、性温

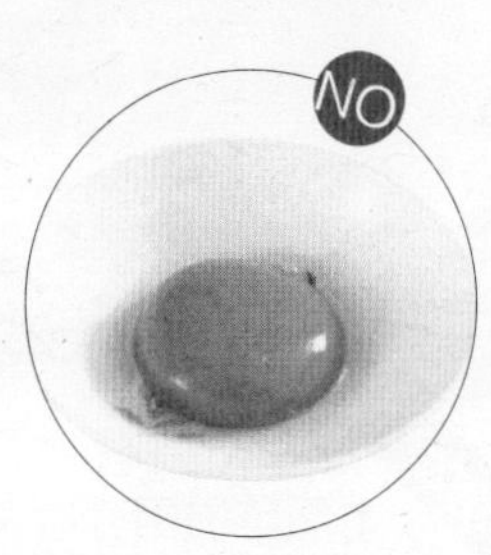

不宜吃的原因：

❶ 蛋黄中胆固醇含量很高，过多地摄入胆固醇，会沉积在动脉内膜，导致动脉粥样硬化，加重心律失常的病情。

❷ 蛋黄性温，多食可积温成热，阴虚火旺型的心律不齐患者食用后会加重其“虚火”的症状。

牛油

忌吃关键词：
高脂肪、高胆固醇、饱和脂肪酸

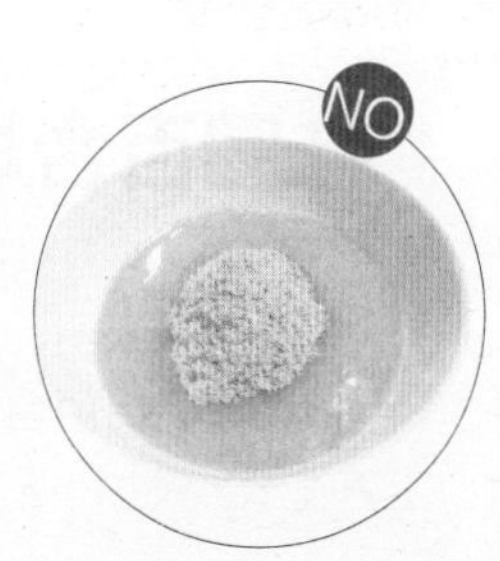

不宜吃的原因：

❶ 牛油中含有大量的脂肪，且其热量极高，心律失常患者最好少吃或不吃。

❷ 牛油中含有大量的胆固醇和饱和脂肪酸，二者可结合沉积在血管内皮，形成脂斑，会引发冠心病，从而加重心律失常的病情。

辣椒

忌吃关键词：
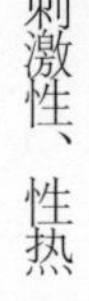
辣椒素、刺激性、性热

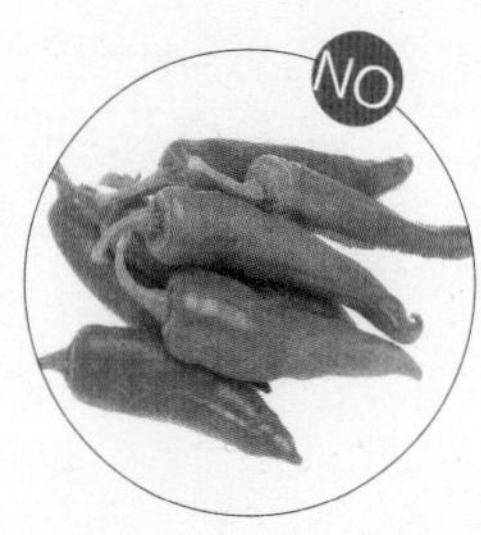

不宜吃的原因：

❶ 辣椒含有辣椒素，具有强烈的刺激性，它会刺激心血管系统，从而引发心律失常或使心律失常病情加重。

❷ 辣椒性大热，使大便干燥积滞，从而导致便秘，会影响心肌的血液供应，使心律失常的病情加重。

鸡 肉

忌吃关键词：

高胆固醇、性温助火

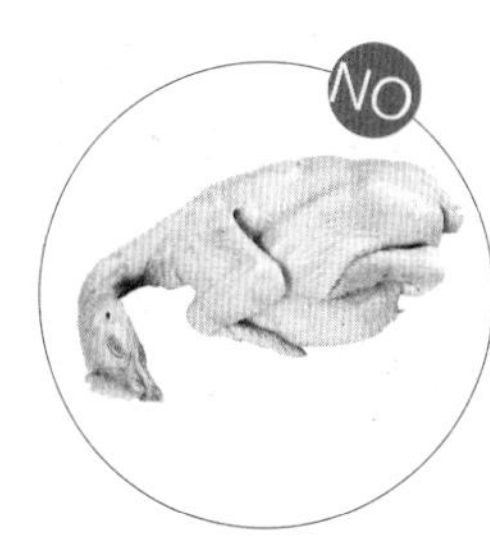

不宜吃的原因：

❶ 鸡肉中的胆固醇含量较高，多食可使血液中的胆固醇水平升高，导致胆固醇在动脉壁上沉积，诱发动脉粥样硬化、冠心病等，从而加重心律失常的病情。

❷ 鸡肉性温，助火，多食可积温成热，阴虚火旺型的心律失常患者食用后会加重其“虚火”的症状，加剧心悸、头晕目眩、舌质红等病情。

肥 肉

忌吃关键词：

高脂肪、饱和脂肪酸

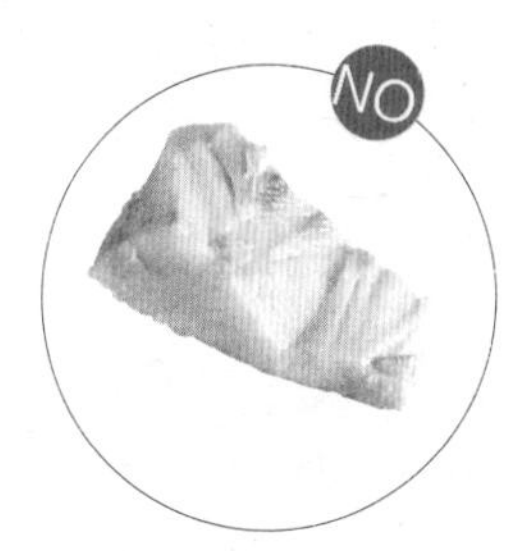

不宜吃的原因：

❶ 肥肉的脂肪含量很高，其产生的热量也很高，食用后容易使血脂升高，增加血液黏稠度，影响心脏的血液供应，从而加重心律失常的病情。

❷ 肥肉中含有大量的饱和脂肪酸，它可以与胆固醇结合沉淀于血管壁，诱发动脉粥样硬化等心脑血管并发症，加重心律失常的病情。

螃 蟹

忌吃关键词：

高胆固醇、性寒

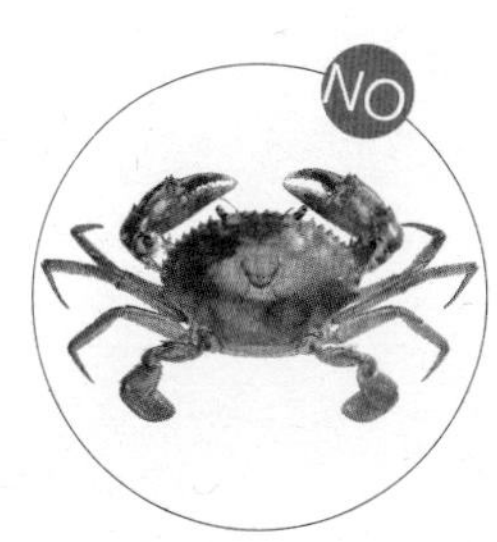

不宜吃的原因：

❶ 螃蟹的胆固醇含量很高，经常食用，大量的脂质堆积在体内，沉积在动脉内膜，容易导致动脉粥样硬化，从而加重心律失常的病情。

❷ 蟹肉性寒，中医认为，心阳不足、痰阻心脉型的心律失常患者应忌食生冷性寒的食物，否则会加重其心悸、胸闷等病情。

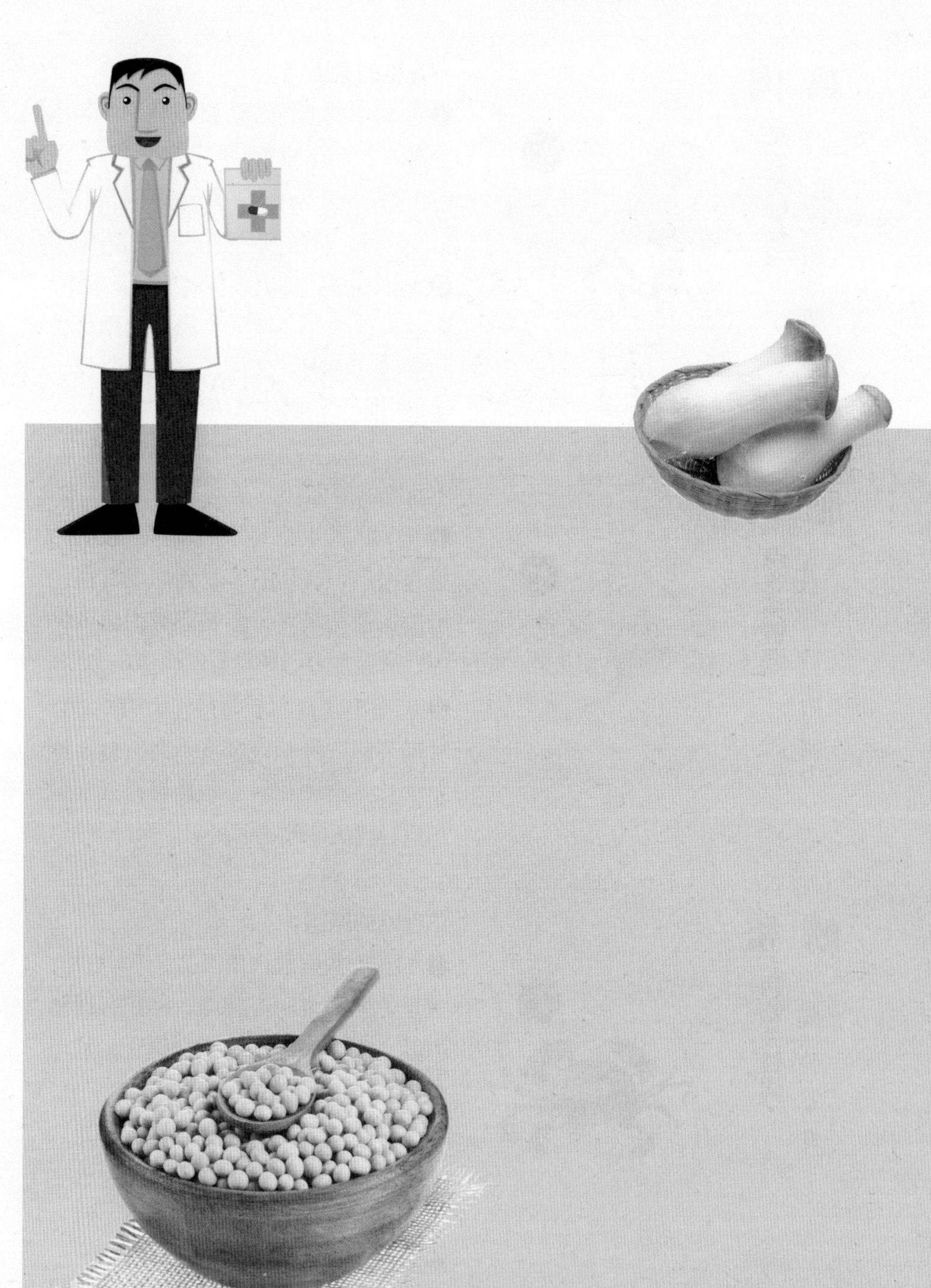

第四章

内分泌代谢疾病吃什么？禁什么？

本章选取了糖尿病、痛风、甲状腺功能亢进症这3种内分泌代谢系统的常见慢性病，对于每一种病症，我们详细地介绍了疾病的定义、中医分型、民间秘方、饮食宜忌、生活保健等方面的知识，并且根据中医的分型，针对每一种病症，推荐了多种有对症食疗功效的食物及菜例。同时，针对不同病症，我们还列举出了常见的应该忌吃的食物，并且详细地解释了忌吃的原因。

糖尿病

糖尿病是胰岛功能减退、胰岛素抵抗引发的糖等一系列代谢紊乱综合征，临床上以高血糖为主要特点；空腹时，血糖值大于 7.0 毫摩尔 / 升，饭后 2 小时，血糖值大于 11.0 毫摩尔 / 升。

饮食宜忌

宜少食多餐，少细多粗，少荤多素，少肉多鱼，少油多清淡，少吃零食。忌煎、炸等烹调方法，忌食糖分含量高的食物，忌油脂过多的食物。

中医分型

上消型（肺热伤津型） 表现为患者自觉烦躁易怒、口渴多饮、小便频多，治疗以清热养阴为主要原则。

中消型（胃热炽盛型） 表现为患者多食易饥饿、形体消瘦、大便干燥，治疗以清胃泻火为主要原则。

中消型（气阴两虚型） 表现为口渴多饮、饮食减少、四肢乏力、身体消瘦，治疗以滋阴益气为主要原则。

下消型（肾阴亏虚型） 表现为多饮多尿，尿液混浊如淘米水，或尿甜，或伴腰膝酸软、头晕目昏、舌质红。治疗以滋阴补肾为主要原则。

生活保健

1 保持良好的生活习惯，适量运动，保证充足的睡眠，不要熬夜。

2 糖尿病患者尽量不要在空腹或餐前运动，容易引发低血糖，一般在餐后 1~2 小时运动较佳。

民间秘方

1. 生黄芪、益母草、玄参、丹参各 30 克，山药、苍术、葛根、生地、熟地各 15 克，当归、赤芍、川芎各 10 克，水煎服，每日 1 剂。本方可活血化瘀，还可有效防治冠心病等并发症的发作。

2. 钩藤、桑寄生各 30 克，生地、花粉各 20 克，玄参、石斛、女贞子、丹参、广地龙、赤白芍各 15 克，菊花、枸杞各 10 克，水煎服，每日 1 剂。本方可活血通络，适合糖尿病性脑卒中的患者食用。

糖尿病患者宜吃的食疗方

蒜蓉蒸扇贝

原料

扇贝200克，蒜蓉50克，粉丝30克，油、葱丝、红椒丁、盐、香油各适量

制作

1 扇贝洗净剖开，留一半壳；粉丝泡发，剪小段。

2 贝肉洗净，剞两三刀，放在贝壳上，撒上粉丝，上笼屉，蒸2分钟。

3 烧热油锅，下蒜蓉、葱丝、红椒丁煸香，放入盐调味，淋到扇贝上。

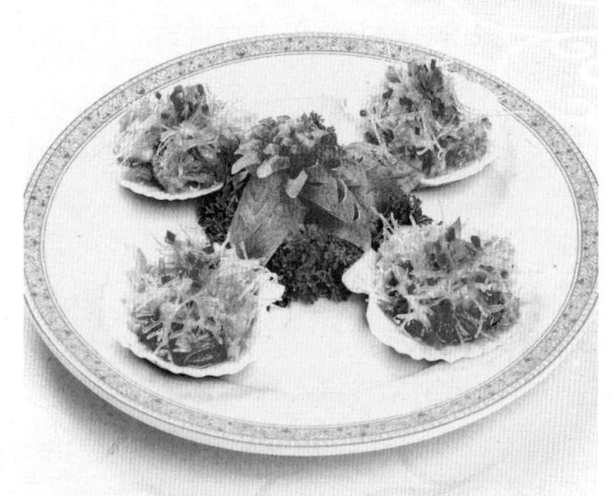

功效 此菜具有滋阴补肾的功效，适合肾阴亏虚型糖尿病患者食用。

草菇扒芥菜

原料

芥菜200克，草菇300克，大蒜10克，老抽、盐、鸡精、油各适量

制作

1 将芥菜洗净，入沸水中氽熟装盘；草菇洗净沥干；大蒜去皮切片。

2 油锅烧热，大蒜爆香，倒入草菇滑炒片刻，再倒入老抽、少量水烹调片刻。

3 加盐、鸡精调味，将草菇倒在芥菜上即可。

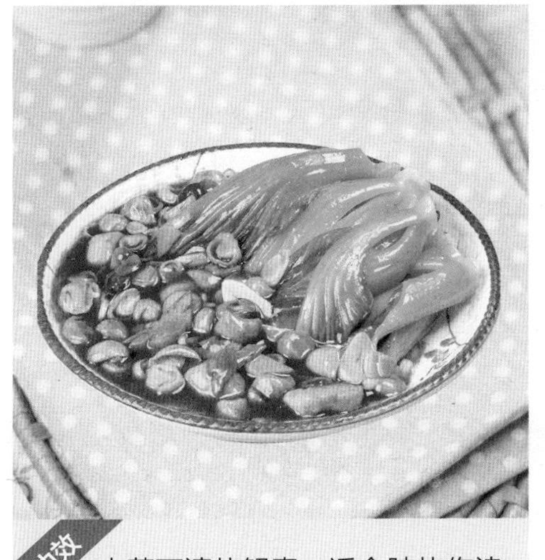

功效 本菜可清热解毒，适合肺热伤津以及胃热炽盛的糖尿病患者食用。

如意蕨菜蘑

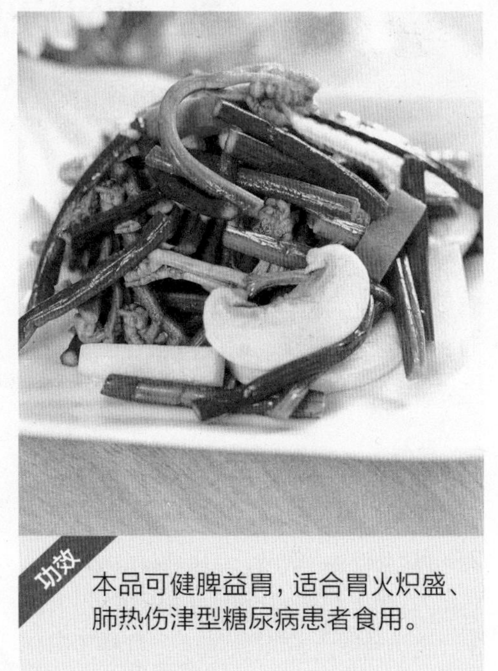

原料

蕨菜嫩秆、蘑菇、鸡脯肉丝、胡萝卜、白萝卜各适量，盐、淀粉、油、葱丝、姜丝、料酒、蒜片、鲜汤各适量

制作

1 蕨菜洗净切段；白萝卜、胡萝卜洗净，切丝；蘑菇洗净切片；鸡脯肉丝用温热油滑熟。

2 锅内放油烧热，用葱丝、姜丝、蒜片炝锅，放蕨菜段煸炒，入鸡脯肉丝、蘑菇、白萝卜、胡萝卜、鲜汤及调料，汤沸后用淀粉勾芡，煨至入味即可装盘。

功效 本品可健脾益胃，适合胃火炽盛、肺热伤津型糖尿病患者食用。

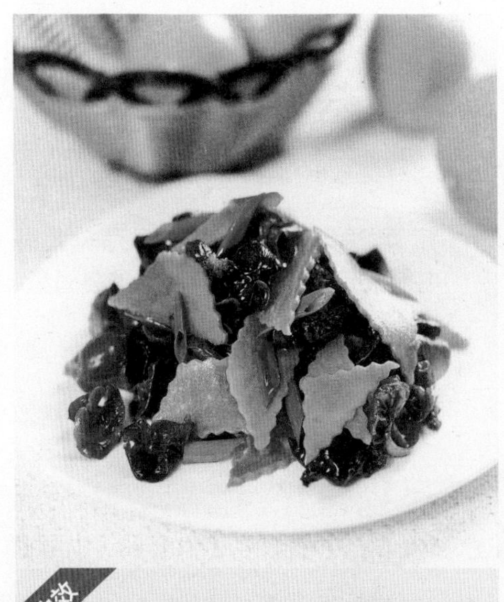

功效 此菜可滋阴补虚、润肠通便，适合各个证型的糖尿病患者食用。

胡萝卜烩木耳

原料

黑木耳 200 克，胡萝卜 200 克，橄榄油 5 克，姜片、料酒、盐、生抽、鸡精各适量

制作

1 将黑木耳用冷水泡发洗净，胡萝卜洗净切片。

2 锅置火上，倒入 5 克橄榄油，待油烧至七成热时，放入姜片煸炒，随后放木耳稍炒一下，再放胡萝卜片，再依次放入料酒、盐、生抽、鸡精，炒匀即可。

杏仁拌苦瓜

原料

苦瓜250克，杏仁50克，枸杞10克，香油4克，鸡精、盐各适量

制作

1 苦瓜剖开，去瓤，洗净切成薄片，放入沸水中焯至断生，捞出，沥干水分，放入碗中。

2 杏仁用温水泡一下，撕去外皮，掰成两瓣，放入开水中烫熟；枸杞泡发洗净。

3 将香油、盐、鸡精与苦瓜搅拌均匀，撒上杏仁、枸杞即可。

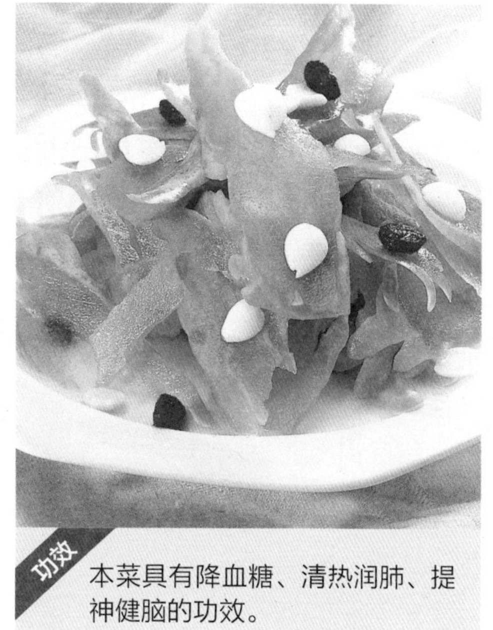

功效 本菜具有降血糖、清热润肺、提神健脑的功效。

西芹炖南瓜

原料

南瓜200克，西芹150克，姜片、葱段、盐、味精、水淀粉各适量

制作

1 西芹取茎洗净，切菱形片；南瓜去皮、去瓤，洗净，切菱形片。

2 将西芹片、南瓜片一起下开水锅中焯烫，然后捞出，沥干水分。

3 装入砂锅中，于中火上炖5分钟，下入姜片、葱段、盐、味精翻匀，水淀粉勾芡即可。

功效 本品具有止消渴的功效，适合肾阴亏虚型糖尿病患者食用。

糖尿病患者忌吃食物及原因

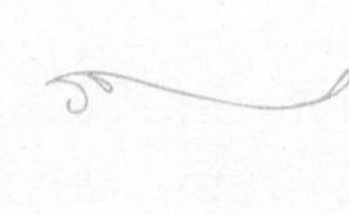

红薯

忌吃关键词：
高糖、气化酶

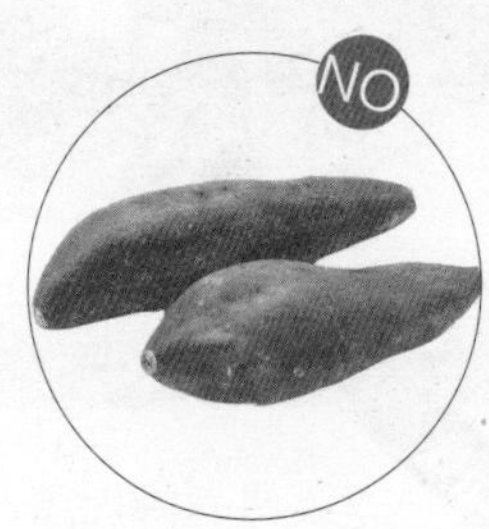

不宜吃的原因：

❶ 红薯中淀粉和糖的含量都较高，因为淀粉和糖都易使血糖升高，不利于糖尿病患者控制血糖。

❷ 红薯中含有“气化酶”，多食可能出现胃灼热、肚胀排气等现象，不利于糖尿病控制病情。

甘蔗

忌吃关键词：
高糖、性凉

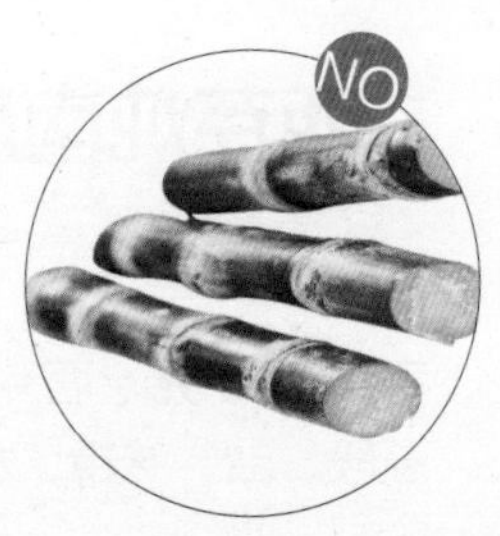

不宜吃的原因：

❶ 甘蔗中含有糖量高达 12%，且主要以蔗糖、葡萄糖和果糖为主，容易被吸收，使血糖快速升高。

❷ 甘蔗属寒性水果，多食易造成腹泻，对于肠胃虚寒的糖尿病患者尤为不利。

荔枝

忌吃关键词：
性热、高糖、高血糖生成指数

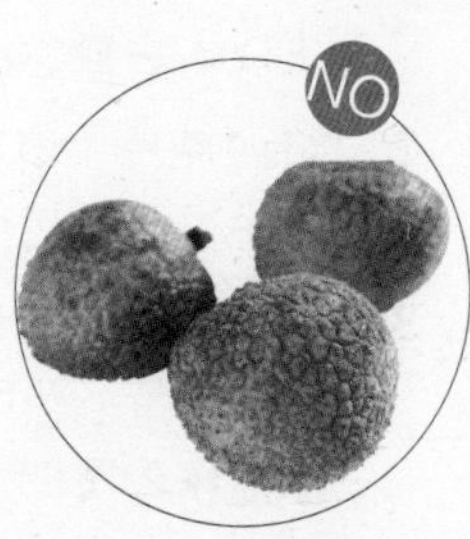

不宜吃的原因：

❶ 荔枝性温热，易助热上火，进而加重糖尿病患者的病情。

❷ 荔枝中葡萄糖含量高达 66%，果糖和蔗糖的含量也很高，易使血糖升高。

❸ 荔枝属于高血糖生成指数食物，食用后容易被吸收从而使血糖快速升高。

薯片

忌吃关键词：

高热量、高血糖生成指数、丙烯酰胺、高盐

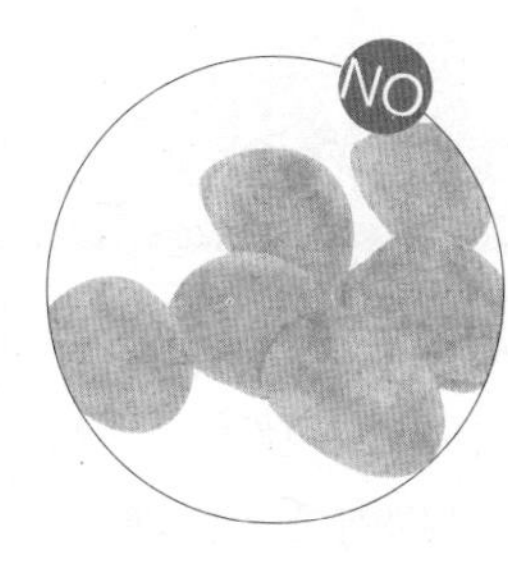

不宜吃的原因：

❶ 薯片属于高热量、血糖生成指数较高的食物，糖尿病患者不宜食用。

❷ 薯片中含有致癌物丙烯酰胺，过量食用会使丙烯酰胺大量堆积，增加糖尿病患者患癌症的风险。

牛油

忌吃关键词：

高脂肪、高热量、高胆固醇、饱和脂肪酸

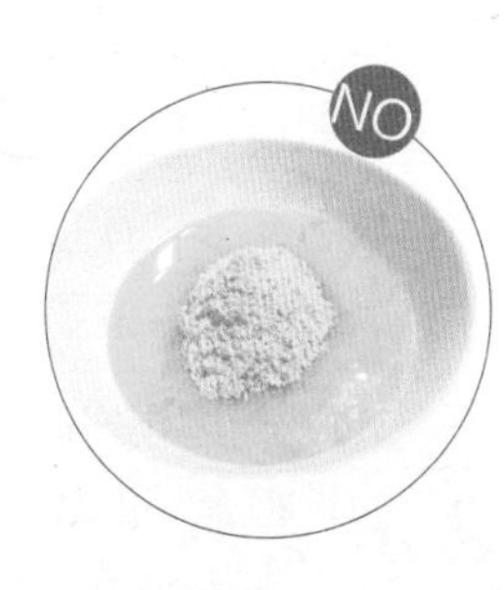

不宜吃的原因：

❶ 牛油的脂肪含量和热量都极高，每100克牛油中含脂肪92克，且其热量极高，每100克牛油可产生835千卡热量，糖尿病患者食用后会引起体重增加和血糖升高，不利于血糖控制。

❷ 牛油中的胆固醇含量和饱和脂肪酸含量都很高，多食容易引起冠心病、动脉粥样硬化等心脑血管并发症。

蜂蜜

忌吃关键词：

高糖、高热量

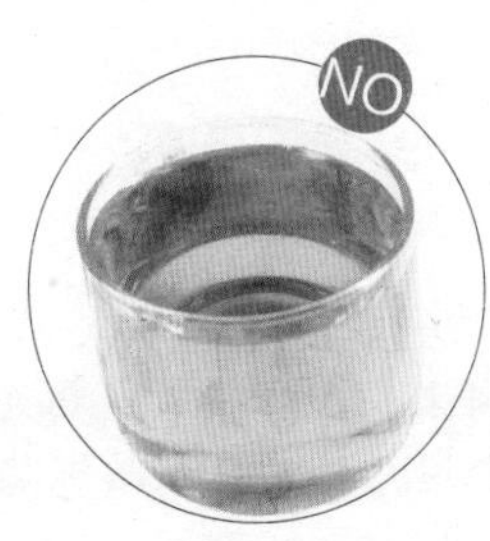

不宜吃的原因：

❶ 蜂蜜中碳水化合物的含量很高，热量也较高，糖尿病患者食用后可引起高血糖，也不利于体重控制。

❷ 蜂蜜中所含糖分以葡萄糖和果糖为主，二者均为单糖，可不经任何转化就会被人体直接吸收，迅速升高血糖。

痛风

痛风是因人体内嘌呤物质的代谢紊乱，尿酸合成增加或排出减少，造成血尿酸浓度过高，尿酸以钠盐的形式沉积在关节、软骨和肾脏中，引起组织异物炎性反应。

饮食宜忌

多喝水，多吃绿豆、莴笋、木瓜、薏米、冬瓜、西瓜等。少吃蔗糖、蜂蜜，禁酒，荤腥不要过量，少吃鱼类、虾蟹、动物内脏等食物。

中医分型

湿热痹阻型　表现为关节红肿热痛、病势较急、局部灼热、得凉则舒，治疗以清热利湿、通络止痛为主要原则。

风寒湿痹型　表现为症见关节肿痛、屈伸不利，或见局部皮下结节、痛风石、肢体沉重麻木。治疗以祛风散寒、除湿通络为主要原则。

痰瘀阻滞型　表现为关节肿痛、反复发作、时轻时重、局部硬节，治疗以化痰散结、活血通络为主要原则。

脾肾阳虚型　表现为症见关节肿痛持续、肢体及面部水肿，治疗以健脾益肾、温阳散寒为主要原则。

生活保健

1 注意劳逸结合，避免过度用脑、过度劳累、精神紧张，肥胖者要积极减肥，减轻体重，这些对于防止痛风发生颇为重要。

2 禁用或少用影响尿酸排泄的药物：如青霉素、四环素、大剂量的利尿剂、维生素 B_1 和维生素 B_2、胰岛素及小剂量阿司匹林等。

民间秘方

1. 黄檗、威灵仙、陈皮、羌活各 30 克，苍术、赤芍各 50 克，甘草 10 克。将以上药材共研末，加蜂蜜做成药丸服用，每日两次，每次 20 克。本方有活血通络之功，主治湿热痹阻型痛风。

2. 党参、白术、熟地黄、黄檗各 60 克，山药、半夏、龟板各 30 克，锁阳、干姜灰各 15 克。将以上药材共研末，粥糊为丸，每次 10 克，每日 3 次。本方补脾益肾、化痰散结，主治气血两虚，痰浊痛风。

痛风患者宜吃的食疗方

酸甜莴笋

原料

嫩莴笋 500 克，西红柿 2 个，蒜泥 10 克，柠檬汁 50 毫升，糖 10 克，盐适量

制作

1 莴笋削皮，切丁，放入沸水略烫；西红柿去皮，切块。

2 将所有调味料一起放入碗中调成味汁，放入冰箱冷藏 8 分钟。

3 将所有材料放入容器，淋上味汁拌匀即可。

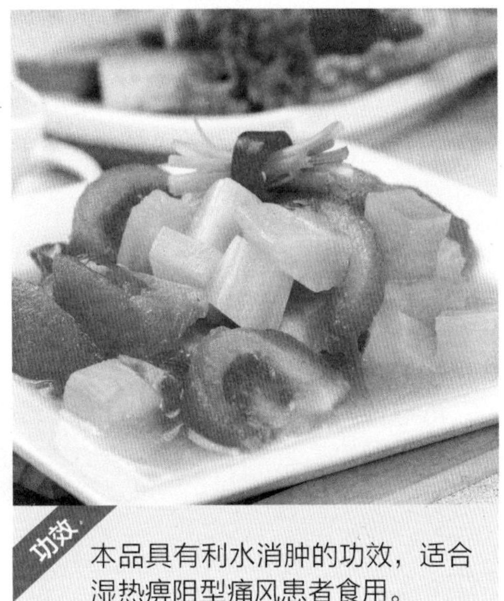

功效 本品具有利水消肿的功效，适合湿热痹阻型痛风患者食用。

木瓜汁

原料

木瓜 1 个，菠萝 1 个，适量盐

制作

1 将木瓜去皮、去瓤后切成小块备用，菠萝去皮后洗净，调入盐，用盐水浸泡 5 分钟，切成块。

2 将木瓜与菠萝放入榨汁机一起搅打成汁。

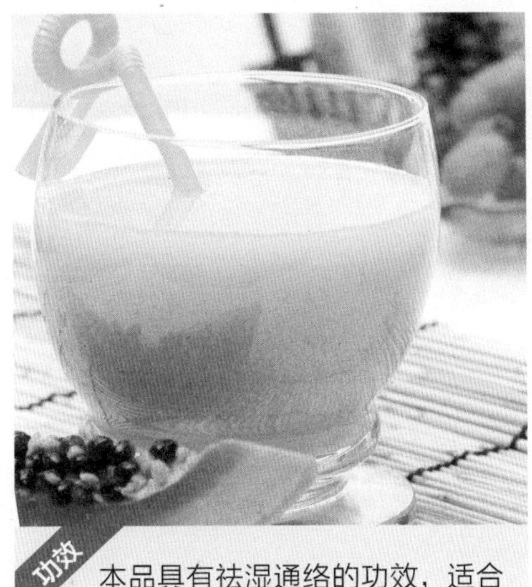

功效 本品具有祛湿通络的功效，适合湿热痹阻型痛风患者饮用。

炖南瓜

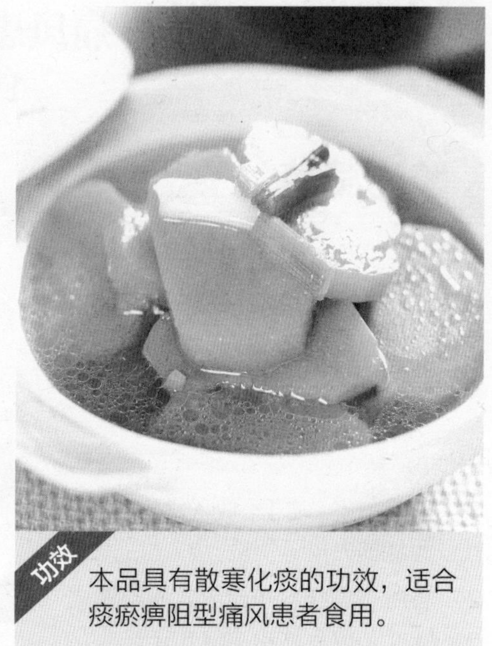

原料

南瓜300克，生姜20克、葱10克，盐3克，油适量

制作

1 将南瓜去皮、去瓤，切成厚块；葱洗净，切圈；生姜去皮切丝。

2 锅上火，加油烧热，下入姜丝、葱圈炒香。

3 再下入南瓜，加入适量清水炖10分钟，调入盐即可。

功效 本品具有散寒化痰的功效，适合痰瘀痹阻型痛风患者食用。

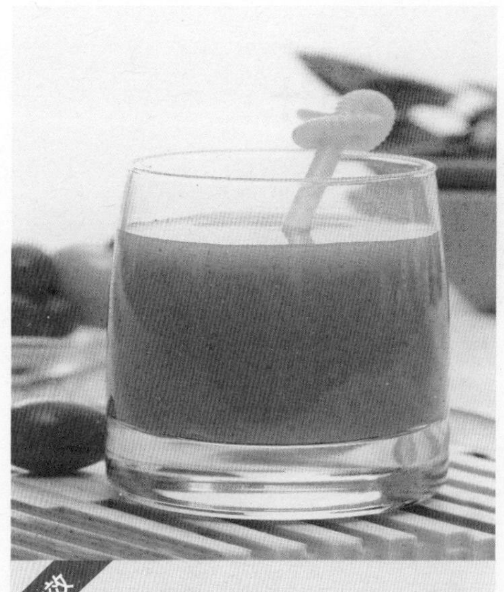

功效 本品具有祛风除湿的功效，尤其适合湿热痹阻型痛风患者饮用。

樱桃西红柿汁

原料

柳橙150克，樱桃300克，西红柿100克

制作

1 将1个柳橙剖半，榨汁。

2 再将樱桃、半个西红柿（切成小块）放入榨汁机内榨成汁。

3 以滤网过滤残渣，和柳橙汁混合搅拌即可。

丹参川芎茶

原料

丹参、地龙各 10 克，川芎 8 克，白糖适量

制作

1 丹参、川芎、地龙分别洗净，润透，切片。

2 将川芎、丹参、地龙放入炖锅内，加水 600 毫升。

3 炖锅置火上烧沸，再用小火煮 15 分钟，加入白糖即可。

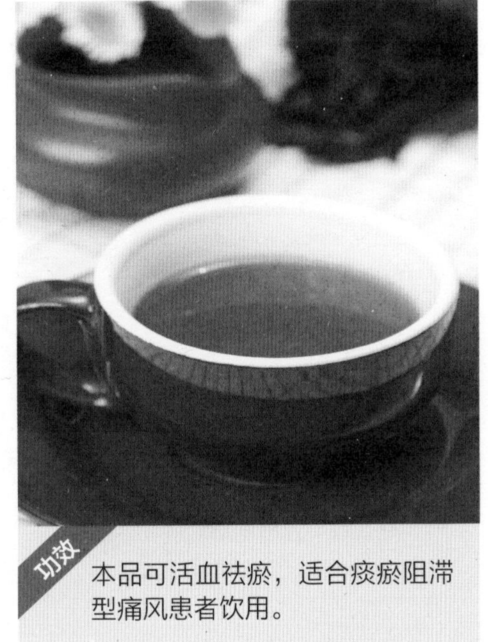

功效 本品可活血祛瘀，适合痰瘀阻滞型痛风患者饮用。

红豆黑米粥

原料

黑米 50 克，红豆 30 克，花生米 10 克，白萝卜 20 克，盐、葱花各适量

制作

1 花生米洗净；黑米、红豆洗净后泡 1 小时；白萝卜洗净切块。

2 将泡好的黑米、红豆入锅，加水煮沸，下入花生米、白萝卜，中火熬煮半小时。

3 等黑米、红豆煮至开花，加入盐调味，撒上葱花即可。

功效 本粥品具有补肝益肾的作用，适合各个证型的痛风患者食用。

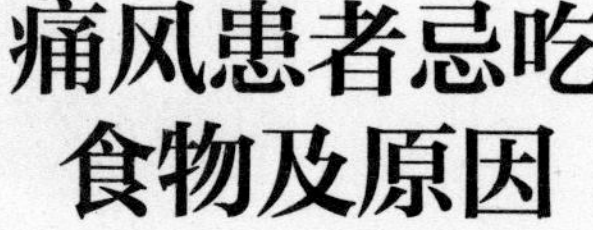

痛风患者忌吃食物及原因

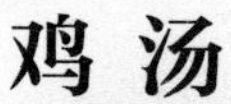

鸡 汤

忌吃关键词：高嘌呤

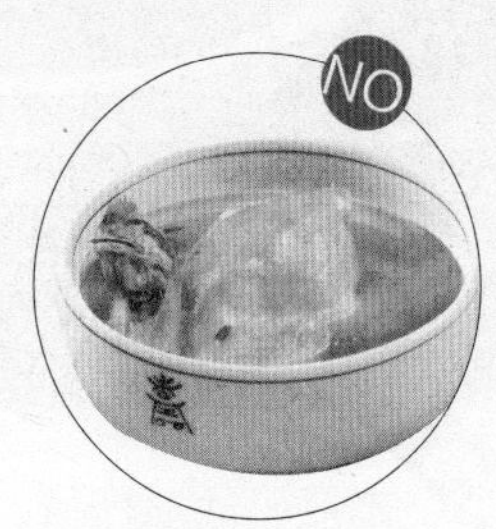

不宜吃的原因：

❶ 鸡汤含有很多嘌呤类物质，而痛风是由于人体内的嘌呤类物质发生代谢紊乱而致，所以痛风患者不宜食用。

❷ 鸡肉含有的嘌呤量在同类食物中排中等的位置，所以痛风患者不是绝对忌食，注意控制好食用量即可。

螃 蟹

忌吃关键词：高嘌呤、性寒

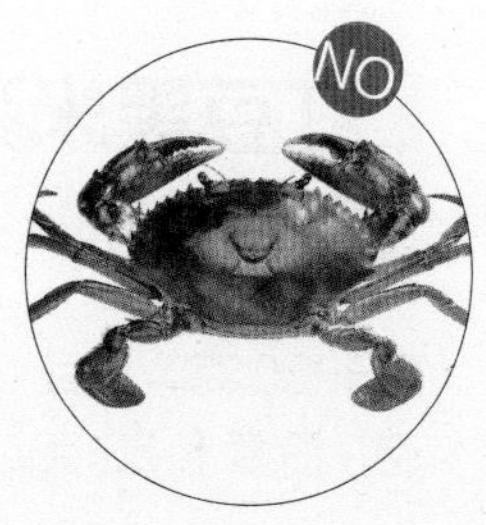

不宜吃的原因：

❶ 螃蟹属于高蛋白、高嘌呤食物，而痛风是由于人体内的嘌呤类物质发生代谢紊乱而致，所以痛风患者不宜食用。

❷ 螃蟹性寒，风寒湿痹型的痛风患者不宜食用，否则可加重其关节肿痛、屈伸不利、肢体沉重麻木等症状。

虾

忌吃关键词：高嘌呤、性温

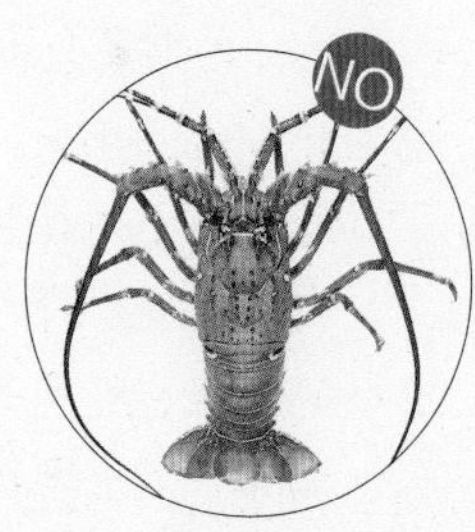

不宜吃的原因：

❶ 虾和螃蟹一样，都是高蛋白、高嘌呤食物，痛风患者不宜食用，否则可出现尿酸沉积，从而诱发痛风并发症。

❷ 虾性温，多食会积温成热，湿热痹阻型的痛风患者不宜食用，否则可加重其关节红肿热痛、局部灼热等症状。

豆 腐

忌吃关键词：
高嘌呤、高蛋白质

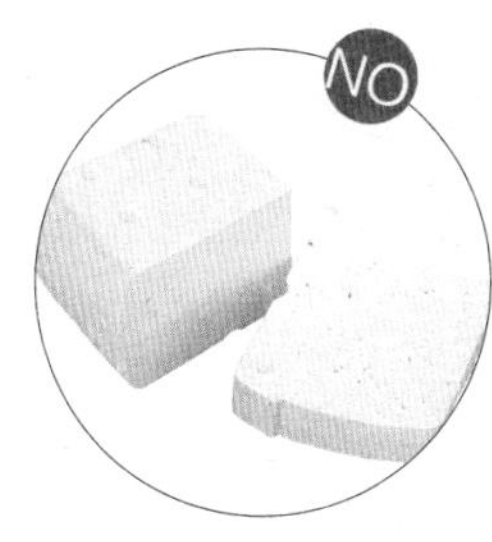

不宜吃的原因：

❶ 由于豆腐由黄豆制成，含有较多的嘌呤类物质，食用过多就会出现尿酸沉积的问题，从而诱发痛风并发症。

❷ 豆腐的蛋白质含量极为丰富，植物蛋白质经过代谢变化，大部分会成为含氮废物，由肾脏排出体外，而痛风患者大多数伴有肾脏病变，摄入过多的植物性蛋白质，会加重肾脏的负担。

狗 肉

忌吃关键词：
高嘌呤、性温

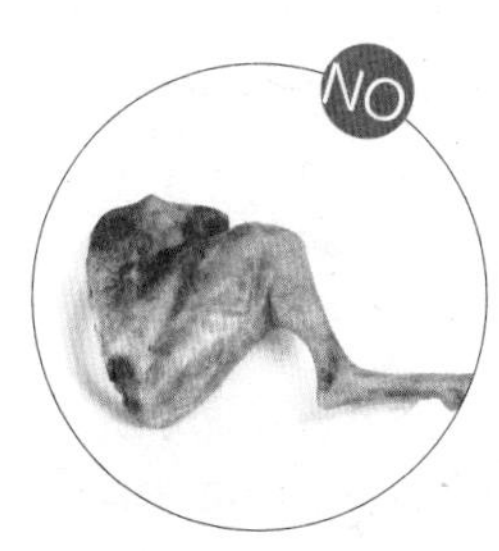

不宜吃的原因：

❶ 狗肉含有较多的嘌呤类物质，食用过多就会出现尿酸沉积的问题，从而诱发痛风并发症，故痛风患者不适宜食用狗肉。

❷《本草纲目》中有记载："热病后食之，杀人。"故湿热痹阻型的痛风患者不宜食用，否则会加重其关节红肿热痛、局部灼热、发热、小便短黄等症状。

羊 肉

忌吃关键词：
高嘌呤、性热

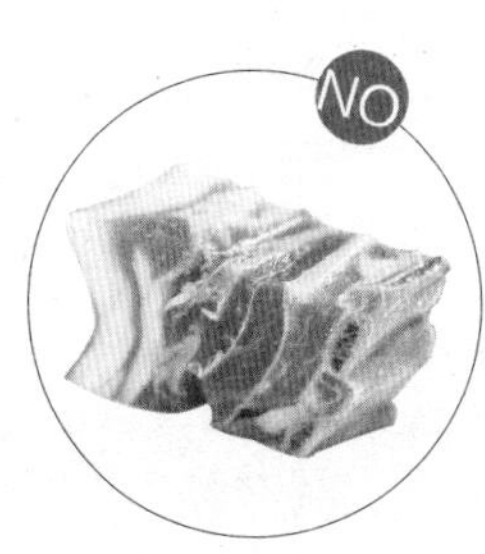

不宜吃的原因：

❶ 羊肉富含嘌呤物质，羊肉常被人们吃火锅时食用，摄入的嘌呤量更是几倍地增长，更加容易出现尿酸沉积的问题，从而诱发痛风并发症。

❷ 羊肉属于大热性食物，湿热痹阻型的痛风患者不宜食用，否则会加重其关节红肿热痛、局部灼热、发热、口渴、心烦、小便短黄等症状。

甲状腺功能亢进

甲状腺功能亢进是由多种原因引起的甲状腺激素分泌过多所致的内分泌疾病。其主要症状为失眠紧张、患者眼球突出，甲状腺弥漫性、对称性肿大（少数不对称，肿大明显）。

饮食宜忌

宜少食多餐，不能暴饮暴食，补充水分，多进食豆类、芹菜、奶类等食物。忌含碘食物和药物，忌辛辣刺激性食物，忌烟酒，忌咖啡、浓茶等。

中医分型

气郁痰凝型　表现为颈前出现肿块（肿块光滑且柔软）、吞咽疼痛、胸闷气短、食欲不振等，治疗以理气疏郁、化痰散结为主要原则。

肝火亢盛型　常出现眼睛突出、烦躁易怒、失眠心悸等现象，治疗以清肝泻火、软坚散结为主要原则。

阴虚火旺型　主要表现为口干咽燥、四肢疲软、头晕失眠。治疗以滋阴降火、软坚散结为主要原则。

气阴两虚型　表现为口干咽燥、四肢疲软、头晕失眠、心悸健忘，治疗以益气养阴、软坚散结为主要原则。

生活保健

1 患者要保持心情平静，避免情绪波动，平日可多听优美的音乐、做静养功、欣赏花鸟鱼虫等。

2 家人要主动关心安慰病人，切勿刺激病人。

3 患者要保证充足的睡眠，适当休息，避免过度劳累。

4 要注意预防感冒，保持个人卫生清洁，防止发生各类感染而加重病情。

5 不要擅自减少、增加或停用抗甲状腺药物，要在有经验的医生的指导下合理用药，并定期上医院复查。

民间秘方

1. 生地、磁石、珍珠母各15克，白芍、麦冬、知母、龟板、五味子各12克，龙胆草、远志、酸枣仁各8克，水煎服，每日1剂。本方采用平肝的治疗方法，对甲状腺功能亢进有一定的疗效。

2. 海蛤壳、珍珠母各20克，穿山甲、赤芍、当归、丹参各15克，桃仁、红花、三棱、莪术、皂角刺各10克。水煎服，每日1剂。本方有破血化瘀的功效，适合浸润性突眼伴胫前黏液性水肿患者服用。

甲状腺功能亢进患者宜吃的食疗方

香菇甲鱼汤

原料

甲鱼 500 克，香菇、豆腐皮、上海青各适量，盐、鸡精、姜各适量

制作

1 甲鱼处理干净；姜洗净，去皮切片；香菇、豆腐皮、上海青洗净。

2 锅中注水烧开，放甲鱼焯去血水，捞出放瓦煲中，加姜片、水煲开。

3 煲至甲鱼熟烂，放盐、鸡精调味，加香菇、豆腐皮、上海青煮熟，起锅摆盘即可。

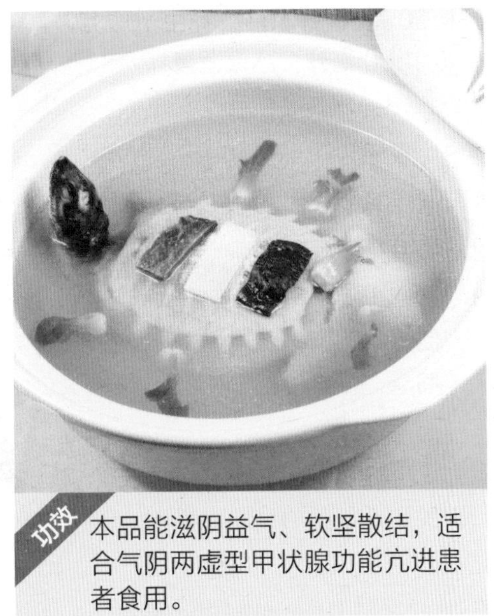

功效 本品能滋阴益气、软坚散结，适合气阴两虚型甲状腺功能亢进患者食用。

双色蛤蜊

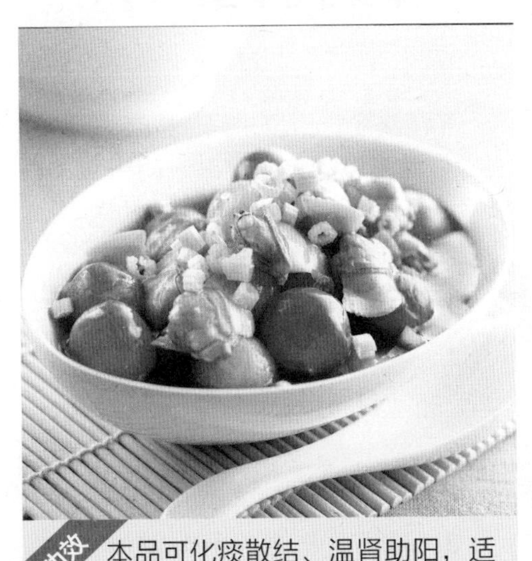

功效 本品可化痰散结、温肾助阳，适用于气阴两虚型的甲状腺功能亢进病。

原料

白萝卜球 30 克，胡萝卜球 30 克，文蛤 100 克，芹菜末 10 克，肉苁蓉 3 克，当归 15 克，淀粉 5 克

制作

1 文蛤洗净，放入蒸笼蒸熟，取出蛤肉，盛出汤汁；肉苁蓉、当归煎取药汁。

2 将胡萝卜球、白萝卜球入锅，加水焖煮 20 分钟，加淀粉勾芡，放蛤肉、芹菜末、药汁拌匀即可。

牛奶炖花生

原料

枸杞20克，银耳10克，花生100克，牛奶1500毫升，冰糖适量

制作

1 将银耳、花生、枸杞泡发，洗净。

2 银耳撕成小片。

3 砂锅上火，倒入牛奶，加入泡好的银耳、枸杞、花生，加入冰糖同煮，待花生煮烂时即可食用。

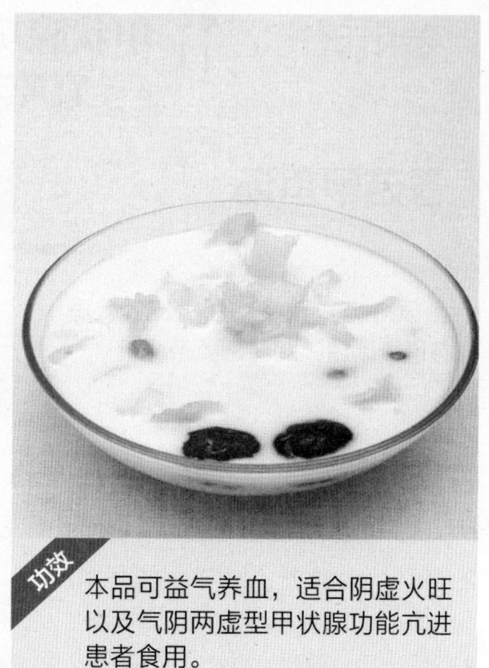

功效 本品可益气养血，适合阴虚火旺以及气阴两虚型甲状腺功能亢进患者食用。

苹果炖甲鱼

原料

苹果2个，甲鱼1只，猪肉100克，龙骨100克，姜、盐、胡椒粒、香油各适量

制作

1 苹果洗净切瓣，猪肉洗净切块，龙骨剁块，姜切片。

2 锅上火，加水，放姜片大火煮开，放入甲鱼焯烫后捞出，去内脏。

3 砂锅上火，放入甲鱼、猪肉、龙骨，加入胡椒粒，大火炖开，转炖约2小时，调入盐，淋入香油即可。

功效 本品可养阴润燥，适用于阴虚火旺以及气阴两虚型甲状腺功能亢进患者食用。

鳖甲灵杞酒

原料

鳖甲 20 克，灵芝 50 克，枸杞 50 克，冰糖 100 克，白酒 500 毫升

制作

1 灵芝洗净，切薄片；鳖甲、枸杞洗净。

2 将药材置于酒罐中，加入冰糖、白酒，密封罐口，浸泡 15 天即成。

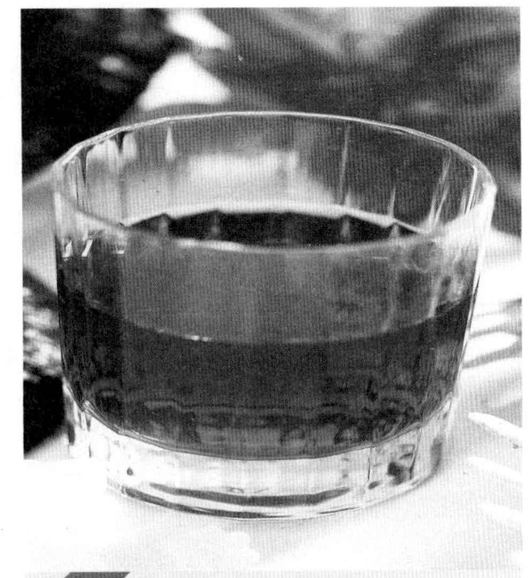

功效 本品具有益气养阴的功效，适合阴虚火旺型甲状腺功能亢进患者饮用。

苏子牛蒡子茶

原料

苏子 10 克，牛蒡子 10 克，枸杞 5 克，绿茶汁 20 毫升，冰糖适量

制作

1 枸杞洗净后与苏子、牛蒡子一起放入锅中，加 500 毫升水用小火煮至沸腾。

2 倒入杯中后，再加入冰糖、绿茶汁搅匀即可饮用。

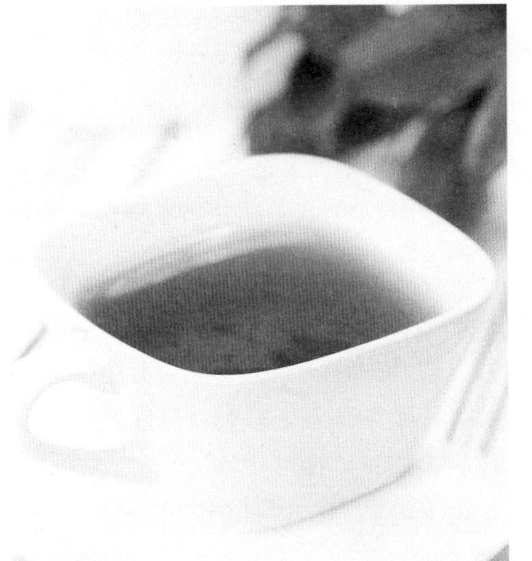

功效 本品具有滋阴止咳的功效，适合气郁痰凝型甲状腺功能亢进患者饮用。

甲状腺功能亢进患者忌吃食物及原因

羊肉

忌吃关键词：性温、燥

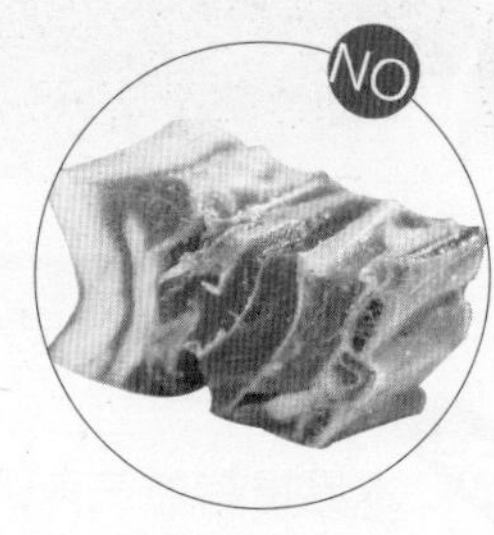

不宜吃的原因：

❶ 羊肉属于性温食物，经常食用可助火生热，故肝火亢盛型的甲状腺功能亢进患者不宜食用。

❷《 金匮要略》曰：“有宿热者不可食之。”《医学入门》曰：“素有痰火者，食之骨蒸。”有“宿热”和“痰火”的甲状腺功能亢进患者应当忌食。

狗肉

忌吃关键词：性温、燥

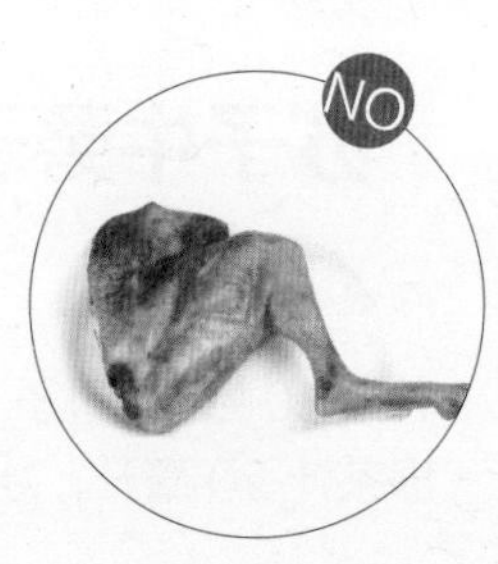

不宜吃的原因：

❶ 狗肉性温，偏热性，食用后可助火生热，故阴虚火旺型的甲状腺功能亢进患者不宜食用。

❷《本草经疏》曰：“凡病人阴虚内热，多痰多火者慎勿食之。”有“内热”和“痰火”的甲状腺功能亢进患者不宜食用。

白酒

忌吃关键词：酒精、刺激性

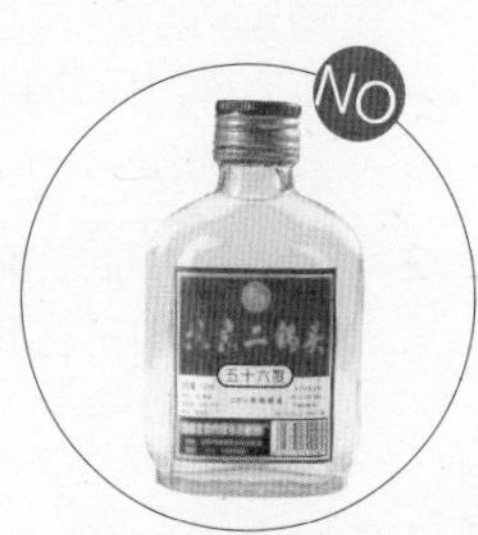

不宜吃的原因：

❶ 甲状腺功能亢进患者常伴有心律加快等代谢增高及交感神经高度兴奋的症状表现，酒精可使神经系统兴奋，加剧甲状腺功能亢进患者的症状。

❷ 李时珍《本草纲目》载：“烧酒，纯阳毒物，与火同性。”故肝火亢盛型的甲状腺功能亢进患者不宜饮用。

辣 椒

忌吃关键词：

性热、辣椒素、刺激性

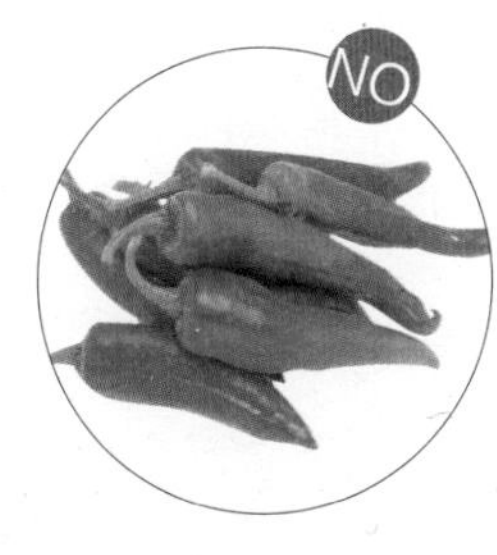

不宜吃的原因：

❶ 辣椒属于性大热的食物，食用后可助热上火，肝火亢盛、阴虚火旺型的甲状腺功能亢进患者均不宜食用。

❷ 辣椒含有辣椒素，具有强烈的刺激性，它会刺激交感神经，使神经系统处于兴奋状态，这无疑加重了甲状腺功能亢进患者的病情。

大 蒜

忌吃关键词：

大蒜精油、性温

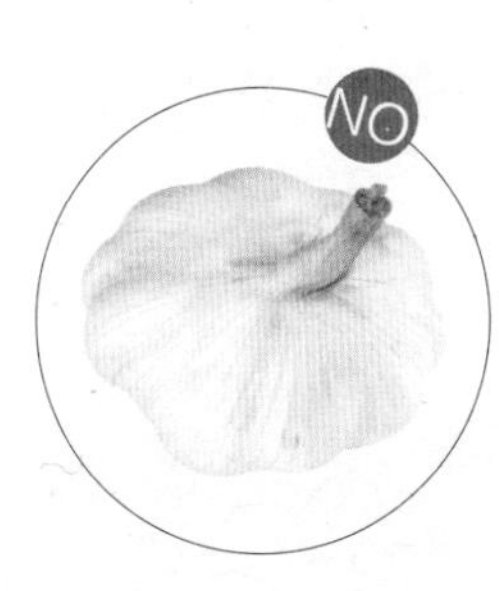

不宜吃的原因：

❶大蒜含有很多的含硫化合物，又统称为大蒜精油，这种辛辣性会刺激交感神经，使神经系统处于兴奋状态，不利于甲状腺功能亢进患者的病情。

❷ 大蒜性温，多食助热上火，肝火亢盛、阴虚火旺型的甲状腺功能亢进患者均不宜食用，否则可加重其不适症状。

人 参

忌吃关键词：

助热上火

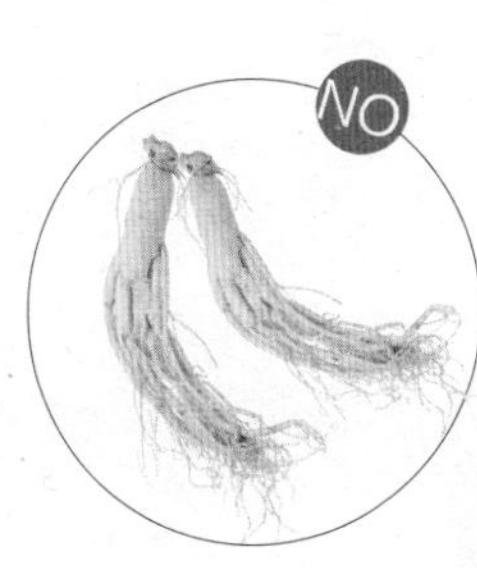

不宜吃的原因：

❶ 现代药理学研究证实，人参对高级神经系统兴奋与抑制功能均有增强作用，即人参会增强甲状腺功能亢进患者的神经兴奋状态，不利于病情。

❷ 人参有大补元气之功效，适宜虚证、寒证，但对甲状腺功能亢进患者不适宜，因为甲状腺功能亢进多属于实证热证，食用人参会助热上火，加重病情。

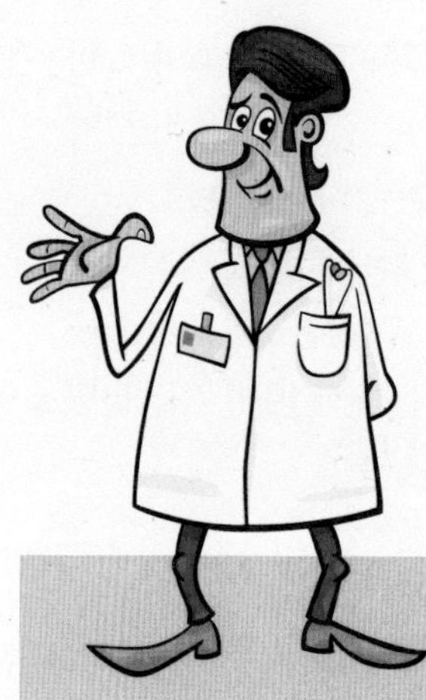
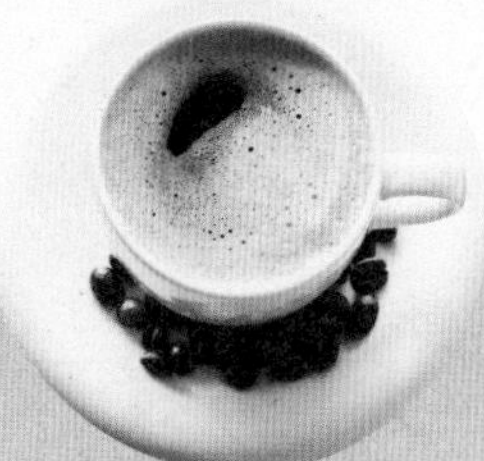
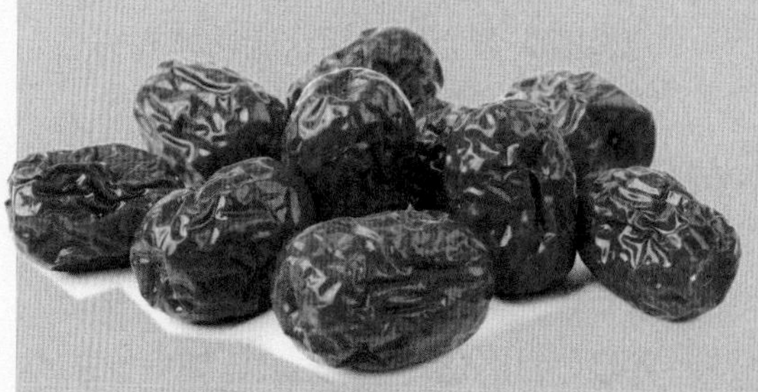

第五章

神经及精神科疾病吃什么？禁什么？

神经及精神科疾病包括神经疾病和精神疾病，主要是指表现在神经系统病变、行为、心理活动紊乱的一组疾病。2002年的《中国精神卫生工作规划》中指出，全球约有4.5亿人患有神经精神疾病，占全球疾病负担的近11%。我国目前精神疾病患者约有1600万人。世界卫生组织推算，中国神经精神疾病负担在2020年会上升至疾病总负担的四分之一。

本章选取了头痛、神经衰弱、更年期综合征这3种神经及精神系统的常见慢性病，对于每一种病症，我们详细地介绍了疾病的定义、中医分型、民间秘方、饮食宜忌、生活保健等方面的知识，并且根据中医的分型，针对每一种病症，推荐了多种有对症食疗功效的食物及菜例。同时，针对不同病症，我们还列举出了常见的忌吃食物，并且详细地解释了忌吃的原因，希望能够帮助患者借助饮食调养的方式，减轻精神压力，让身体恢复健康。

头痛

头痛分为外感头痛和内伤头痛，慢性头痛多为内伤头痛，疼痛性质多表现为胀痛、隐痛、空痛、昏痛等，痛势悠悠。一般起病较缓，时作时止，遇劳累受风，或情志刺激则常易发作。

饮食宜忌

宜吃一些高纤维的蔬菜和水果。忌暴饮暴食，避免吃容易诱发头痛的食物，如咖啡、茶以及含酒精的饮料，睡眠不宜过多，以免睡醒后反而出现头痛症状。

中医分型

肝阳型头痛 表现为头胀痛而目眩，多以头顶痛为明显，头晕耳鸣。治疗以平肝潜阳、熄风止痛为主要原则。

血虚型头痛 表现为头痛伴头晕心悸不宁、神疲乏力、面色苍白等，治疗以滋阴养血、活络止痛为主要原则。

痰浊型头痛 表现为头痛昏蒙如裹、胸脘满闷、恶心、呕吐痰涎等，治疗以健脾燥湿、降逆化痰为主要原则。

肾虚型头痛 表现为头痛而空、眩晕耳鸣、腰膝酸软、失眠健忘，治疗以滋阴补肾、填精生髓为主要原则。

生活保健

1 经常进行头部按摩，或者每天早上坚持用梳子梳头，注意要按照由下而上的顺序进行梳理。一方面可以疏通头部经络中的气血，另一方面也可以疏散局部的热邪，以达到清热止痛的作用。

2 出现持续头痛，相应的治疗不能缓解，应该尽早上医院做头部CT检查，看看是不是有肿瘤等恶性病变，以便于尽早采用综合方法进行及时治疗。

3 在气候多变无常的季节时，要适应天气的变化随时添加衣服，避免受风受寒，诱发或加重头痛。

民间秘方

1. 取苍耳子、延胡索各10克，升麻5克，细辛3克，代赭石、生地黄各20克，牛膝、菊花、黄芪各15克。水煎服，每日一剂，分两次服用。本方有清热止痛的作用，主治头痛昏沉、头重如裹。

2. 取天麻、钩藤各15克，决明子、栀子、黄芩、川牛膝、杜仲、益母草、桑寄生、夜交藤，茯神各10克。水煎服，每日一剂，分两次服用，每次150毫升左右。本方有息风止痛的作用，主治肝阳型头痛症。

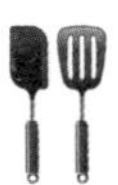

头痛患者宜吃的食疗方

当归炖猪心

原料

鲜猪心 1 个，党参 20 克，当归 15 克，延胡索 10 克，姜末、盐、料酒各适量

制作

1 猪心洗净，剖开。

2 党参、当归、延胡索洗净，再一起放入猪心内，用竹签固定。

3 在猪心上，撒上姜末、料酒，再将猪心放入锅中，隔水炖熟；去除药渣，再加盐调味即可。

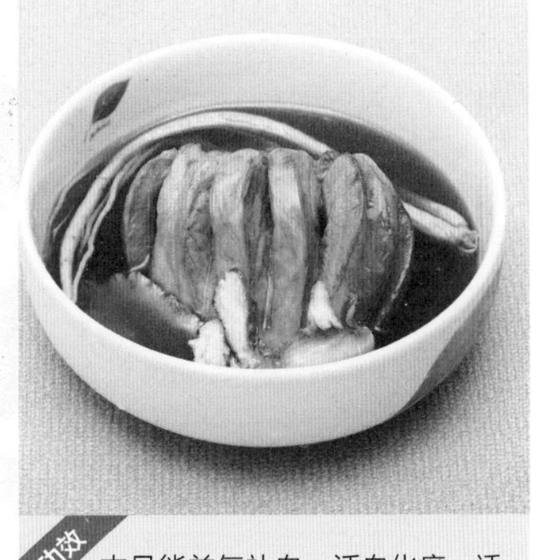

功效 本品能益气补血、活血化瘀，适合血虚型头痛患者食用。

核桃鱼头汤

原料

桂圆肉 25 克，青鱼头一个（约 500 克），豆腐 250 克，核桃仁 15 克，姜片、葱段、胡椒粉及盐各适量

制作

1 将桂圆肉、核桃仁洗净；豆腐洗净，切成大块；鱼头洗净。

2 将鱼头、豆腐、姜片、葱段、核桃仁、桂圆肉一同放入锅中，用大火煮沸后转小火煮 30 分钟，加盐、胡椒粉调味即可。

功效 本品具有活血化瘀、通窍止痛的功效，适合头痛患者食用。

当归川芎鱼头汤

原料

三文鱼头 1 个，川芎 10 克，当归 10 克，枸杞 15 克，西蓝花 150 克，蘑菇 3 个，盐 6 克

制作

1 鱼头去鳞、鳃，洗净；西蓝花、蘑菇洗净，撕成小朵。

2 将川芎、当归、枸杞洗净，以 5 碗水熬至约剩 3 碗水，放入鱼头煮至将熟。

3 加入西蓝花和蘑菇煮熟，加盐调味即成。

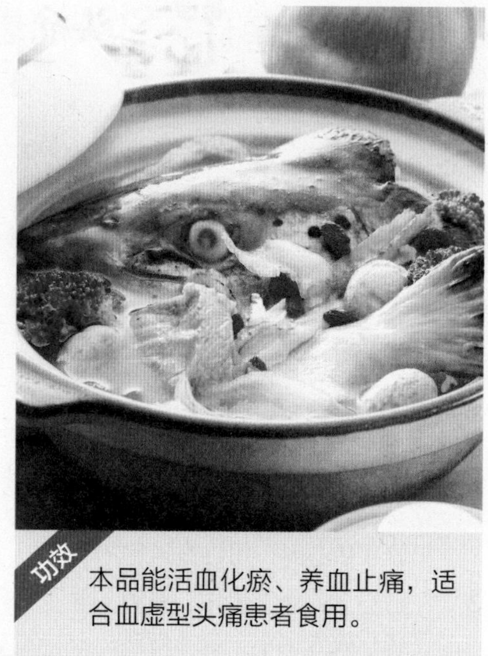

功效 本品能活血化瘀、养血止痛，适合血虚型头痛患者食用。

钩藤天麻白术饮

原料

钩藤 15 克，天麻 10 克，白术 10 克

制作

1 钩藤、天麻、白术分别用清水洗净，备用。

2 将洗净的钩藤、天麻、白术一起放入锅中，注入适量清水，煮沸煎汁。

3 滤去药渣，取汁饮用。

功效 本品能平肝潜阳、熄风止痛，适合肝阳、痰浊型头痛患者饮用。

天麻金枪鱼汤

原料

金枪鱼肉 150 克，金针菇 150 克，西蓝花 75 克，天麻 15 克，知母 10 克，姜丝 5 克，盐 2 小匙

制作

1 天麻、知母洗净，放入棉布袋；鱼肉、金针菇、西蓝花洗净，金针菇和西蓝花剥成小朵备用。

2 清水注入锅中，放棉布袋和全部材料煮沸。

3 取出棉布袋，放入姜丝和盐调味即可。

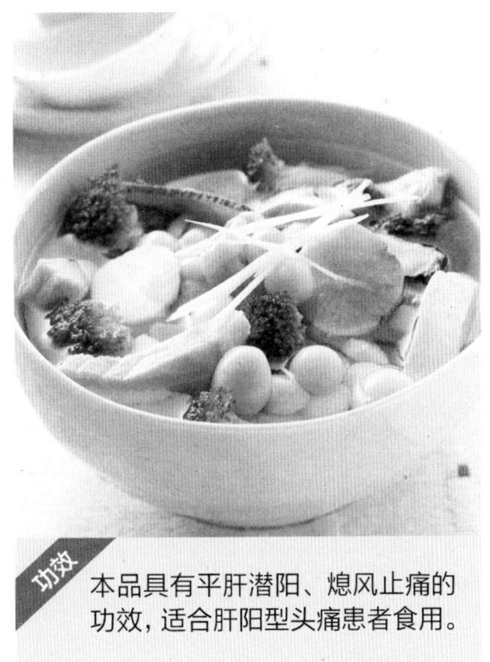

功效 本品具有平肝潜阳、熄风止痛的功效，适合肝阳型头痛患者食用。

当归红枣牛肉汤

原料

牛肉 500 克，当归 50 克，红枣 10 颗，盐、味精各适量

制作

1 牛肉洗净，切块。

2 当归、红枣洗净。

3 以上用料放入煲内，用适量水，猛火煲至开锅，改用慢火煲 2~3 小时，调味可用。

功效 本品具有滋阴养血、活络止痛的功效，适合血虚型头痛患者食用。

头痛患者忌吃食物及原因

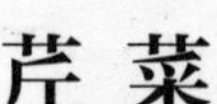

芹 菜

忌吃关键词：性凉、减少脑部供血

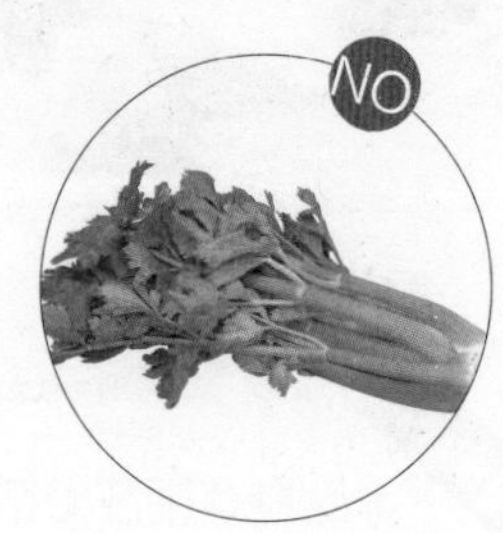

不宜吃的原因：

❶ 芹菜性凉，中医认为，凉性食品不利于血液的流通，并且会阻碍机体的新陈代谢，从而加重头痛症状。

❷ 芹菜利水消肿，可使血容量减少，导致脑部血液供应不足，从而加重头痛的症状，故头痛患者不宜食用芹菜。

冰激凌

忌吃关键词：相对温差大

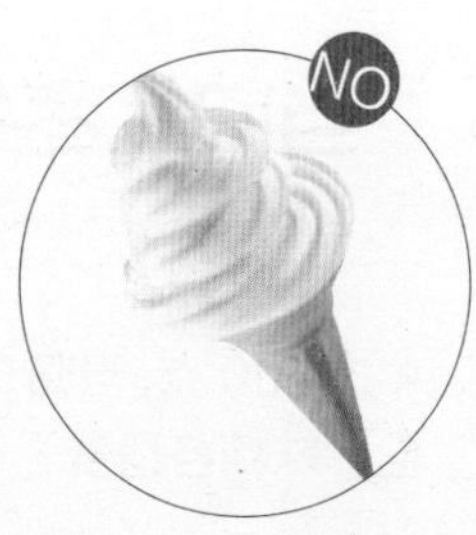

不宜吃的原因：

冰激凌清凉解暑，在夏天很受欢迎，但是有头痛史或者头痛的人应尽量不吃或少吃。因为冰激凌的温度和人体的温度相差甚大，会对口腔黏膜造成很强的刺激，使腭部皮肤的神经产生放射性的疼痛，进而导致头痛症状的急性发作。

白 酒

忌吃关键词：酒精、杂醇油

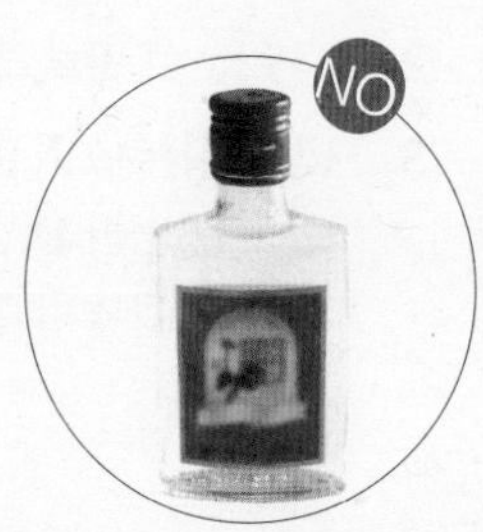

不宜吃的原因：

❶ 白酒中酒精的浓度很高，酒精分解形成的乙醛，会刺激自律神经，扩张血管，使肌肉萎缩，从而引起头痛。

❷ 白酒中富含杂醇油，其中毒和麻醉作用比酒精强，在人体内的氧化速度较慢，会让人在酒醒后仍存在头痛症状。

肥 肉

忌吃关键词： 高脂肪、高胆固醇

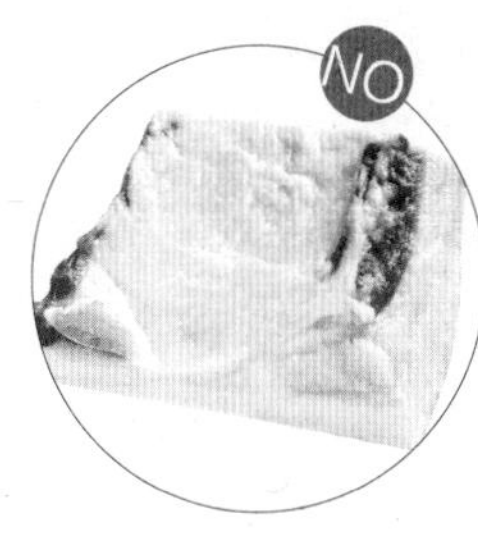

不宜吃的原因：

❶ 肥肉所含脂肪量高，一般每 100 克中含有的脂肪量可达 37 克以上，脂肪不易消化，会加剧头痛患者的恶心呕吐症状，故不宜食用。

❷ 肥肉的脂肪含量和胆固醇含量都很高，经常食用会使血脂水平升高，使血液黏稠度升高，从而影响脑部的血液循环，加剧头痛的症状。

香 肠

忌吃关键词： 高脂肪、高胆固醇

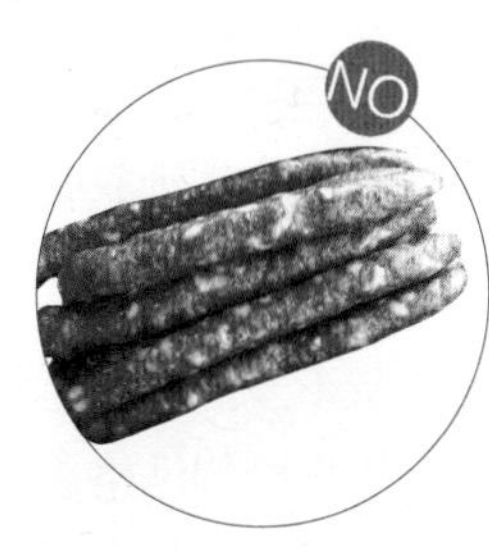

不宜吃的原因：

❶ 香肠的制作原料使其脂肪含量极高，一般可高达 40.7%，所以，它和肥肉一样，不容易被消化，会加重头痛患者恶心呕吐的症状。

❷ 香肠的脂肪含量和胆固醇含量都很高，经常食用会使血脂水平升高，使血液黏稠度升高，从而影响脑部的血液循环，加剧头痛的症状。

黄 瓜

忌吃关键词：

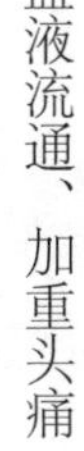

影响血液流通、加重头痛

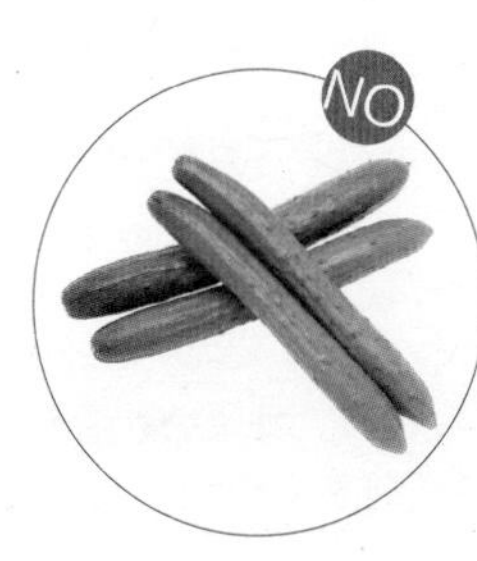

不宜吃的原因：

❶ 黄瓜属于凉性食品，中医认为，凉性食品不利于血液的流通，并且会对机体的新陈代谢有一定的阻碍，从而加重头痛症状。

❷ 黄瓜有利水消肿的作用，使血容量减少，导致脑部血液供应不足，从而加重头痛的症状，故头痛患者不宜食用黄瓜。

神经衰弱

神经衰弱属于心理疾病，表现为精神易兴奋和脑力易疲乏，常有情绪烦恼和心理、生理症状的神经症性障碍。其主要症状包括注意力不集中，记忆力减退，失眠多梦等。

饮食宜忌

饮食宜清淡，多补充富含维生素 C 的食物，多食对大脑有益的食物，如坚果类、奶类、蛋类等。应减少茶和咖啡的摄入，忌食辛辣食物、油炸食品。

中医分型

肝火扰心型 表现为失眠多梦、口渴喜饮、小便黄赤、大便秘结，治疗以疏肝泻热、镇心安神为主要原则。

痰热扰心型 表现为失眠、头部有沉重感、痰多胸闷、不欲饮食、目眩，治疗以清热化痰、和中安神为主要原则。

心脾两虚型 表现为失眠多梦、眩晕、健忘、食少、大便稀溏、面色苍白，治疗以补益心脾、养血安神为主要原则。

心肾不交型 表现为心烦失眠、头昏头痛、健忘，伴耳鸣、腰膝酸软、口干、舌红少苔、脉细数。治疗以滋阴降火、交通心肾为主要原则。

生活保健

1 患者要学会自我调节，加强自身修养，以适当方式宣泄自己内心的不快和抑郁，少生闷气，以解除心理压抑和精神紧张。

2 正确认识自己，尽量避免做一些力所不及的事情，培养豁达开朗、积极乐观的性格。

3 老年神经衰弱往往表现比较复杂，并可能伴有其他老年人常见疾病。因此，如果出现老年神经衰弱症状表现，一定要尽快上医院检查，请求医生的帮助。

民间秘方

1. 取小麦 20 克，甘草 15 克，红枣 10 颗，远志 10 克，白术、麦冬各 8 克，加水煎服。每日 1 剂，分两次服用，每次 200 毫升。本方补益气血、养心安神，适合心脾两虚的神经衰弱患者食用。

2. 取茯苓 20 克，酸枣仁、党参各 15 克，合欢皮、首乌藤、柏子仁、石菖蒲各 10 克，五味子、炙甘草、石斛各 5 克，竹胆丸 2 粒。每日 1 剂，每剂煎两次，分两次服用。本方可健脾养心、安神定志，对失眠患者有帮助。

神经衰弱患者宜吃的食疗方

莲子猪心汤

原料

红枣15克，枸杞15克，莲子（不去心）60克，猪心1个，蜜枣、盐各适量

制作

1 猪心入锅中加水煮熟洗净，再切成片。

2 红枣、莲子、枸杞泡发洗净，备用。

3 将全部材料放入锅中，加入清水适量，小火煲2小时，加盐调味即可。

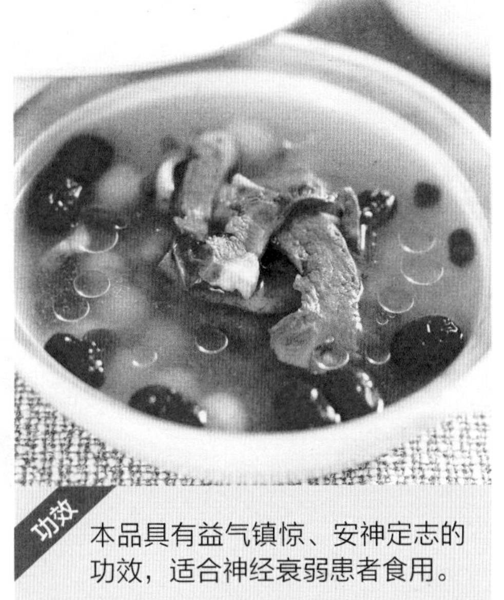

功效 本品具有益气镇惊、安神定志的功效，适合神经衰弱患者食用。

灯心草百合炒芦笋

原料

新鲜百合150克，绿芦笋75克，白果50克，益智仁10克，灯心草5克，盐4克，色拉油5毫升

制作

1 将益智仁、灯心草用锅煎出药汁；将百合洗净泡软；芦笋洗净，切斜段；白果洗净，备用。

2 炒锅内倒入色拉油加热，放入百合、芦笋、白果翻炒，倒入药汁煮约3分钟，加入盐调味即可。

功效 本品可滋阴降火、益气安神，适用于神经衰弱患者。

灵芝养心汤

原料

鸡腿 1 只，灵芝 3 片，香菇 2 朵，杜仲 5 克，怀山 10 克，红枣 6 颗，丹参 10 克

制作

1 香菇、灵芝、杜仲、怀山、红枣均洗净，备用。

2 鸡腿洗净，以开水汆烫。

3 炖锅放入适量水烧开后，将用料全部下入锅中煮沸，再转小火炖约 1 小时即可。

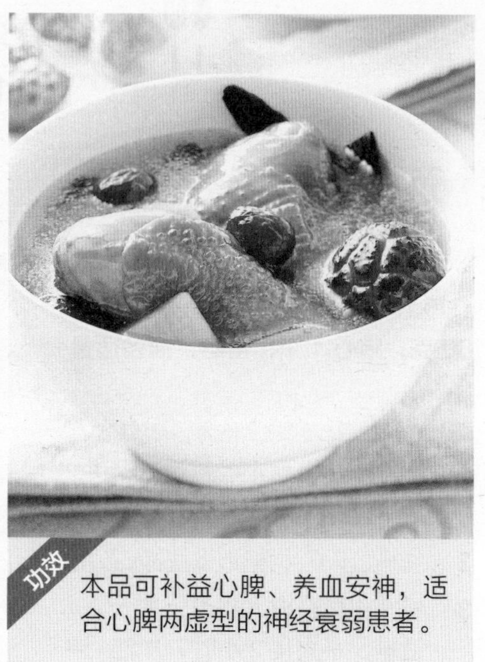

功效 本品可补益心脾、养血安神，适合心脾两虚型的神经衰弱患者。

枣仁粳米羹

原料

粳米 100 克，酸枣仁末 15 克，白糖适量

制作

1 将酸枣仁、粳米分别洗净，备用；酸枣仁用刀切成碎末。

2 锅中倒入粳米，加水煮至将熟，加入酸枣仁末，搅拌均匀，再煮片刻。

3 起锅前，加入白糖调好味即可。

功效 本品具有益气镇惊、安神定志的功效，适合神经衰弱患者食用。

神经衰弱患者忌吃食物及原因

肥肉

忌吃关键词：
肥厚油腻、高脂肪

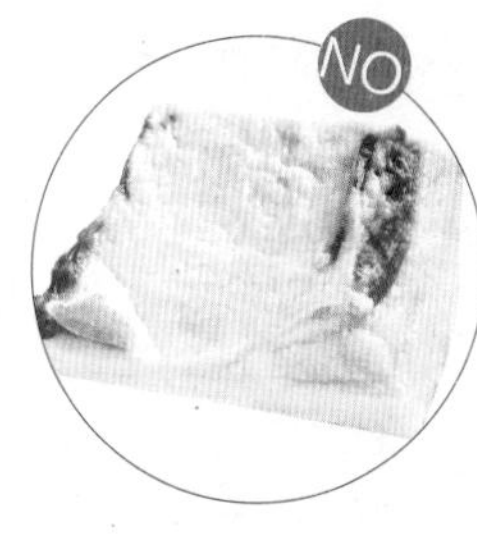

不宜吃的原因：

❶ 肥肉肥厚油腻，长期食用会助湿生痰，痰多扰心，加重神经衰弱患者失眠、头沉感、不欲饮食、目眩等症状。

❷ 有些肥猪肉的脂肪含量高达90.8%，食用后不易被消化，会影响睡眠，不利于神经衰弱患者的病情。

咖啡

忌吃关键词：
咖啡因、中枢神经兴奋剂

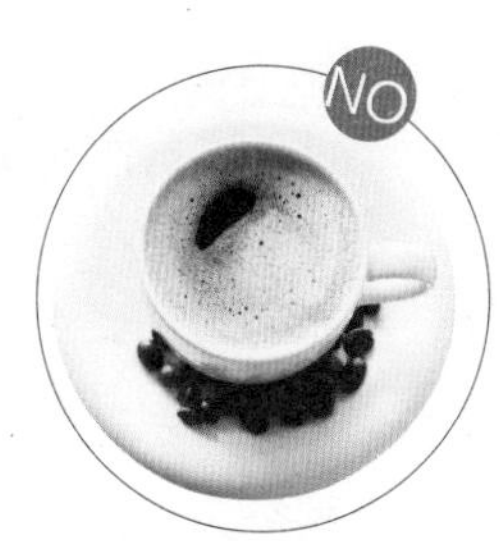

不宜吃的原因：

咖啡中含有咖啡因，咖啡因是一种黄嘌呤生物碱化合物，是一种中枢神经兴奋剂，具有提神作用。但是对于有焦虑失调倾向的人来说，咖啡因会使其病情加重，使手心冒汗、心悸、耳鸣等症状恶化。

辣椒

忌吃关键词：
辣椒素、刺激性、性热

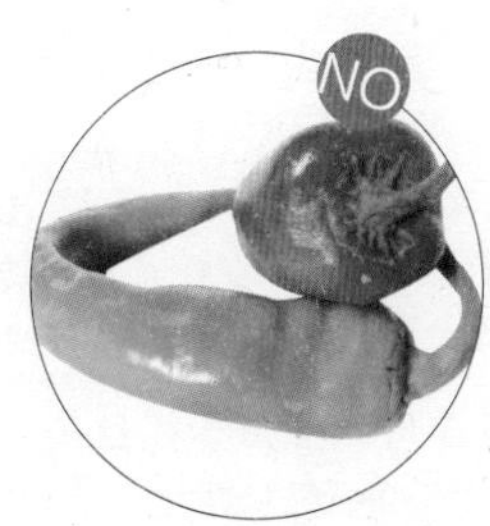

不宜吃的原因：

❶ 辣椒含有辣椒素，具有强烈的刺激性，它会刺激交感神经，使神经衰弱患者处于兴奋状态，不利于神经衰弱症康复。

❷ 辣椒性大热，肝火扰心、痰热扰心型的神经衰弱患者均不宜食用，否则会加重病情。

更年期综合征

更年期综合征以女性较常见，主要由于卵巢功能减退，植物神经功能紊乱所致，表现为月经紊乱、烦躁易怒、心悸失眠、潮热盗汗、情绪失常、面浮肢肿、腰腿酸软、神疲乏力等。

饮食宜忌

多食谷物、蔬菜和水果，定量补充维生素和矿物质。严格控制动物蛋白和脂肪的摄入。忌酒、戒烟，控制茶、咖啡摄入量，忌食辛辣刺激性食物。

中医分型

肾阴虚证 表现在经断前后，伴有头晕耳鸣、腰酸腿软、失眠多梦、咽干口燥，严重者出现皮肤瘙痒、月经紊乱、经色鲜红、舌质红、苔少等。治疗以滋阴补肾、育阴潜阳为主要原则。

肾阳虚证 表现在经断前后，伴有头晕耳鸣、腰痛如折、形寒肢冷、小便清长频数、月经色淡质稀、精神倦怠、面色晦暗。治疗以温补肾阳为主要原则。

肾阴阳两虚证 表现在经断前后，伴有月经紊乱、忽寒忽热、潮热汗出、头晕耳鸣、失眠健忘、腰背冷痛、舌淡苔白。治疗以阴阳双补为主要原则。

生活保健

1 按摩疗法：①按摩颈部的风池、天柱穴和腹部的期门、气海、关元穴各 50 次，力度宜轻缓。②按压背部的肝俞、肾俞、胃俞、脾俞、命门、长强穴，各 50~100 次，力度宜稍重，以有酸痛感为宜。③点按腿部的血海和足部的三阴交、阳陵泉、足三里穴各 50 次，力度稍重，以胀痛为宜。④揉搓足底部的涌泉穴 100 次，力度以有酸麻感为宜。

2 根据个人生物钟，依季节和气候建立有规律的生活节律，保证足够的睡眠，维持精神心理平衡。

民间秘方

1. 取柴胡、香附、枳壳、白芍各 10 克，合欢皮 12 克，当归、沉香、川芎各 6 克，放入砂锅中加水煎汁。取 100 克粳米加水煮成粥，出锅前下入药汁和适量白糖，稍煮即成。本方可疏肝理气、解郁安神。

2. 取枸杞子、熟地、山药、制首乌、当归、菟丝子、狗脊各 15 克，山萸肉 12 克，鹿角胶（烊化）、龟板（烊化）、川牛膝各 10 克。水煎服，每日 1 剂。本方可滋肾填精养血。

更年期综合征患者宜吃的食疗方

红枣木瓜墨鱼汤

原料

木瓜200克，墨鱼125克，红枣3颗，精盐5克，姜丝2克

制作

1 将木瓜洗净，去皮、去子切块；墨鱼处理干净，切块汆烫；红枣洗净备用。

2 净锅上火倒入水，调入精盐、姜丝，下入木瓜、墨鱼、红枣煲至熟即可。

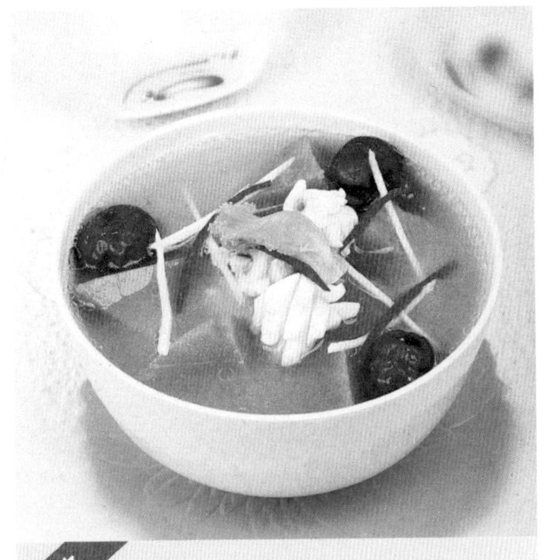

功效 本品具有滋阴补肾、育阴潜阳的功效，适用于更年期综合征患者。

阿胶枸杞炖甲鱼

原料

甲鱼500克，怀山、阿胶、枸杞子各适量，生姜1片，料酒5毫升，清鸡汤700毫升，盐适量

制作

1 甲鱼宰杀洗净，切块；怀山、枸杞子用温水浸透洗净。

2 将甲鱼肉、清鸡汤、怀山、枸杞、生姜、料酒置于炖盅，隔水炖之。

3 用中火炖2小时，放入阿胶后再用小火炖30分钟，调入盐即可。

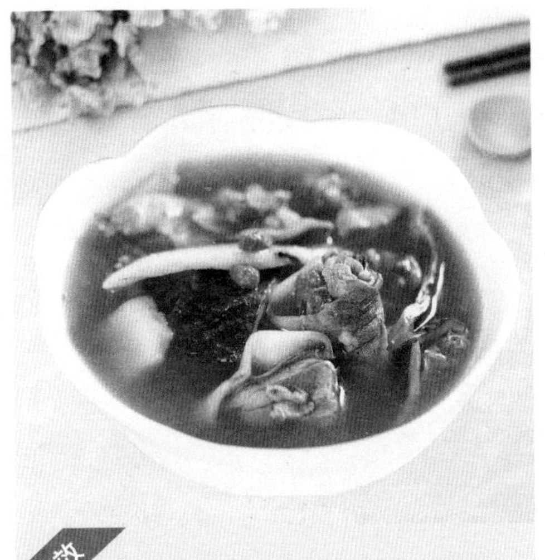

功效 本品具有滋阴壮阳、补血养气的功效，适用于更年期综合征患者。

参麦五味乌鸡汤

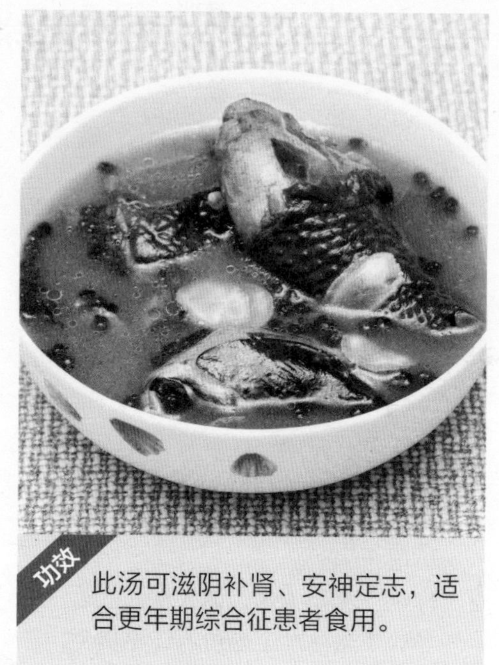

原料

乌鸡腿 2 只，麦冬、怀山各 25 克，人参片 6 克，五味子 10 克，盐 1 匙

制作

1 将乌鸡腿洗净剁块，氽去血水；参片、怀山、麦冬、五味子均洗净。

2 将以上所有材料（除盐外）一起放入煮锅中，加适量水（7 碗水左右）直至盖过所有的材料。

3 以大火煮沸，然后转小火续煮 1 小时左右，快熟前加盐调味即成。

功效 此汤可滋阴补肾、安神定志，适合更年期综合征患者食用。

熟地羊肉当归汤

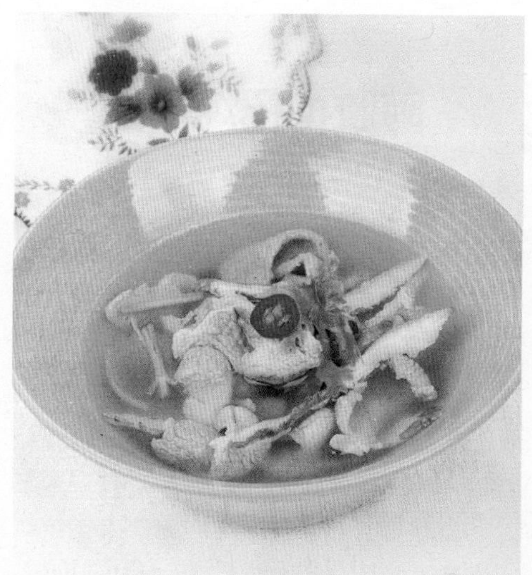

原料

羊肉 175 克，圆葱 50 克，熟地 2 克，当归 8 克，盐 5 克，香菜末 3 克

制作

1 将羊肉洗净、切片，圆葱切块，备用。

2 汤锅上火倒入水，下入羊肉、圆葱，调入盐、熟地、当归至熟，撒入香菜末即可。

功效 本品具有滋阴壮阳、阴阳双补的功效，适用于更年期综合征患者。

首乌当归鸡汤

原料

何首乌 15 克，当归 15 克，红枣 6 颗，鸡腿 1 只，盐 4 克

制作

1 鸡腿剁块，放入沸水中汆烫，捞起洗净。

2 将鸡腿肉盛入煲内，放入何首乌、当归、红枣。

3 加 1800 毫升水，以大火煮开，再转小火慢炖 30 分钟，熄火前加盐调味即可。

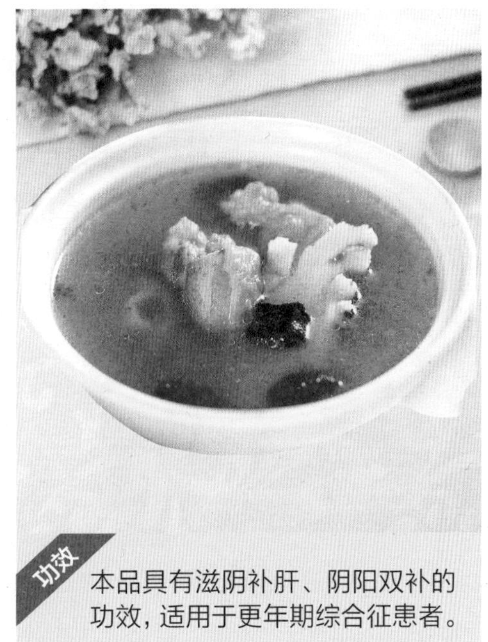

功效 本品具有滋阴补肝、阴阳双补的功效，适用于更年期综合征患者。

菟丝当归鸽

原料

酒炒当归、制香附、狗脊、炒川断、菟丝子、赤芍各 10 克，白术 6 克，炙桂枝、炒延胡索各 5 克，宰杀好的鸽子 3 只，姜、料酒、盐各适量

制作

1 鸽子去内脏，洗净；姜洗净，拍松。

2 将所有药材装入布袋，扎紧。

3 净锅上火，加水 3 升，放入鸽肉、药包、姜、盐、料酒，大火烧沸，转小火炖 2 小时。

功效 本品可温补肾阳、活血益气，适合更年期综合征患者食用。

更年期综合征患者忌吃食物及原因

爆米花

忌吃关键词：
铅、性燥助火

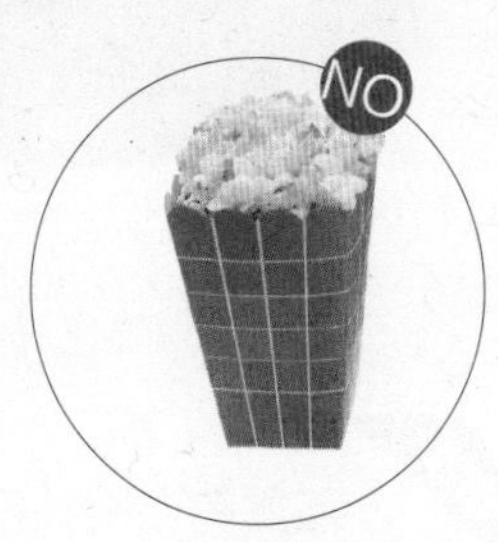

不宜吃的原因：
传统的转炉式爆锅制作出来的爆米花含有铅，铅是一种毒性很强的重金属，长期摄入，可导致慢性铅中毒，从而导致头痛、睡眠不好、记忆力减退等症状，加重更年期综合征病情。

浓 茶

忌吃关键词：
利尿、茶碱

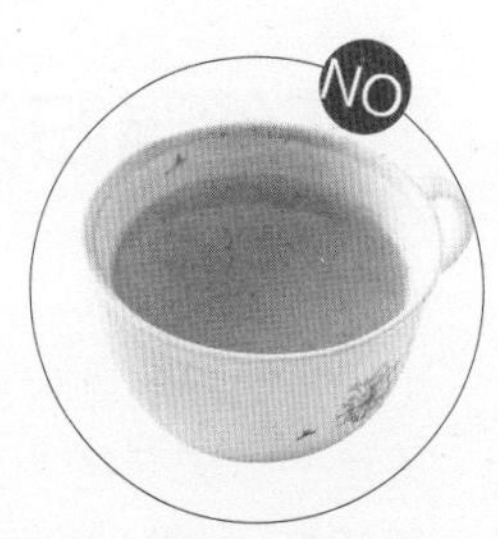

不宜吃的原因：
更年期阶段易流失钙，而浓茶中的咖啡因有利尿作用，会促使钙流失。并且茶叶中的草酸和鞣酸都可以与钙结合，会阻碍人体对钙的吸收和利用，故更年期阶段饮用浓茶，会加重钙的缺乏程度，容易形成骨质疏松，发生骨折。

咖 啡

忌吃关键词：
利尿、咖啡因

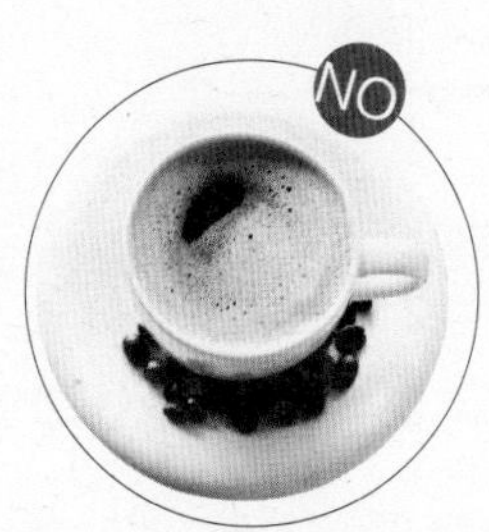

不宜吃的原因：
咖啡中含有咖啡因，咖啡因是一种黄嘌呤生物碱化合物，是一种中枢神经兴奋剂，也是一个新陈代谢的刺激剂。它对于一般人来说有提神的作用，但是对于有焦虑症倾向的人来说，咖啡因会使其病情加重，使手心冒汗、心悸、耳鸣等症状恶化。

辣椒

忌吃关键词：

辣椒素、性热

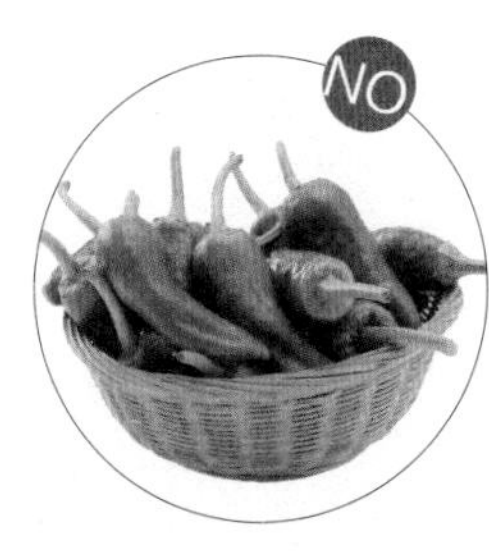

不宜吃的原因：

❶辣椒含有辣椒素，它会刺激交感神经，使更年期综合征患者处于兴奋状态，加重其敏感、烦躁等症状。

❷辣椒性大热，阴虚火旺的更年期综合征者不宜食用，否则可加重其头晕耳鸣、腰酸腿软、潮热汗出、五心烦热、失眠多梦、咽干口燥、皮肤瘙痒、月经紊乱等症状。

胡椒

忌吃关键词：

胡椒碱和胡椒脂碱、刺激性、性热

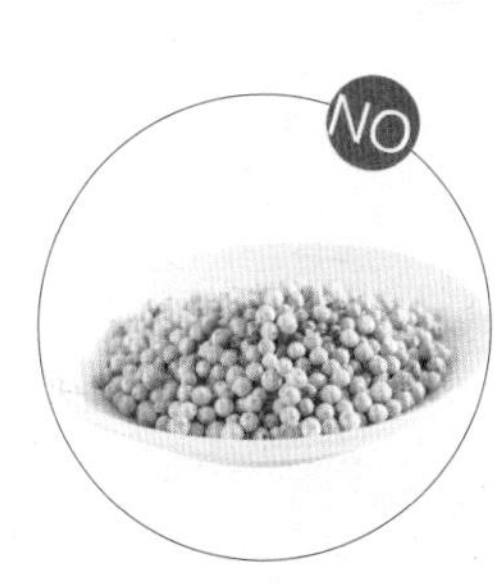

不宜吃的原因：

❶胡椒含有胡椒碱和胡椒脂碱等，具有较强烈的刺激性，它会刺激交感神经，使更年期综合征患者处于兴奋状态，加重其敏感、烦躁等症状。

❷胡椒性热，《随息居饮食谱》中就提到："多食动火燥液，耗气伤阴，破血堕胎，发疮损目，故孕妇及阴虚内热，血证痔患，或有咽喉口齿目疾者皆忌之。"

芥末

忌吃关键词：

芥子油、刺激性、性温

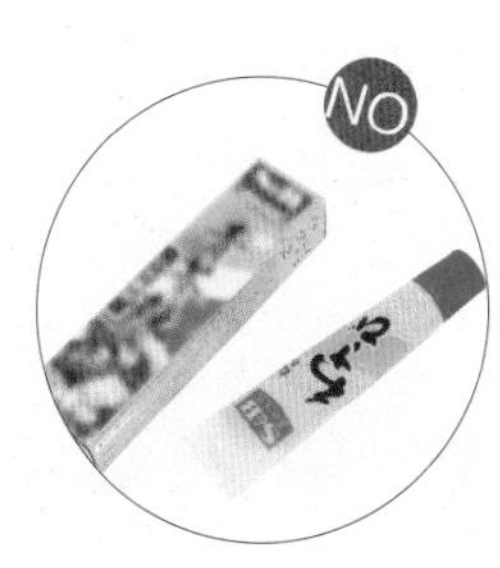

不宜吃的原因：

❶芥末中的芥子油具有强烈的刺激性，会刺激交感神经，使更年期综合征患者处于兴奋状态，不利于病情的恢复。

❷芥末性温，多食可积温成热，阴虚火旺的更年期综合征患者不宜食用，否则可加重其头晕耳鸣、腰酸腿软、潮热汗出、五心烦热、失眠多梦、咽干口燥、皮肤瘙痒、月经紊乱等症状。

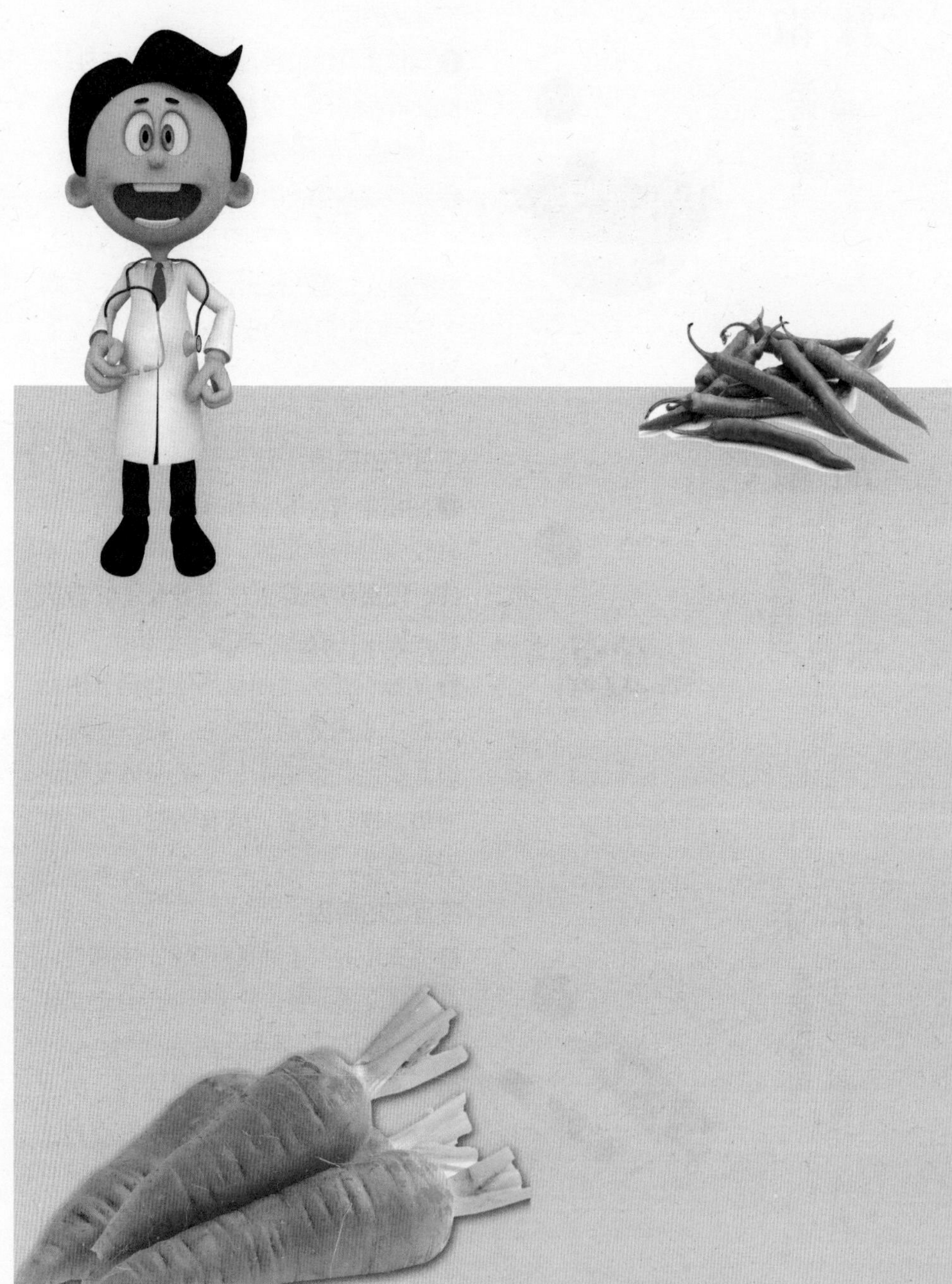

第六章

泌尿生殖系统疾病吃什么？禁什么？

泌尿生殖系统疾病包括泌尿系统的疾病和生殖系统的疾病。泌尿系统疾病发生的部位包括肾脏、输尿管、膀胱、尿道，可由身体其他系统病变引起，又可影响其他系统甚至全身，其主要的临床表现为排尿的改变、尿的改变、疼痛等。生殖系统的疾病可分为男性生殖系统疾病和女性生殖系统疾病，其已经严重影响人们的生活，特别是女性生殖系统疾病，已经成为全球范围内危害严重的重要传染病之一，且具有患病率高、无症状比例高、不就诊的比例高和得不到合理治疗比例高的特点。

本章选取了慢性盆腔炎、子宫脱垂、慢性前列腺炎、慢性肾炎、尿路结石等 5 种泌尿生殖系统的常见慢性病，对于每一种病症，我们详细地介绍了疾病的定义、中医分型、民间秘方、饮食宜忌、生活保健等方面的知识，并且根据中医的分型，针对每一种病症，推荐了多种有对症食疗功效的食物及菜例。同时，针对不同病症，我们还列举出了常见的忌吃食物，并且详细地解释了忌吃的原因，希望能够帮助患者借助饮食调养的方式，让身体增添活力与恢复健康。

慢性盆腔炎

慢性盆腔炎是指女性内生殖器及其周围组织、盆腔腹膜的慢性炎症。其全身症状多不明显，有时仅有低热、易疲劳等，病程较长，主要表现为月经紊乱、白带增多、腰腹部的疼痛等症。

饮食宜忌

发热期间宜食清淡、易消化食物，可饮用梨汁、苹果汁或西瓜汁等来补充津液。白带色黄、量多、质稠的患者属湿热证，忌食煎烤、油腻、辛辣之物。

中医分型

湿热瘀结型 表现为下腹部疼痛、胀满、拒按，带下色黄量多、气味臭秽，大便或稀或干。治疗以清热解毒为主要原则。

气滞血瘀型 表现为少腹胀痛或刺痛，月经期腰腹疼痛加重，经血量多有血块，情志抑郁，乳房及胸胁胀痛。治疗以理气活血、化瘀止痛为主要原则。

寒湿凝滞型 表现为小腹冷痛，或坠胀疼痛，小便频数清长。治疗以祛寒除湿、活血化瘀为主要原则。

气虚血瘀型 表现为下腹部疼痛结块，经期加重，神疲无力，食少纳呆。治疗以益气健脾、化瘀散结为主要原则。

生活保健

1 患者要多了解关于慢性盆腔炎的知识，清楚它是可防可治的，树立起战胜疾病的信心。

2 性生活要节制，性生活前后要注意清洗，保持外阴清洁卫生。在经期、产褥期、流产后更应注意卫生，防止感染。

3 在平时的生活中，要注意劳逸结合，适当进行一些强身健体的运动锻炼。勤洗澡、勤换衣服，内裤要经常加热消毒并进行日晒处理。

4 可以用温热布包局部热敷小腹部，能缓解症状，有利于病情恢复。

民间秘方

1. 苦参、蛇床子各30克，黄柏、百部、芦荟各20克，红花、川芎、丹参、木香各15克。煎水300毫升，将注推器吸入药水，推入阴道底部冲洗，每晚1次，可治疗滴虫性阴道炎等妇科炎症。

2. 土茯苓30克，鸡血藤、忍冬藤、薏米各20克，丹参15克，车前草、益母草各10克，甘草6克。水煎服，每日1剂，分两次服用，有清热利湿的功效，可辅助治疗湿热瘀结型盆腔炎。

慢性盆腔炎患者宜吃的食疗方

双豆双米粥

原料

赤小豆 30 克，豌豆、胡萝卜各 20 克，玉米粒 20 克，大米 80 克，白糖 5 克

制作

1 大米、赤小豆均泡发洗净；玉米粒、豌豆均洗净；胡萝卜洗净，切丁。

2 锅置火上，倒入清水，放入大米与赤小豆，以大火煮开。

3 加入玉米粒、豌豆、胡萝卜同煮至浓稠状，调入白糖即可。

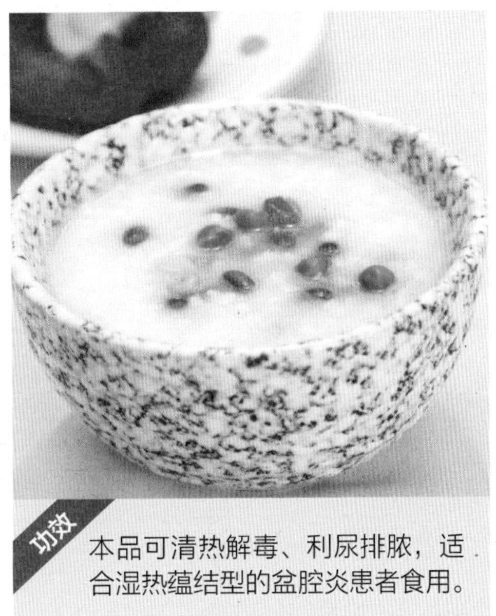

功效 本品可清热解毒、利尿排脓，适合湿热蕴结型的盆腔炎患者食用。

马齿苋荠菜汁

原料

鲜马齿苋、鲜荠菜各 500 克，益母草 15 克，冰糖适量

制作

1 将马齿苋、鲜荠菜洗净，切碎，放入榨汁机中榨成汁。

2 把马齿苋、荠菜渣用适量温开水浸泡，重复绞榨取汁，合并两次汁液，用纱布过滤。

3 把滤后的汁液倒在锅里，加入益母草、冰糖，小火煮沸即可。

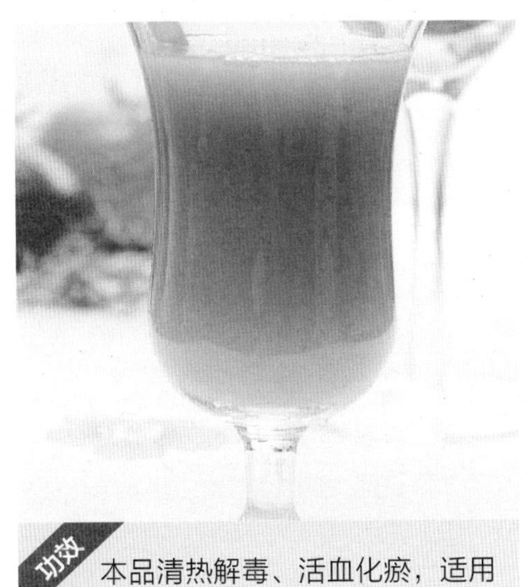

功效 本品清热解毒、活血化瘀，适用于湿热瘀结型慢性盆腔炎患者。

丹参桃红乌鸡汤

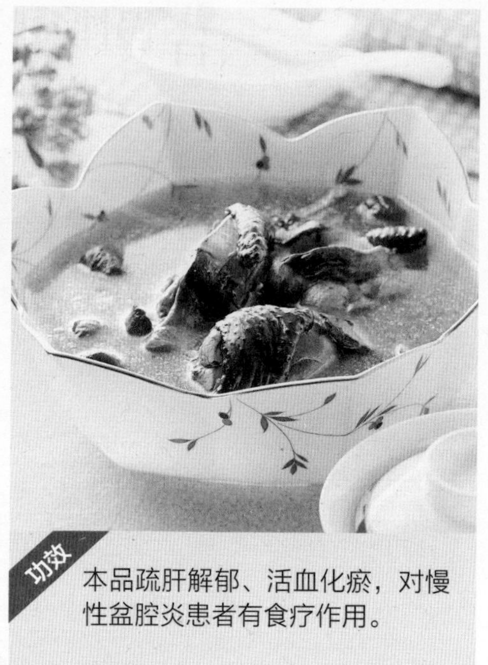

功效 本品疏肝解郁、活血化瘀，对慢性盆腔炎患者有食疗作用。

原料

丹参 15 克，红枣 10 颗，红花 2.5 克，桃仁 5 克，乌鸡腿 1 只，盐 8 克

制作

1 将红花、桃仁装在棉布袋内，扎紧，备用。

2 将乌鸡腿洗净剁块，氽烫后捞出。

3 将红枣、丹参冲净。

4 将所有材料盛入锅中，加 6 碗水煮沸后，转小火炖约 20 分钟，待鸡肉熟烂，加盐调味即成。

乌药养血粥

原料

乌药、白芍、红花、当归各 10 克，北沙参 15 克，川芎、木香各 6 克，粳米 100 克

制作

1 将药材洗净，放入布袋内，先武火煮开，再用文火煎取药汁。

2 再取药渣煎一次。

3 将两次药汁混合，加入洗净的粳米，煮成粥即可。

功效 本品可活血化瘀、散寒止痛，适合慢性盆腔炎患者食用。

慢性盆腔炎患者忌吃食物及原因

狗 肉

忌吃关键词：

性温、易上火

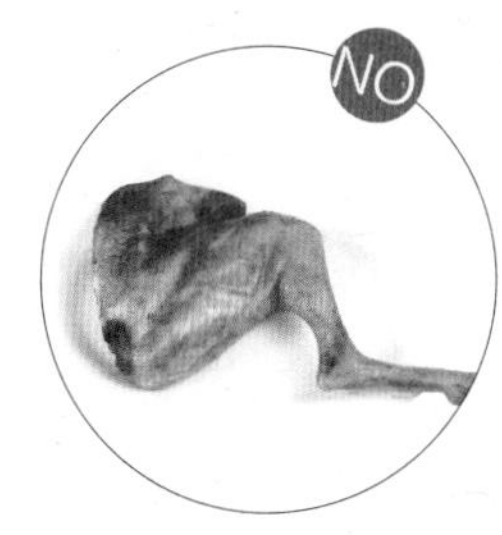

不宜吃的原因：

❶ 狗肉性温，食用后可助热上火，慢性盆腔炎患者尤其是湿热瘀结型的患者不宜食用，否则可加重患者的症状。

❷ 关于狗肉的食用禁忌，《本草纲目》有记载曰："热病后食之，杀人。"《本草经疏》中也有告诫曰："凡病人阴虚内热，多痰多火者慎勿食之。"

田 螺

忌吃关键词：

性寒、易致血瘀

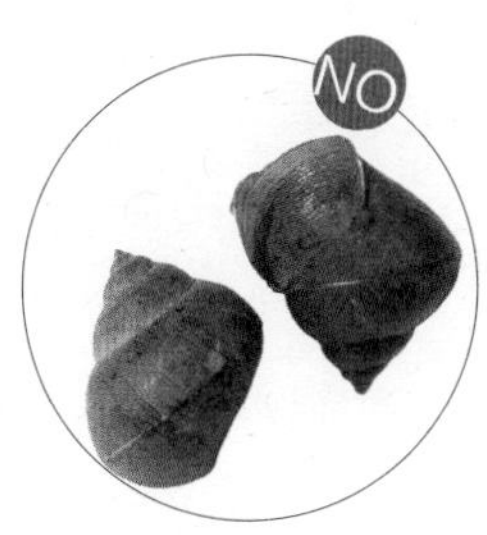

不宜吃的原因：

❶ 田螺性大寒，寒凝易致血瘀，所以寒湿凝滞、气虚血瘀型的慢性盆腔炎患者均不宜食用，否则可加重其小腹冷痛、坠胀疼痛、腰骶部冷痛、小便频数清长等症状。

❷ 关于田螺的食用禁忌，《本经逢原》指出："多食令人腹痛泄泻。"

辣 椒

忌吃关键词：

辣椒素、刺激性、性热

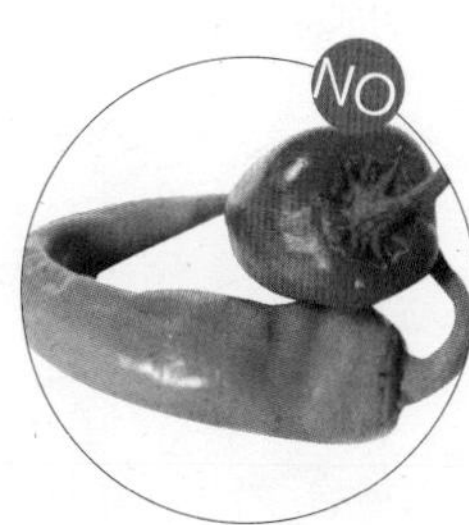

不宜吃的原因：

❶ 辣椒中的辣椒素具有刺激性，可刺激盆腔里的炎症病灶，促使其局部充血、水肿，从而加重盆腔炎的病情。

❷ 辣椒属于大热之品，食用后可助热上火，慢性盆腔炎患者尤其是湿热瘀结型的患者不宜食用，否则可加重其下腹部疼痛拒按、胀满等症状。

子宫脱垂

子宫脱垂是指由于支撑子宫的组织受损或薄弱，使子宫脱离正常位置，沿阴道下降，甚至全部脱出阴道口外的一种生殖器官变位的综合征。其主要表现为腰骶酸痛，还常并发泌尿道病症。

饮食宜忌

多喝水，多吃水果、蔬菜，多摄取水分，多吃核果、种子、谷类等有益的食物。忌食燥热辛辣刺激性食物，虾、蟹等发物，以免湿热下注，引起子宫红肿、糜烂。

中医分型

气虚型 表现为中气不足，无力升举，导致子宫脱垂、子宫下移或脱出阴道口外，阴道壁松弛膨出，身体乏力困倦，面色无华，小便频数，带下频多。治疗以补中益气、升阳举陷为主要原则。

肾虚型 表现为肾气亏虚、冲任不固，导致子宫脱垂、小腹坠胀，伴头晕耳鸣、腰膝酸软冷痛、小便频数、带下清稀。治疗以补肾固脱、益气举陷为主要原则。

湿热型 表现为气虚下陷或肾虚不固导致的子宫长期脱出于阴道口外，受衣裤摩擦损伤，易为湿热邪毒侵袭。治疗以清热利湿、益气举陷为主要原则。

生活保健

1 更年期及进入老年期的妇女，要注意劳逸结合，避免过度疲劳。适当减轻工作，避免参加重体力劳动。

2 适当进行身体锻炼，坚持做提肛运动锻炼，以防组织过度松弛或过早衰退。

3 要注意保持心情舒畅，减少精神负担，排除紧张、焦虑、恐惧的情绪。

4 积极防治老年性慢性支气管炎，以免久咳气虚，引发或加重子宫脱垂症状。

5 定期进行全身及妇科检查，及早发现和治疗各种常见病。

民间秘方

1. 黄芪、党参、金樱子各20克，白术、升麻、柴胡、杜仲、当归各15克，猪肚半个。煲汤食用可益气健脾、补肾举陷，对体质虚弱、轻度子宫的脱垂患者有很好的效果。

2. 苦参、蛇床子、白花生舌草各30克，黄柏、黄连、苍术各20克，丹参、赤芍各15克。共煎水，坐浴熏洗。每日1次，宜晚上睡前熏洗。本方可清热利湿、消炎杀菌，主治湿热型子宫脱垂。

子宫脱垂患者宜吃的食疗方

党参猪腰汤

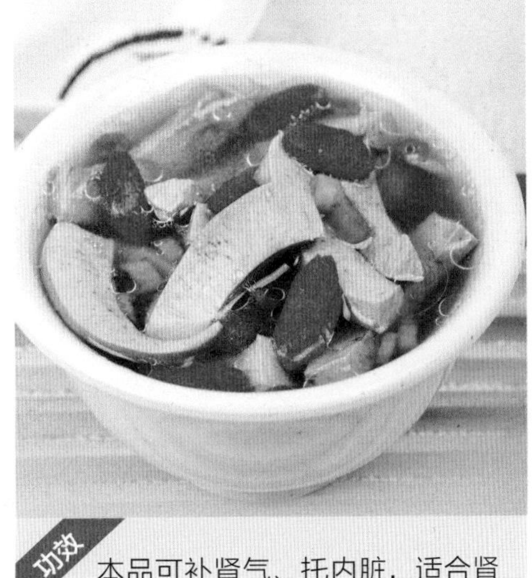

原料

枸杞 100 克，鲜猪腰 90 克，党参片 4 克，清汤适量，盐 6 克，姜片 3 克

制作

1 将枸杞洗净，鲜猪腰片去腰臊，洗净切条备用。

2 净锅上火倒入清汤，调入盐、姜片、党参烧开，下入枸杞、鲜猪腰烧沸，打去浮沫，煲熟即可。

功效 本品可补肾气、托内脏，适合肾气虚弱型子宫脱垂的患者食用。

猪肚白术粥

原料

猪肚 500 克，白术 30 克，黄芪 15 克，粳米 150 克，生姜 6 克，盐适量

制作

1 将猪肚翻洗干净，煮熟后切成小块；生姜洗净切片。

2 白术、黄芪洗净，一并放入锅中加清水适量，用大火烧沸后再改用小火煎煮 1 小时。

3 加入洗净的粳米、姜片、猪肚煮粥，至粥熟后调入盐即可。

功效 本品可健脾益气、升阳举陷，适合气虚型的子宫脱垂的患者食用。

人参鸡汤

原料

人参片 15 克，鸡腿 1 只，红枣 8 颗，盐 5 克

制作

1 鸡腿剁块，放入沸水中汆烫后捞出，洗净。

2 鸡腿和参片、红枣放入锅中，加 1000 毫升水，以大火煮开，转小火续炖 25 分钟。

3 起锅前加盐调味即成。

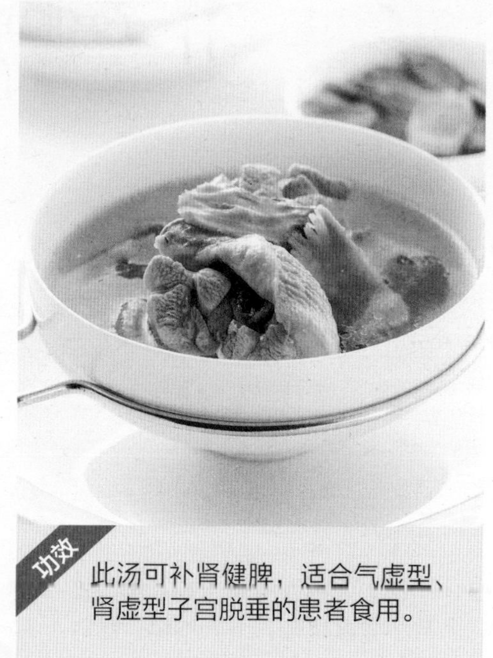

功效 此汤可补肾健脾，适合气虚型、肾虚型子宫脱垂的患者食用。

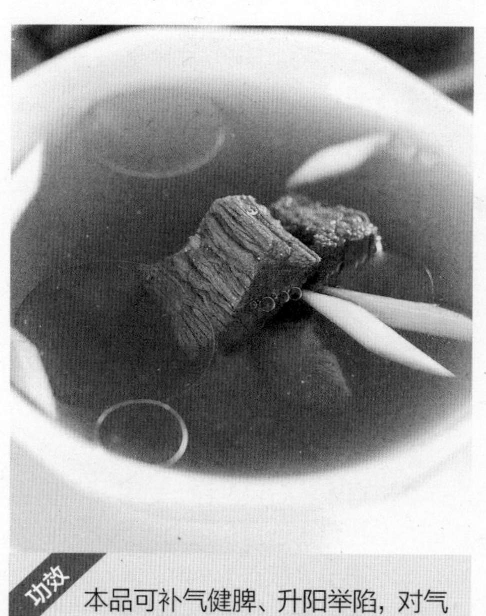

功效 本品可补气健脾、升阳举陷，对气虚型子宫脱垂的患者有食疗作用。

参芪炖牛肉

原料

牛肉 250 克，党参、黄芪各 20 克，升麻 5 克，鸡内金 10 克，姜片、黄酒各适量，盐 3 克，麻油、味精各适量

制作

1 牛肉洗净切块。

2 党参、黄芪、升麻、鸡内金分别洗净，纱布包好，扎紧制成药包。

3 药包与牛肉同放于砂锅中，注入清水 1 升；烧开，加入姜片和黄酒，炖至酥烂，捡出药袋，下盐、味精，淋麻油即可。

升麻山药排骨汤

原料

升麻 20 克，白芍 10 克，新鲜山药 300 克，小排骨 250 克，红枣 10 颗，盐 5 克

制作

1 白芍、升麻装入棉布袋系紧，红枣以清水泡软。

2 小排骨氽烫后捞起，山药去皮，洗净切块。

3 取锅放入棉布袋、红枣、排骨、山药，加水烧开，转小火炖 1 小时，取出棉布袋，加盐调味即可。

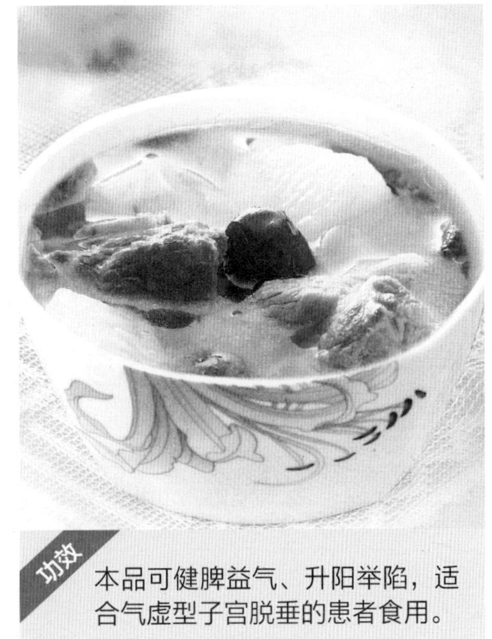

功效 本品可健脾益气、升阳举陷，适合气虚型子宫脱垂的患者食用。

杜仲鹌鹑汤

原料

鹌鹑（人工养殖）1 只，杜仲 50 克，怀山 100 克，枸杞 25 克，红枣 6 颗，生姜 5 片，盐 8 克，味精 3 克

制作

1 鹌鹑洗净去内脏，剁成块。

2 杜仲、枸杞、怀山、红枣、生姜洗净。

3 把以上用料放入锅内，加清水适量，大火煮滚后，改文火煲 3 小时，再调入盐、味精即可。

功效 本品益气补虚，对肾虚或气虚型子宫下垂的患者均有食疗作用。

子宫脱垂患者忌吃食物及原因

蚌肉

忌吃关键词：性寒、发物

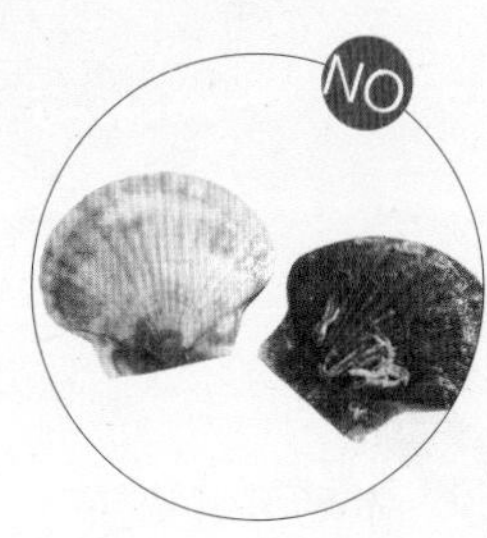

不宜吃的原因：

❶ 蚌肉性寒，食用后可伤脾气，气虚型子宫脱垂患者食用后，会加重子宫脱垂的病情，使脱垂的子宫难以恢复。

❷ 蚌为海鲜发物，子宫脱垂患者食用后可加重脱出肿物的溃疡、感染，分泌物增多，出血等症状，加重病情。

田螺

忌吃关键词：性寒、耗气

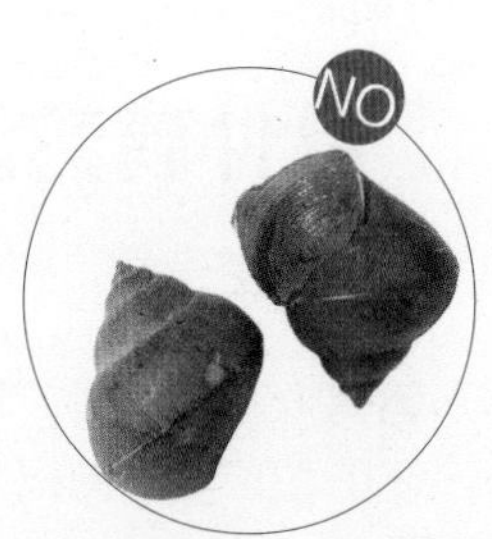

不宜吃的原因：

❶ 田螺属于大寒之物，食用后可伤脾气，子宫脱垂患者尤其是气虚型的患者食用后，会进一步加重子宫脱垂的病情，使脱垂的子宫难以恢复。

❷ 关于田螺的食用禁忌，《本经逢原》指出："多食令人腹痛泄泻。"

螃蟹

忌吃关键词：性寒、发物

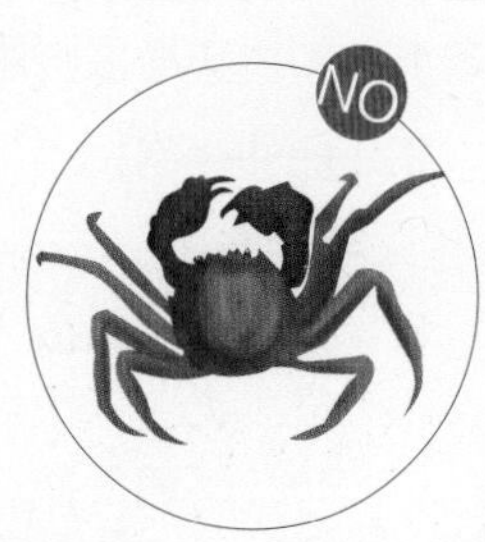

不宜吃的原因：

❶ 螃蟹性寒，具有寒性下坠的作用，子宫脱垂患者尤其是肾虚型的患者食用后，可导致子宫虚冷下垂，进一步加重子宫脱垂的病情。

❷ 螃蟹为海鲜发物，子宫脱垂患者食用后可加重脱出肿物的溃疡、感染，分泌物增多，出血等症状，加重病情。

苦瓜

忌吃关键词：

性寒、含奎宁

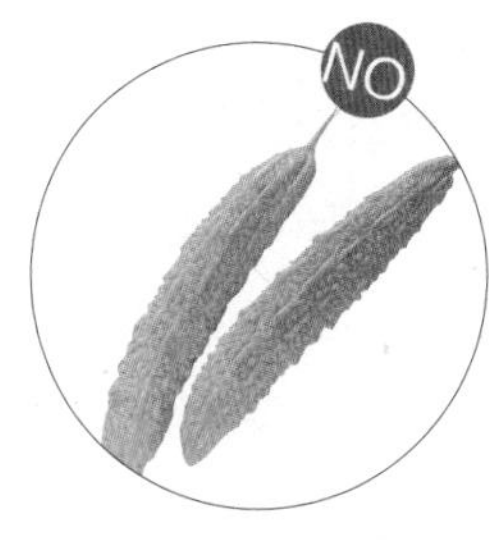

不宜吃的原因：

❶ 苦瓜性寒而滑利，食用后可导致脾胃功能虚弱，从而导致中气不足，使子宫下滑，加重了子宫脱垂的病情。

❷ 关于苦瓜的食用禁忌，《随息居饮食谱》中有告诫曰："寒者（寒底）勿食。"而《滇南本草》也有记载说："脾胃虚寒者，食之令人吐泻腹痛。"

冬瓜

忌吃关键词：

性凉、耗气

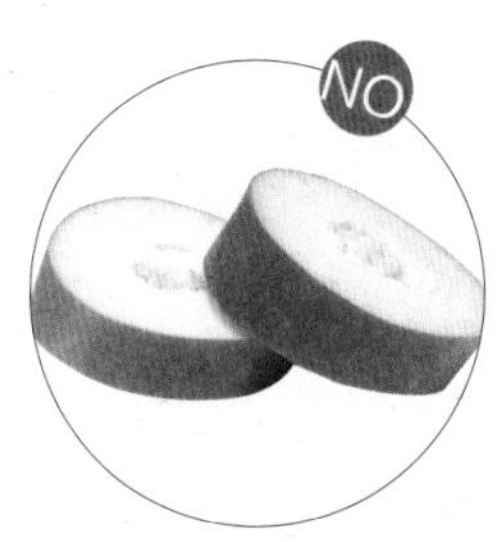

不宜吃的原因：

❶ 冬瓜性凉而滑利，食用后可导致脾胃功能虚弱，从而导致中气不足，使子宫下滑，加重了子宫脱垂的病情。

❷ 关于冬瓜的食用禁忌，中医认为，脾胃虚寒、阳气不足、阴虚消瘦者均不宜食用，故气虚型、肾虚型的子宫脱垂患者均不宜食用。

西瓜

忌吃关键词：

性寒、伤脾助湿

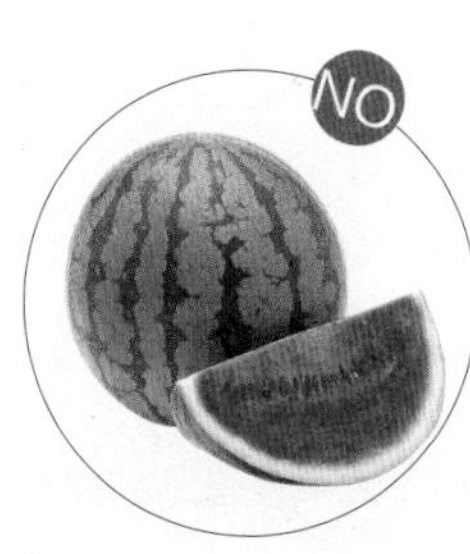

不宜吃的原因：

❶ 西瓜属于寒凉水果，寒凉食物会损伤脾胃的阳气，从而导致中气不足而致小腹下坠，子宫下脱，加重子宫脱垂的病情。

❷ 关于西瓜的食用禁忌，《本草纲目》有云："西瓜、甜瓜，皆属生冷，世俗以为醍醐灌顶，甘露洒心，取其一时之快，不知其伤脾助湿之害也。"

慢性前列腺炎

慢性前列腺炎常见的有尿道刺激征，尿频、尿急、尿痛，尿道口出现黏液、粘丝或脓性分泌物，会阴、肛门、阴茎、睾丸、腹股沟的不适，还可出现射精痛、性欲减退、阳痿等性功能障碍。

饮食宜忌

饮食宜清淡，多食蔬菜水果，保持大便通畅；多食含锌食物（如坚果类、豆类等食物）。忌酗酒，忌贪食油腻食物，忌辛辣刺激性食物。

中医分型

湿热蕴结型 表现为小便频数，腰骶及会阴部胀痛，或遗精频作，或阳痿。治疗以清热利湿为主要原则。

气滞血瘀型 表现为会阴部和小腹部胀满刺痛，小便淋漓，或滞涩不畅。治疗以行气止痛为主要原则。

阴虚火旺型 表现为小便灼热涩痛，尿少或点滴不出，或尿血，大便干燥。治疗以滋阴降火为主要原则。

肾阳虚损型 表现为小便频数清冷、淋漓不尽，小腹冷痛，伴遗精滑泻、阳痿不举、腰膝酸痛、畏寒怕冷。治疗以补肾助阳、利尿通淋为主要原则。

生活保健

1 先要调整自己的心态，有必要的可进行抗抑郁、抗焦虑方面治疗。

2 坚持每天早晨慢跑 10~15 分钟，沿着尿道两侧进行按摩 15~20 分钟，夏天还可以用湿毛巾冷敷睾丸。

3 要纠正长期久坐不动、性生活过频、手淫过多等不良的生活习惯。

4 起居要有规律，性生活要有节制，避免房事过度、强忍精出。

5 适当地进行前列腺按摩也是治疗方法之一，可促进前列腺腺管排空并增加局部的药物浓度，进而缓解慢性前列腺炎患者的症状。

民间秘方

1. 赤芍、当归、川芎、五灵脂、生蒲黄各 10 克，延胡索、制乳香、制没药各 12 克，川牛膝、泽兰、益母草各 15 克，乌药 9 克，小茴香、甘草各 6 克。水煎服，每日 1 剂，主治气滞血瘀型慢性前列腺炎。

2. 车前子 15 克，萹蓄、滑石各 12 克，瞿麦、山栀子、木通各 10 克，蒲公英 30 克，甘草 6 克。水煎服，每日 1 剂，分两次服用。此方可清热利湿、消炎止痛，主治湿热蕴结型慢性前列腺炎。

慢性前列腺炎患者宜吃的食疗方

西葫芦干贝肉汤

原料

西葫芦 150 克，猪肉、水发干贝各 80 克，色拉油、盐、味精、香油、葱花适量

制作

1 将西葫芦洗净切片，猪肉洗净切片，水发干贝洗净备用。

2 净锅上火倒入色拉油，葱花炝香，下入肉片烹炒，再下入西葫芦稍炒，倒入水，调入盐、味精烧沸，下干贝煲至熟，淋入香油即可。

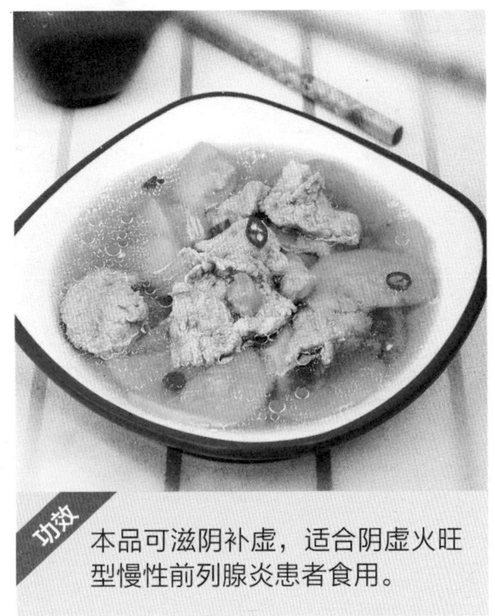

功效 本品可滋阴补虚，适合阴虚火旺型慢性前列腺炎患者食用。

佛手胡萝卜马蹄汤

原料

胡萝卜 100 克，佛手瓜 75 克，马蹄 35 克，色拉油 35 毫升，香油 2 毫升，盐、味精、姜末、胡椒粉各适量

制作

1 将胡萝卜、佛手瓜、马蹄处理干净均切丝备用。

2 净锅上火，倒入色拉油，将姜末爆香，下入胡萝卜丝、佛手瓜丝、马蹄煸炒，调入盐、味精、胡椒粉烧开，淋入香油即可。

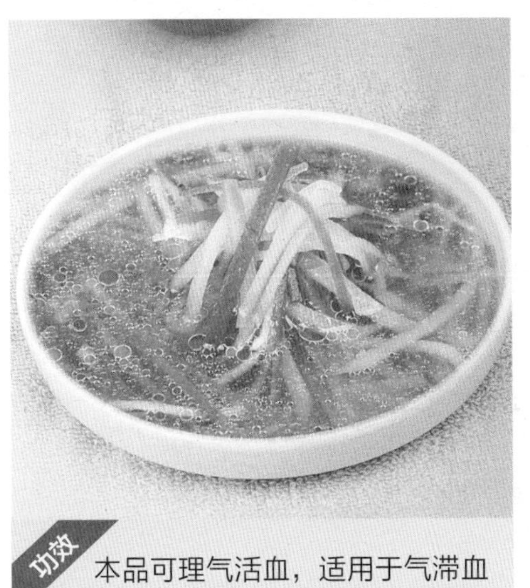

功效 本品可理气活血，适用于气滞血瘀或湿热蕴结型慢性前列腺炎。

薏米瓜皮鲫鱼汤

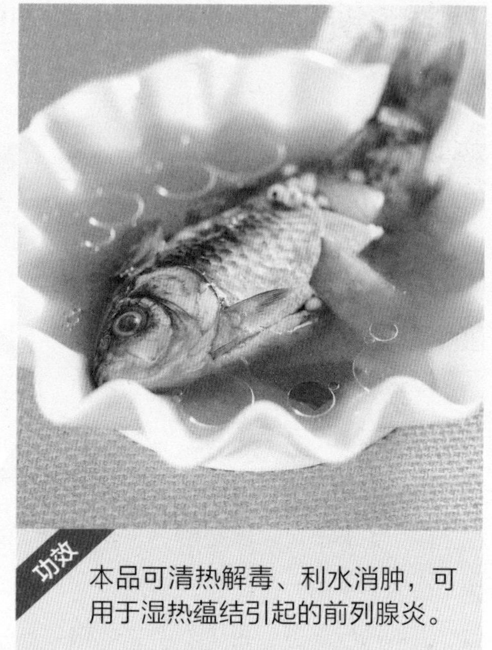

功效

本品可清热解毒、利水消肿，可用于湿热蕴结引起的前列腺炎。

原料

鲫鱼 250 克，冬瓜皮 60 克，薏米 30 克，生姜 3 片，盐少许

制作

1 将鲫鱼剖洗干净，去内脏、去鳃；冬瓜皮、薏米分别洗净。

2 将鲫鱼、冬瓜皮、薏米、姜片均放进汤锅内，加适量清水，盖上锅盖。

3 用中火烧开，转小火再煲 1 小时，加盐调味即可。

红豆冬瓜排骨汤

功效

本品可清热解毒、利尿通淋，可用于湿热蕴结型慢性前列腺炎。

原料

排骨 200 克，冬瓜 120 克，红豆 20 克，盐 5 克，葱、姜各 2 克

制作

1 将排骨洗净、切块、汆水，冬瓜去皮、洗净、切块，红豆洗净浸泡备用。

2 煲锅上火倒入水，下入排骨、冬瓜块、红豆烧开，调入盐、葱、姜煲至成熟即可。

生地煲龙骨

原料

龙骨 500 克，生地 30 克，生姜 3 片，盐 5 克，味精 3 克

制作

1 龙骨洗净，斩成小段；生地洗净；生姜去皮，洗净后切成片。

2 将龙骨放入炒锅中炒至断生，捞出备用。

3 取一炖盅，放入龙骨、生地、生姜和适量清水，隔水炖 1 小时，加盐、味精调味即可。

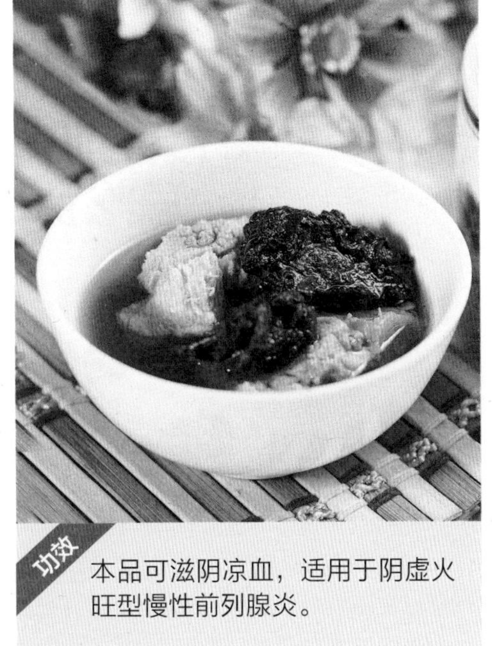

功效 本品可滋阴凉血，适用于阴虚火旺型慢性前列腺炎。

功效 本品可滋阴凉血，适用于湿热蕴结型或阴虚火旺型慢性前列腺炎。

白茅根莲藕汤

原料

鲜莲藕 200 克，白茅根 150 克，冰糖少许

制作

1 先将鲜莲藕洗净，用刀连皮切成薄片。

2 白茅根洗净，沥水，备用。

3 砂锅洗净，倒入适量清水，加入白茅根，以大火烧开，再转入小火，待熬出药味后，加入鲜莲藕。待莲藕煮熟后，加入少许冰糖，搅拌均匀后，滤渣即可。

慢性前列腺炎患者忌吃食物及原因

狗肉

忌吃关键词：
性温、燥

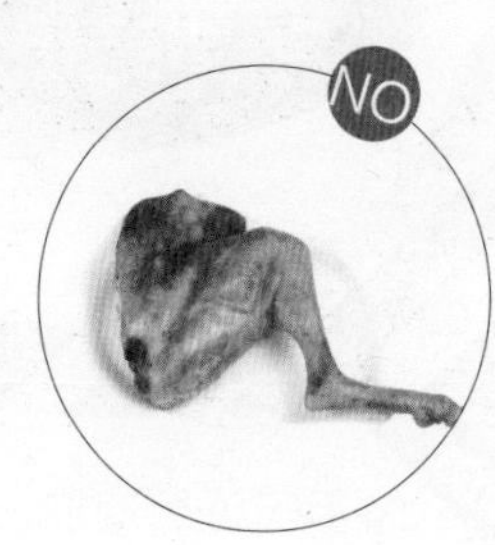

不宜吃的原因：

❶ 狗肉性温，食用后可助热上火，湿热蕴结、阴虚火旺型的慢性前列腺炎患者均不宜食用，否则可加重其尿频、尿急、尿道内灼热刺痛等症状。

❷ 关于狗肉的食用禁忌，《本草纲目》有记载曰："热病后食之，杀人。"

羊肉

忌吃关键词：
助热上火

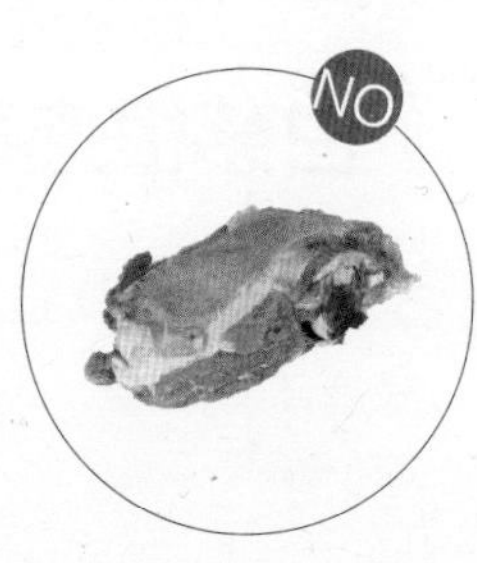

不宜吃的原因：

❶ 羊肉性热，食用后可助热上火，湿热蕴结、阴虚火旺型的慢性前列腺炎患者均不宜食用，否则可加重其尿频、尿急、尿道内灼热刺痛等症状。

❷ 关于羊肉的食用禁忌，在《金匮要略》中有记载曰："有宿热者不可食之。"

韭菜

忌吃关键词：
硫化丙烯、性温

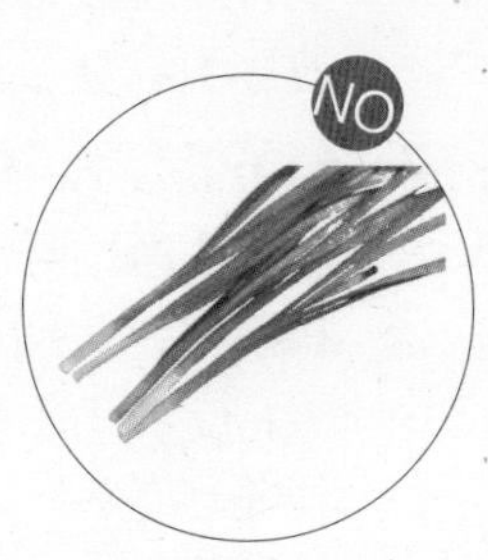

不宜吃的原因：

❶ 韭菜中的硫化丙烯具有较强的刺激性，会刺激前列腺组织，加重尿频、尿急、尿痛、尿道灼热痛等不适症状。

❷ 韭菜性温，多食可积温成热，湿热蕴结、阴虚火旺型的慢性前列腺炎患者均不宜食用，否则可加重其尿频、尿急、尿道内灼热刺痛等症状。

白 酒

忌吃关键词：
性温、酒精

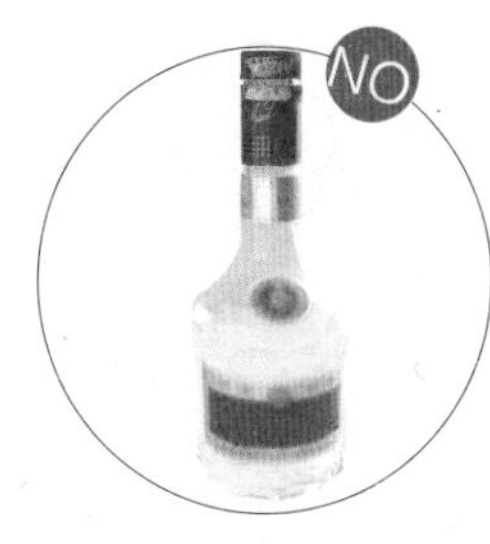

不宜吃的原因：

❶ 白酒性温，食用后可助热上火，湿热蕴结、阴虚火旺型的慢性前列腺炎患者均不宜食用，否则可加重其尿频、尿急、尿道内灼热刺痛等症状。

❷ 白酒中酒精浓度很高，具有一定的刺激性，它可刺激盆腔里的炎症病灶，促使其局部充血、水肿，致其小便不利，加重慢性前列腺炎的病情。

冰激凌

忌吃关键词：
生性寒凉

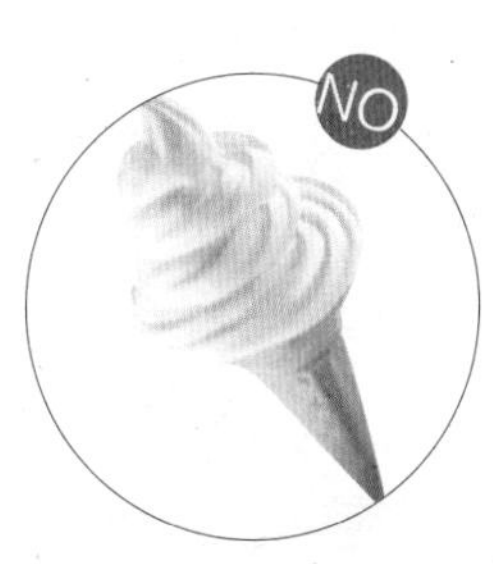

不宜吃的原因：

❶ 冰激凌的温度很低，其内温度会在0℃以下，而人体的正常体温为37℃，如此悬殊的温差可对人体的内脏器官造成刺激，使前列腺收缩，导致尿液的流通不利，加重前列腺炎的病情。

❷ 冰激凌生性寒凉，肾阳虚损型的慢性前列腺炎患者不宜食用，否则可加重其病情，不利于病情恢复。

辣 椒

忌吃关键词：
性热、辣椒素、刺激性

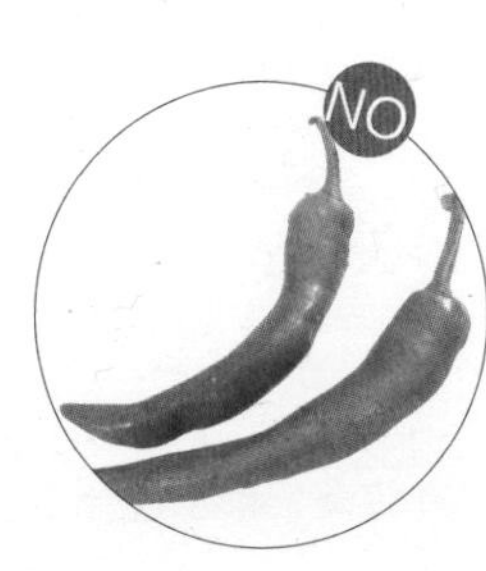

不宜吃的原因：

❶ 辣椒中的辣椒素，具有非常强烈的刺激性，会刺激前列腺组织，加重其炎症程度，加重其尿频、尿急、尿痛、尿道灼热痛等不适症状。

❷ 中医认为，辣椒性热，食用后可助热上火，湿热蕴结、阴虚火旺型的慢性前列腺炎患者均不宜食用，否则可加重其尿频、尿急、尿道内灼热刺痛等症状。

慢性肾炎

慢性肾炎以血尿、蛋白尿、高血压、水肿为主要临床表现，起病多隐匿、缓慢。部分患者无明显的临床症状，只是偶尔有轻度水肿、血压轻度升高，也可有乏力、腰痛、下肢水肿等症状。

饮食宜忌

宜以低蛋白、低磷、高维生素的饮食为主。多吃富含维生素 C、胡萝卜素的新鲜蔬菜瓜果。忌食高盐食物，如咸鱼、腌肉等，忌食辛辣刺激性食物。

中医分型

脾肾气虚型 表现为小便不畅，面浮肢肿，面色萎黄，少气无力，腰脊酸痛。治疗以益气固肾为主要原则。

脾肾阳虚型 表现为小便量少，下肢严重浮肿或全身高度水肿，腰膝酸软，面色黄。治疗以温肾健脾为主要原则。

肝肾阴虚型 表现为小便量少或点滴不出，或尿血，腰膝酸软，两眼干涩。治疗以滋阴补肝肾为主要原则。

气阴两虚型 表现为小便量少、全身水肿、心悸气短、少气懒言、面色苍白无华、头晕目眩、口干不欲饮，治疗以益气养阴为主要原则。

生活保健

1 平时的生活与工作要有规律、劳逸结合，避免过劳过累，尽量避免长途的旅游，注意休息，节制房事。

2 适量运动可增强自身的抗病能力。

3 切忌盲目进补补肾药材，切忌使用庆大霉素等具有肾毒性的药物，以免引起肾功能的恶化。

4 忌憋尿、久坐及长时间骑车，避免加重水肿和少尿等症状。

5 水肿较重的患者夜间睡眠时不要平卧位，应采取左侧卧位，有利于下腔静脉血回流，睡前用热水泡泡脚。

民间秘方

1. 生地、茯苓、泽泻、白芍、炒枣仁、钩藤各15克，山萸肉、山药、丹皮、五味子、当归、知母、菊花各10克。水煎服，每日1剂。本方具有滋阴补肾、潜阳利水的功效，主治肝肾阴虚型慢性肾炎。

2. 党参、茯苓、仙茅、淫羊藿、白芍、益母草各15克。制附片、苍术、白术、陈皮、泽泻各10克，干姜、甘草各6克。水煎服，每日1剂。本方可温补脾肾、化气行水，主治脾肾阳虚型慢性肾炎。

慢性肾炎患者宜吃的食疗方

玉米须鲫鱼煲

原料

鲫鱼450克，玉米须90克，莲子5克，盐、味精各少许，葱段、姜片各5克，油适量

制作

1 将鲫鱼处理干净，在鲫鱼身上打上几刀；玉米须洗净；莲子肉洗净备用。

2 锅中注油，加葱、姜炝香，下入鲫鱼略煎，加入水、玉米须、莲子肉煲至熟，调入盐、味精即可。

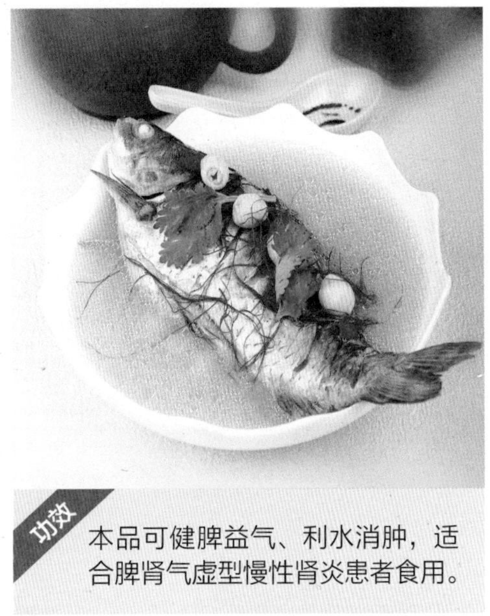

功效 本品可健脾益气、利水消肿，适合脾肾气虚型慢性肾炎患者食用。

冬瓜红枣鲤鱼汤

原料

茯苓25克，干姜30克，红枣（去核）10颗，枸杞15克，鲤鱼450克，冬瓜200克，盐5克

制作

1 茯苓、红枣分别洗净，放入锅中。

2 鲤鱼洗净，去骨、刺，取鱼肉切片。

3 冬瓜去皮切块，和姜片、枸杞、鱼骨一起放入锅中，加入水，用小火煮至冬瓜熟透，放入鱼片煮沸，加盐调味即可。

功效 本品可温胃散寒、利水消肿，适合脾肾阳虚型慢性肾炎患者食用。

绿豆田鸡汤

原料

田鸡（人工养殖）300 克，绿豆、海带各 50 克，盐、鸡精各 5 克

制作

1 田鸡处理干净，去皮，切段，氽烫；绿豆洗净，浸泡；海带洗净，切片，浸泡。

2 锅中放入田鸡、绿豆、海带，加入清水，以小火慢炖。

3 待绿豆熟烂之后，调入盐和鸡精即可。

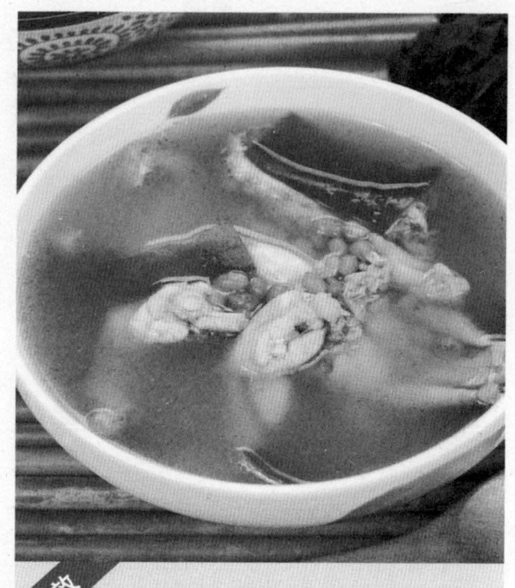

功效 本品可清热滋阴、利尿消肿，适合肝肾阴虚型慢性肾炎患者食用。

党参马蹄猪腰汤

原料

猪腰 200 克，马蹄 150 克，党参 100 克，盐 6 克，料酒、食用油各适量

制作

1 猪腰洗净，剖开，切去白色筋膜，切片，用适量酒、油、盐拌匀。

2 马蹄洗净去皮，党参切段。

3 马蹄、党参放入锅内，加水适量，大火煮开后改小火煮 30 分钟，加入猪腰再煲 10 分钟，加盐调味即可。

功效 本品可补肾健脾、益气生津，适合慢性肾炎患者食用。

泽泻薏米瘦肉汤

原料

猪瘦肉 60 克，泽泻 30 克，薏米 1 克，盐 3 克，味精 2 克

制作

1 猪瘦肉洗净，切件；泽泻、薏米洗净。

2 把全部材料放入锅内，加适量清水，大火煮沸后转小火煲 1~2 小时，拣去泽泻调入盐和味精即可。

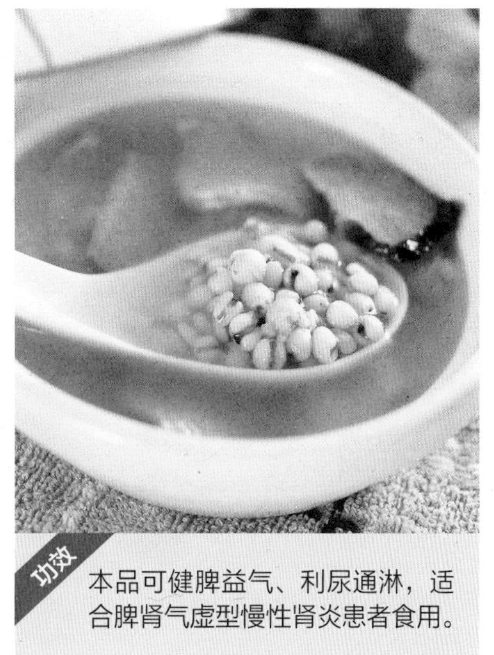

功效 本品可健脾益气、利尿通淋，适合脾肾气虚型慢性肾炎患者食用。

海底椰太子参瘦肉汤

原料

水发海底椰 100 克，猪瘦肉 75 克，太子参片 5 克，高汤、盐、姜片各适量

制作

1 将水发海底椰洗净切片，猪瘦肉洗净切片，太子参片洗净备用。

2 净锅上火倒入高汤，加入盐、姜片，下入水发海底椰、肉片、太子参片烧开，打去浮沫，煲至熟即可。

功效 本品可健脾益气、滋阴生津、利尿通淋，适合慢性肾炎患者食用。

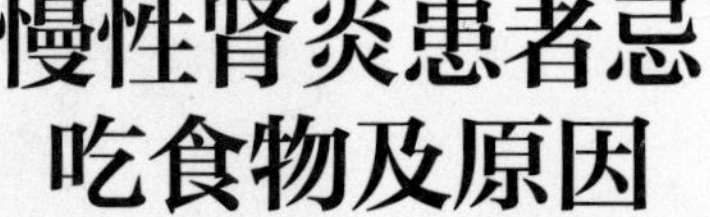

慢性肾炎患者忌吃食物及原因

白酒

忌吃关键词：

酒精、损肝伤肾

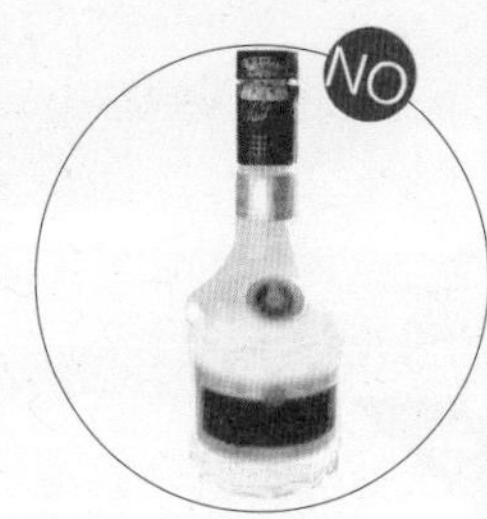

不宜吃的原因：

❶ 白酒中的酒精具有刺激性，会刺激肾脏细胞，促使肾脏炎症程度加重。

❷ 白酒属于烈性酒，会影响机体的氮平衡，增加蛋白质的分解，从而使血液中的尿素氮含量增加，加重肾脏的排泄负担，不利于慢性肾炎的病情控制。

咖啡

忌吃关键词：

咖啡因、中枢神经兴奋剂

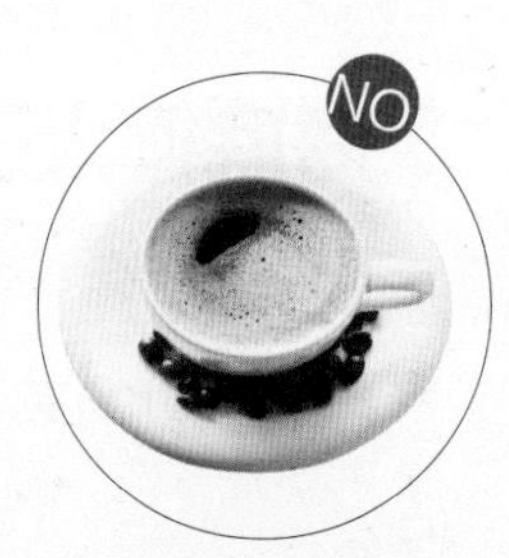

不宜吃的原因：

咖啡中含有咖啡因，咖啡因是一种黄嘌呤生物碱化合物，它可以刺激心脏，使心跳加快，血压升高，从而加大心脏和肾脏的负担，不利于慢性肾炎患者的病情控制。

韭菜

忌吃关键词：

硫化物、高钾

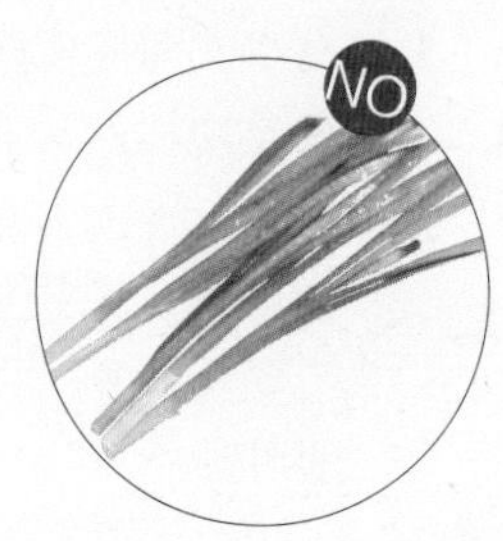

不宜吃的原因：

❶ 韭菜中含有挥发性精油以及硫化物等特殊成分，会刺激肾脏细胞，促使肾脏炎症程度加重。

❷ 韭菜的钾含量很高，钾需要通过肾脏排泄，过多地摄入钾无疑加重了肾脏的负担，不利于慢性肾炎患者康复。

肥 肉

忌吃关键词：

高蛋白、肥厚油腻

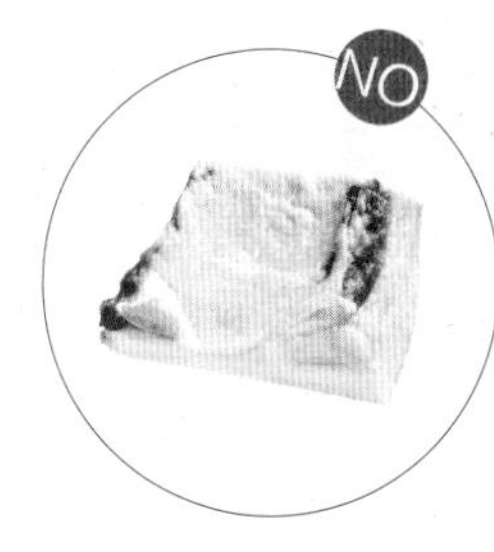

不宜吃的原因：

❶ 肥肉的胆固醇和蛋白质含量均很高，一般的半肥瘦猪肉中，每100克含有胆固醇80毫克，含蛋白质13.2克，过多摄入会加重肾脏的负担，不利于慢性肾炎患者的病情。

❷ 肥肉作为肥厚油腻之品，其脂肪含量很高，而且难以消化，慢性肾炎患者尤其是脾肾阳虚型的患者不宜食用。

浓 茶

忌吃关键词：

咖啡因、茶碱

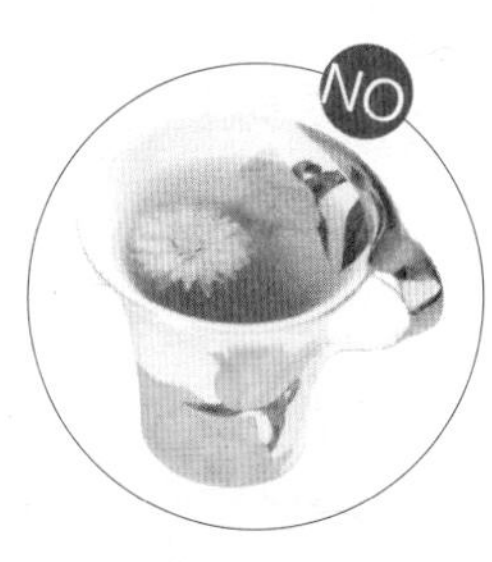

不宜吃的原因：

❶ 浓茶含有咖啡因，咖啡因是一种黄嘌呤生物碱化合物，它可以刺激心脏使心跳加快、血压升高，从而加大心脏和肾脏的负担。

❷ 慢性肾炎患者由于病程长，病情反复，往往精神状态不佳。而浓茶中含有兴奋神经的茶碱，会影响患者的睡眠质量，久之还可引起神经衰弱。

榨 菜

忌吃关键词：

高钠、刺激性

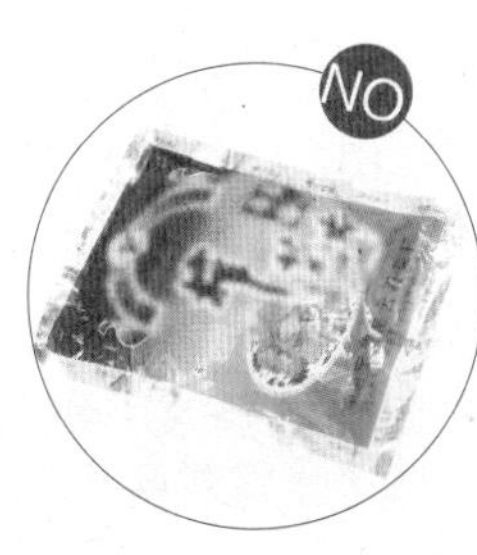

不宜吃的原因：

❶ 榨菜在制作过程中加入了大量的盐腌渍，因此钠含量很高，可达4.1%以上，过多地食用可导致全身浮肿或腹水，加重了慢性肾炎患者水肿的症状。

❷ 榨菜在制作过程中，加入了干辣椒粉、花椒、茴香、胡椒、肉桂等热性的调料，它们可刺激肾脏细胞，加重肾脏炎症程度。

尿路结石

凡在肾盂、输尿管、膀胱、尿道的结石统称为泌尿系结石，亦称尿石症。其主要症状为肾区或尿道剧烈绞痛，严重者出现少尿、无尿，伴发热寒颤等症，并会发展成急性尿毒症。

饮食宜忌

多吃碱性食品，改善酸性体质。养成多喝水的习惯。尿酸钙结石者应少食动物内脏、肉类等。草酸钙结石者忌食含草酸较高的食物，例如菠菜和浓茶。

中医分型

湿热蕴结型 表现为腹部疼痛，小便频数、尿道灼热刺痛，或尿血、血色鲜红，或尿中夹杂细碎砂石排出。治疗以清热利湿、通淋排石为主要原则。

气滞血瘀型 表现为腹部酸胀疼痛，小便排出不畅，偶有尿血、血色紫暗，或排尿时有细碎砂石排出。治疗以理气活血、通淋排石为主要原则。

肾气不足型 表现为下腹部有下坠感，小便排出无力，同时伴有面色苍白无华、神疲乏力、头晕目眩、腰膝酸软、遗精、大便稀等症。治疗以补肾益气、利尿排石为主要原则。

生活保健

1 平时要多活动，如散步、慢跑等，体力好的时候还可以原地跳跃，同样有利于预防泌尿系结石复发。

2 积极治疗原发病，如尿路感染、痛风、糖尿病等。

3 含钙结石的形成与高钙尿症、高草酸尿有关，在预防的同时，要检查排除甲状旁腺功能亢进症、特发性高钙尿和肾小管性酸中毒等疾病。

4 患者还应定期上医院检查，观察结石的“动向”。

5 注意饮水卫生，注意水质，避免饮用含钙过高的水。

民间秘方

1. 金钱草、车前草、海金沙各30克，石韦、通草、瞿麦、当归、白术各20克，白茅根、小蓟、赤芍各15克，甘草6克，共煎水，每日1剂。本方可排石通淋，适用于湿热蕴结型尿路结石证。

2. 金钱草、鸡内金、核桃仁各20克，三七、川芎各10克，炙甘草6克。将药材共煎水，分两次送服济生肾气丸，每日1剂。本方具有益气补肾、利尿排石，适用于肾气不足型尿路结石证。

尿路结石患者宜吃的食疗方

赤小豆炖鲫鱼

原料

鲫鱼 1 条（约 350 克），赤小豆 500 克，海金沙 10 克

制作

1 将鲫鱼处理干净；赤小豆、海金沙洗净，备用。

2 将鲫鱼、赤小豆、海金沙均放入锅内，加 2000~3000 毫升水清炖。

3 炖至鱼熟豆烂即可。

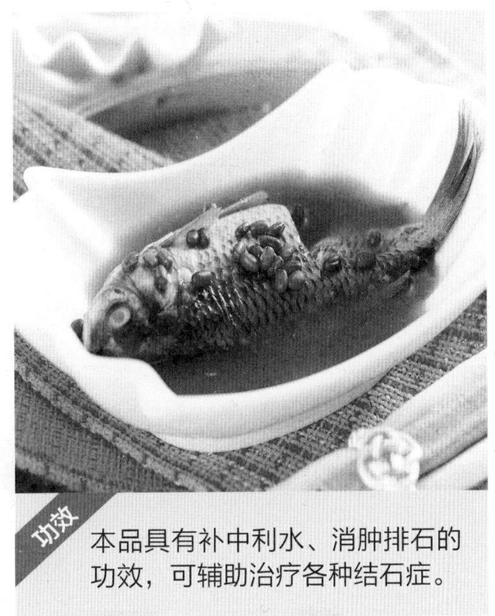

功效 本品具有补中利水、消肿排石的功效，可辅助治疗各种结石症。

西瓜绿豆鹌鹑汤

原料

西瓜 400 克，绿豆 50 克，鹌鹑（人工养殖）2 只，生地、党参各 10 克，姜、盐各适量

制作

1 鹌鹑洗净；姜洗净切片；西瓜连皮洗净切块；绿豆洗净，浸泡 1 小时；生地、党参洗净。

2 瓦煲中注水，煮沸后加入西瓜、绿豆、鹌鹑、生地、党参、姜，小火煲 2 个小时，加盐调味即可。

功效 本品可清热泻火、利尿通淋、补肾益气，适合尿路结石患者食用。

利尿汤

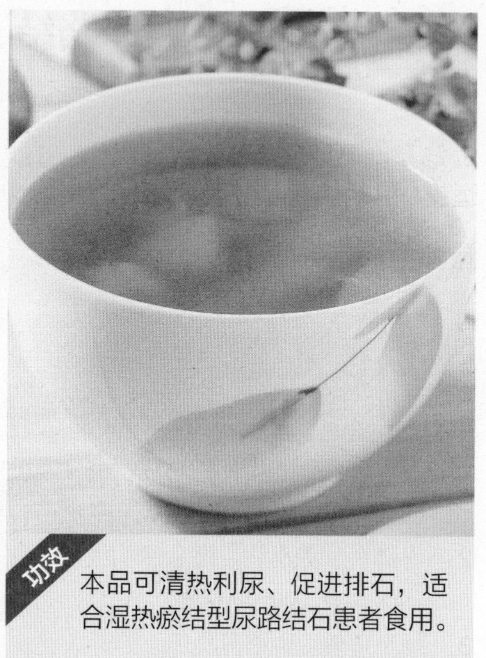

原料

冬瓜肉、冬瓜皮、冬瓜子合计 2 碗，老姜 2 片，老玉米须 25 克

制作

1 冬瓜买带子的，先将冬瓜切分开，带皮冬瓜切块，并将冬瓜子剁碎。

2 到中药房买老玉米须 25 克，并购小布袋，将其中灰尘杂质洗净后装入小布袋。

3 将所有材料加入 750 毫升水中煮开改小火煮 20 分钟，滤汤取汁饮，食冬瓜肉即可。

功效

本品可清热利尿、促进排石，适合湿热瘀结型尿路结石患者食用。

通草海金沙茶

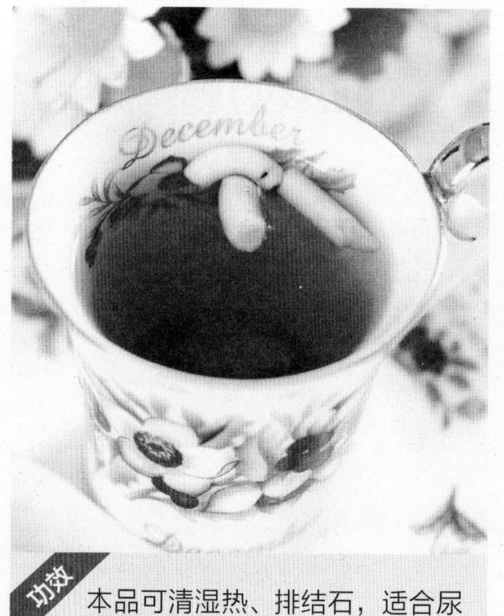

原料

通草、车前子、海金沙、玉米须各 10 克，砂糖 15 克

制作

1 将海金沙用布包扎好，与洗净的通草、车前子、玉米须一起盛入锅中，加 500 毫升水煮茶。

2 用大火煮开后，转小火续煮 15 分钟。

3 最后加入砂糖拌匀即成。

功效

本品可清湿热、排结石，适合尿路结石患者食用。

金钱草茶

原料

金钱草 20 克，红花 10 克，蜂蜜适量

制作

1 将金钱草、红花洗净备用。

2 锅内加入清水适量，放入金钱草、红花，以大火煮开后小火煮 5 分钟即可。

3 倒出药茶待稍凉后加入蜂蜜调匀即可饮用。

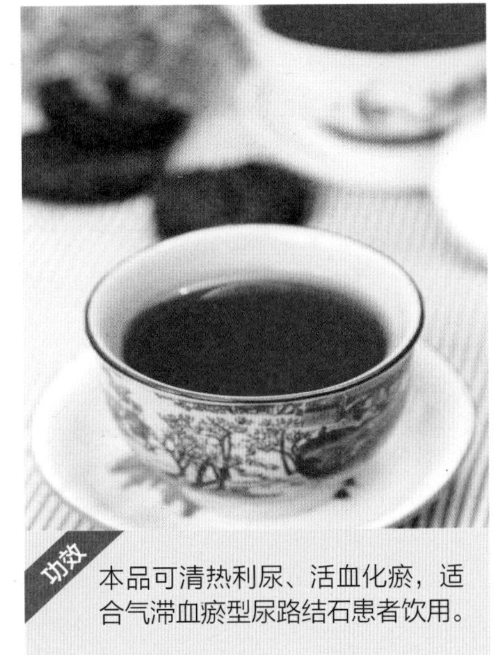

功效 本品可清热利尿、活血化瘀，适合气滞血瘀型尿路结石患者饮用。

三金茶

原料

鸡内金 10 克，金钱草 20 克，海金沙 25 克，冰糖 10 克

制作

1 将海金沙用布包扎好，与鸡内金、金钱草一起放入锅中，加水 500 毫升。

2 以大火煮沸后再转小火煮 10 分钟左右，加入冰糖即可。

功效 本品可清湿热、排结石，适合湿热蕴结型尿路结石患者饮用。

尿路结石患者忌吃食物及原因

青椒

忌吃关键词：

草酸盐、性热、高钾

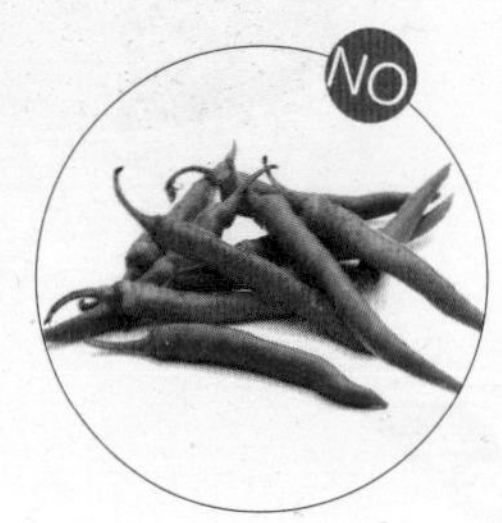

不宜吃的原因：

❶ 青椒中含有大量的草酸盐，草酸盐和尿中的钙结合形成草酸钙，从而形成结石。所以，尿路结石患者不宜食用青椒，否则可引起病情加重。

❷ 青椒性热，食用后可助热上火，湿热蕴结型的尿路结石患者不宜食用。

菠菜

忌吃关键词：

草酸盐、高钾

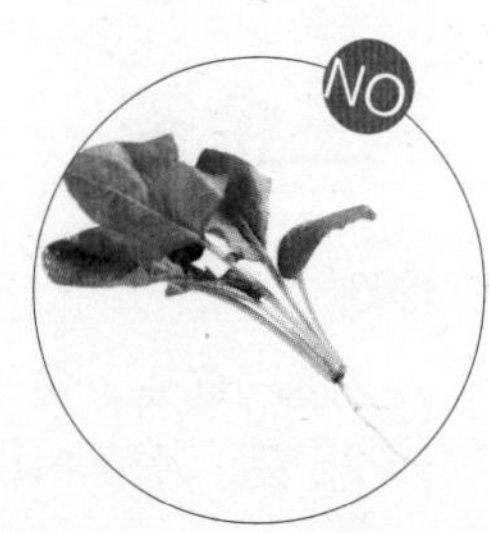

不宜吃的原因：

❶ 菠菜的草酸盐含量极高，草酸盐和尿中的钙结合形成草酸钙，从而形成结石。所以，尿路结石患者不宜食用菠菜，否则可引起病情加重。

❷ 菠菜含钾量较高，钾需要通过肾脏排泄，过多地摄入会加重肾脏的负担。

葡萄

忌吃关键词：

草酸盐

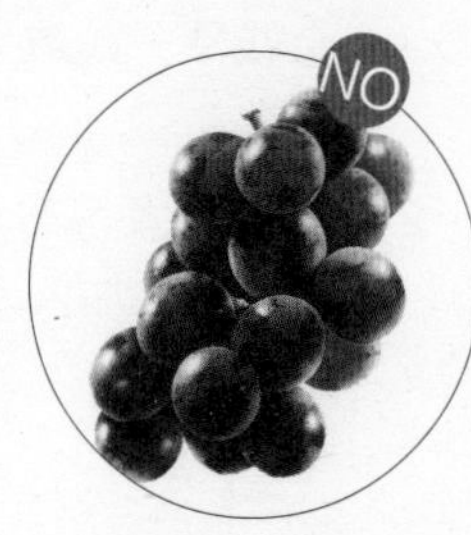

不宜吃的原因：

❶ 葡萄的草酸盐含量较高，草酸盐和尿中的钙结合形成草酸钙，从而形成结石。所以，尿路结石患者不宜食用葡萄，否则可引起病情加重。

❷ 葡萄性平，但是《医林纂要》提到："多食生内热。"故湿热蕴结型的尿路结石患者不宜食用。

红 茶

忌吃关键词：

草酸盐、高钾

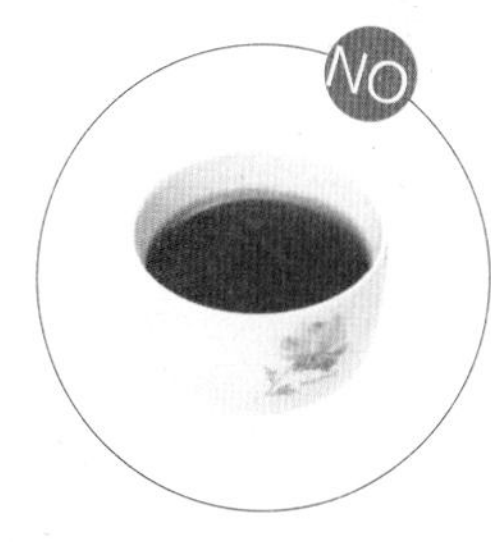

不宜吃的原因：

❶ 红茶中的草酸盐含量很高，草酸盐和尿中的钙结合形成草酸钙，从而形成结石。所以，尿路结石患者不宜饮用红茶，否则可引起病情加重。

❷ 红茶的含钾量极高，每 100 克中含钾 1934 毫克，钾需要通过肾脏排泄，过多地摄入无疑加重了肾脏的负担，不利于尿路结石患者的病情。

奶 油

忌吃关键词：

高钙、反式脂肪酸

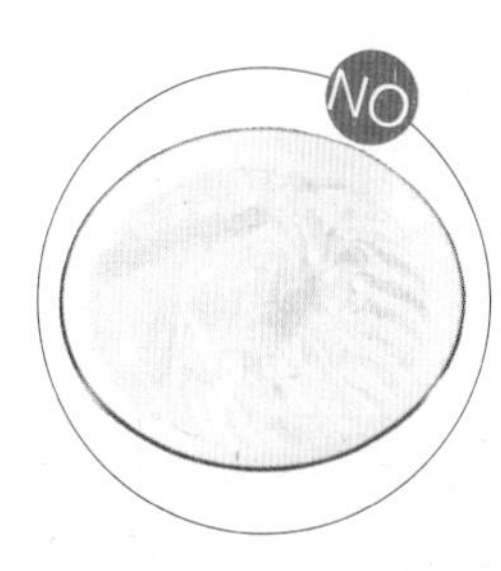

不宜吃的原因：

❶ 奶油的含钙量较高，每 100 克中含钙 14 克，钙的摄入量增加会增加患尿路结石的风险，故尿路结石患者不宜食用奶油。

❷ 奶油中含有大量的反式脂肪酸，食用后容易引发肥胖症、冠心病、高血压、糖尿病、动脉粥样硬化等，对身体不利，尿路结石患者不宜食用。

巧克力

忌吃关键词：

草酸盐、高糖

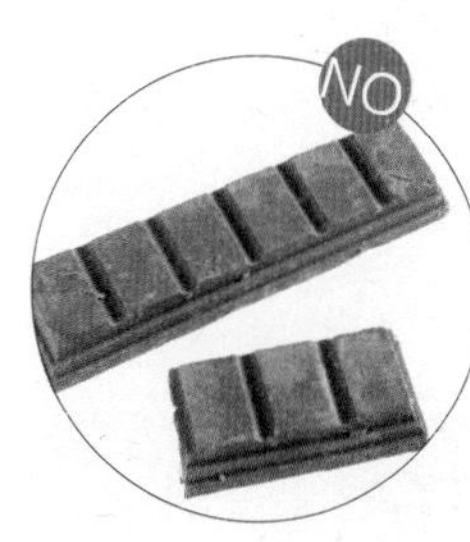

不宜吃的原因：

❶ 巧克力含有大量的草酸盐，草酸盐和尿中的钙结合形成草酸钙，从而形成结石。所以，尿路结石患者不宜食用巧克力，否则可引起病情加重。

❷ 巧克力含糖量很高，大量的糖分在肠内酵解，会产生大量的气体，从而引发腹胀、腹痛等症状，加重尿路结石患者的不适。

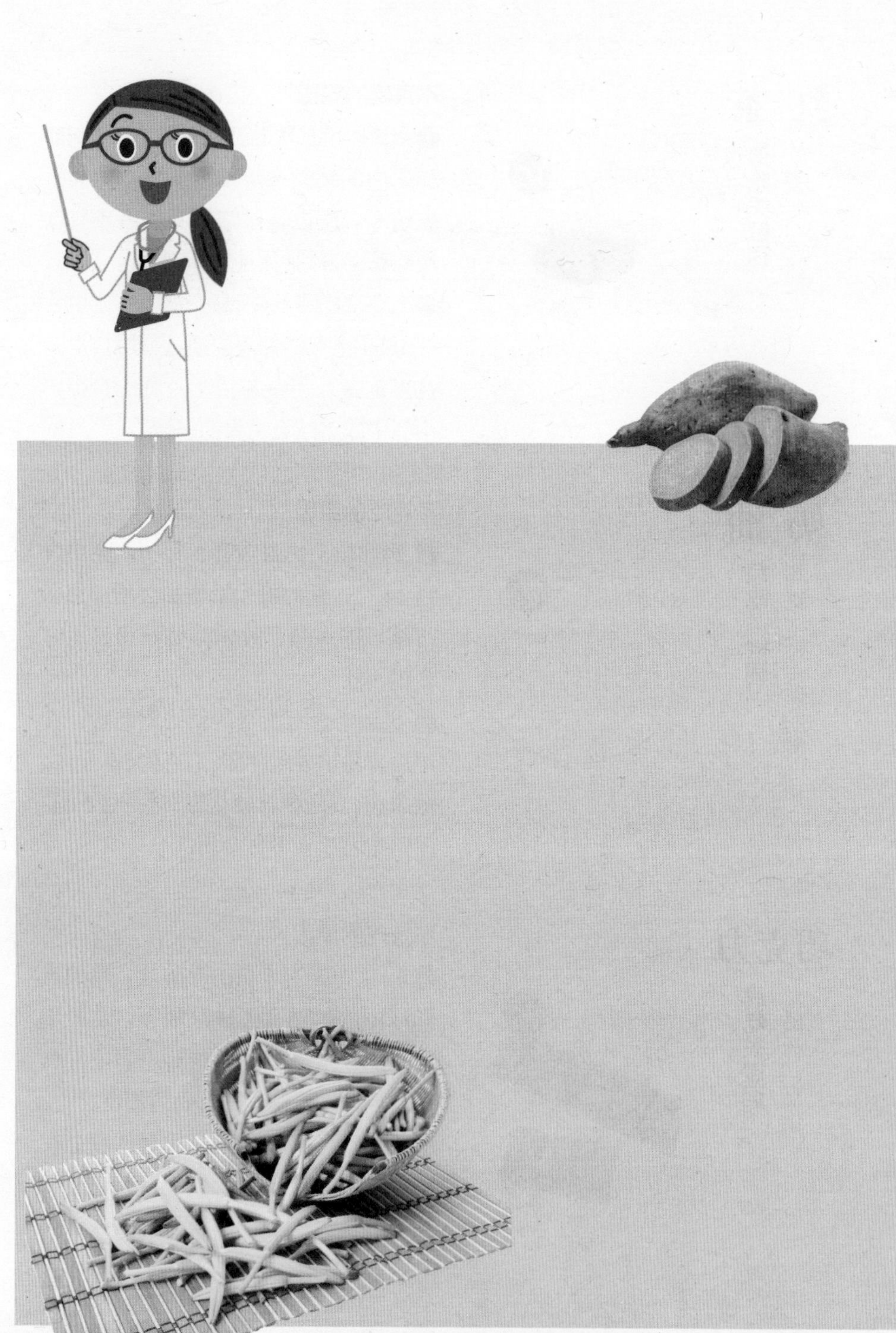

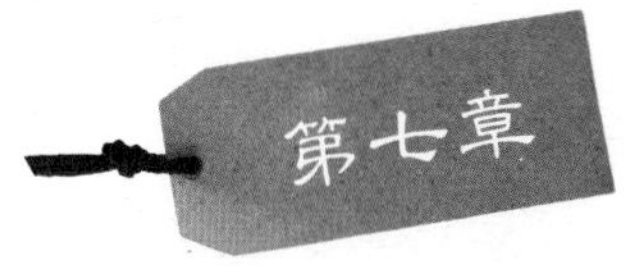

骨科疾病吃什么？禁什么？

本章选取了骨质疏松、肩周炎、风湿性关节炎这3种骨科常见慢性病，对于每一种病症，我们详细地介绍了疾病的定义、中医分型、民间秘方、饮食宜忌、生活保健等方面的知识，并且根据中医的分型，针对每一种病症，推荐了多种有对症食疗功效的食物及菜例。同时，针对不同病症，我们还列举出了常见的应该忌吃的食物，并且详细地解释了忌吃的原因。

骨质疏松

骨质疏松常无明显症状，等到症状出现时，骨钙的流失率多已达 50% 以上。其主要症状为骨骼疼痛，继而出现身长缩短、驼背；易骨折；胸廓骨骼变形挤压肺部时，会出现胸闷、呼吸困难。

饮食宜忌

多吃富含钙（如鱼类、骨头类、蛋类、豆类等）以及富含维生素 D 的食物（如坚果类等）。忌食过甜、过咸、油腻及刺激性食物，避免饮用过量的浓茶等。

中医分型

肾精亏虚型　肾精亏虚型又分为肾阳虚、肾阴虚。肾阳虚者常见腰背疼痛，腿和膝部有酸软感，受力过大可出现胸、腰椎压缩骨折且变矮、驼背弯腰、畏冷喜暖、夜尿多。肾阴虚者腰背疼痛、腿膝酸软，容易发生骨折，手足心热，咽干舌燥。治疗以滋补肝肾、益精填髓为主要原则。

脾气亏虚型　腰背或骨骼疼痛、四肢无力、行走酸疼，全身疲软、易困，食欲不振、腹部有满闷感、形体虚胖、肌肉消瘦、面色萎黄或苍白无光，大便溏稀，小便清长。治疗以补气健脾、强壮筋骨为主要原则。

生活保健

1 应改善不良的生活习惯，进行适当的户外运动，适当晒晒太阳，有利于加强人体对钙的吸收。

2 平时活动时应保持正确的姿势，不要弯腰驼背，以免加重骨骼负担，要保持良好的心情，不要给自己过大的心理压力。

3 晚婚、少育，哺乳期不宜过长，尽可能保存体内钙质，丰富钙库储备，将骨峰值提高到最大值是预防生命后期骨质疏松症的最佳措施。

民间秘方

熟地、淫羊藿、紫河车、泽泻、龙骨、续断、桑寄生、山萸肉、骨碎补各 10 克。水煎服，每日 1 剂，煎两遍，兑匀，分两次服用。本方可补肝肾、强筋骨。根据中医学中“肾主骨”的理论，肾虚是骨质疏松的关键，故治疗宜补肾壮骨、补足肾精，则筋骨坚韧有力，本方适合肾精亏虚型骨质疏松患者食用。

骨质疏松患者宜吃的食疗方

板栗排骨汤

原料

排骨 500 克，胡萝卜 1 根，板栗肉 250 克，盐 1 小匙

制作

1 将板栗肉放入沸水中煮熟；排骨洗净放入沸水中汆烫，捞出；胡萝卜削去皮、冲净，切成小方块。

2 将所有材料放入锅中，加水至盖过材料，大火煮开后再改用小火煮约 30 分钟。

3 煮好后加入盐调味即可。

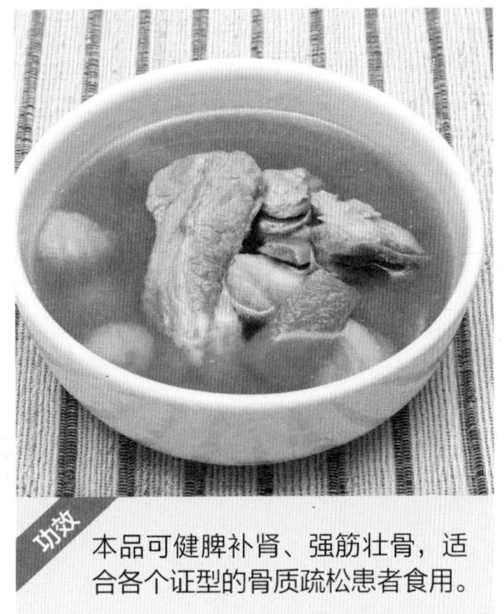

功效 本品可健脾补肾、强筋壮骨，适合各个证型的骨质疏松患者食用。

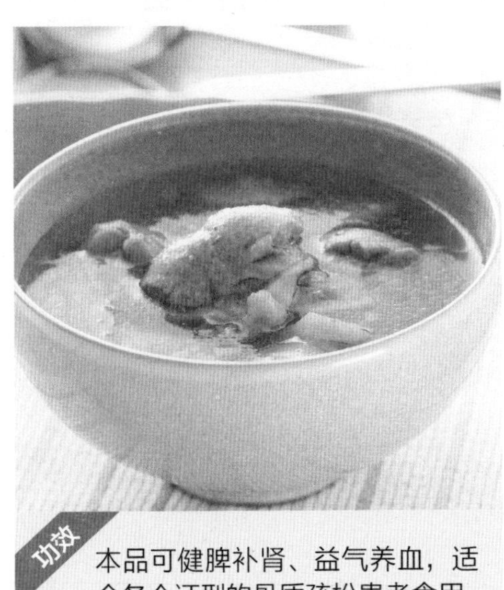

功效 本品可健脾补肾、益气养血，适合各个证型的骨质疏松患者食用。

腰果核桃牛肉汤

原料

核桃 100 克，牛肉 210 克，腰果 50 克，盐 6 克，鸡精 2 克，香葱 8 克

制作

1 将牛肉洗净，切块，汆烫。

2 核桃、腰果洗净备用。

3 汤锅上火倒入水，下入牛肉、核桃、腰果，调入盐、鸡精，煲至熟，撒入香葱即可。

狗脊熟地乌鸡汤

原料

狗脊、熟地、花生各 30 克，红枣 6 颗，乌鸡 1 只，盐 5 克

制作

1 狗脊、熟地、花生分别洗净；红枣去核，洗净。

2 乌鸡去内脏，洗净，斩块，氽烫。

3 将清水 2000 毫升放入瓦煲中，煮沸后放入狗脊、熟地、花生、红枣、乌鸡，以大火煮开，改用小火煲 3 个小时，加盐调味即可。

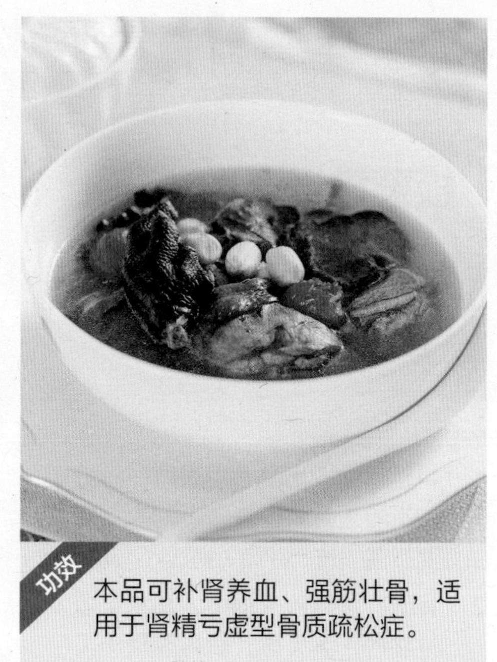

功效 本品可补肾养血、强筋壮骨，适用于肾精亏虚型骨质疏松症。

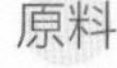

牛大力杜仲汤

原料

牛大力、杜仲、肉苁蓉、牛膝各 10 克，巴戟天、狗脊各 8 克，黑豆 20 克，猪脊骨 250 克，盐适量

制作

1 猪脊骨洗净，氽烫 3 分钟，盛出。

2 黑豆洗净，用清水浸 30 分钟。

3 牛大力、杜仲、肉苁蓉、牛膝、巴戟天、狗脊均洗净，加入猪脊骨、黑豆及 8 碗清水，慢火煲 2 小时，最后加盐调味即可。

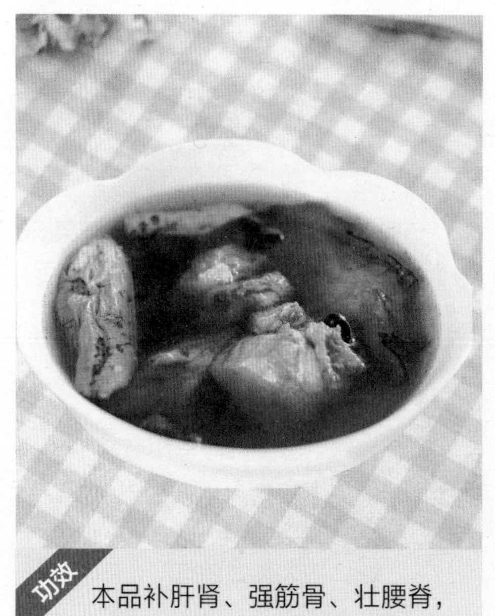

功效 本品补肝肾、强筋骨、壮腰脊，适用于肾精亏虚型骨质疏松症。

板栗土鸡瓦罐汤

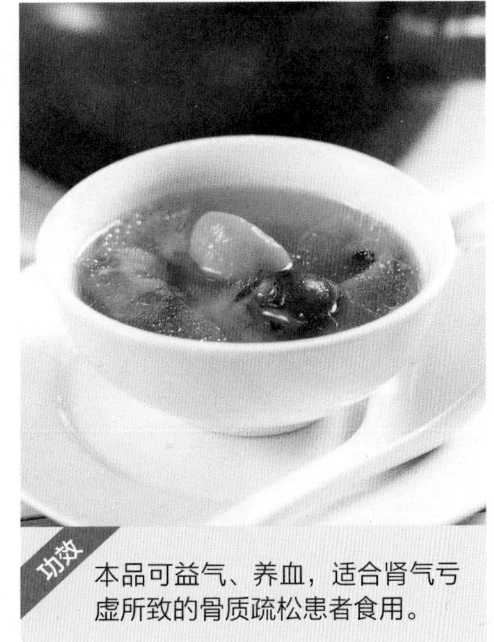

功效 本品可益气、养血，适合肾气亏虚所致的骨质疏松患者食用。

原料

土鸡 1 只，板栗 200 克，红枣 10 克，姜片 10 克，盐 5 克，鸡精 2 克

制作

1 土鸡洗净斩件；板栗剥壳，去皮；红枣洗净。

2 锅上火，加入适量清水烧沸，放入土鸡氽烫，去血水，备用。

3 将土鸡、板栗放入瓦罐里，再放入姜片、红枣，调入盐、鸡精，将瓦罐放进特制大瓦罐中，用木炭火烧制 2 小时即可。

养生黑豆奶

功效 本品可补肾健脾、强壮筋骨，适合各个证型的骨质疏松患者饮用。

原料

青仁黑豆 200 克，党参、麦门冬各 10 克，熟地 8 克，糖 30 克

制作

1 青仁黑豆洗净，浸泡至豆子膨胀，沥干备用。

2 将全部药材置于锅中，加水 600 毫升，煎取药汁 300 毫升备用。

3 将黑豆与药汁混合，放入果汁机内搅拌均匀，过滤出黑豆浆倒入锅中，以中火边搅拌边加热至沸腾，最后加糖拌匀即可。

骨质疏松患者忌吃食物及原因

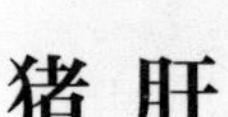

猪 肝

忌吃关键词：
维生素A、易中毒

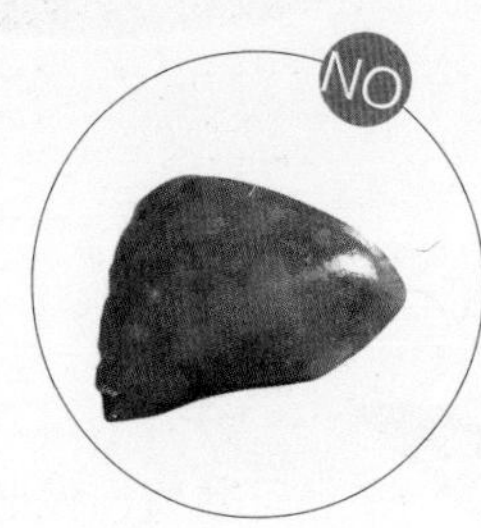

不宜吃的原因：

❶ 猪肝中的维生素 A 含量很高，维生素 A 有抑制骨细胞、刺激破骨细胞形成的作用，长期食用会引起骨质疏松。

❷ 长期大量食用猪肝会使维生素 A 过多积聚，从而出现恶心、呕吐、头痛、嗜睡等中毒现象。

白 糖

忌吃关键词：
丙酮酸、乳酸

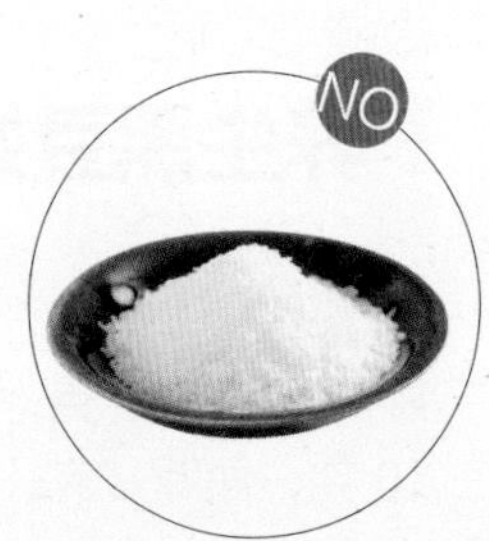

不宜吃的原因：

❶ 白糖代谢会产生大量的丙酮酸和乳酸，机体为了维持体内的酸碱平衡，会消耗大量的钙质，由此造成大量的钙质流失，便会促发或加重骨质疏松。

❷ 过多的糖分会消耗掉人体内维生素 B_1，从而干扰神经系统的正常功能。

咸 菜

忌吃关键词：
高盐、影响钙的吸收

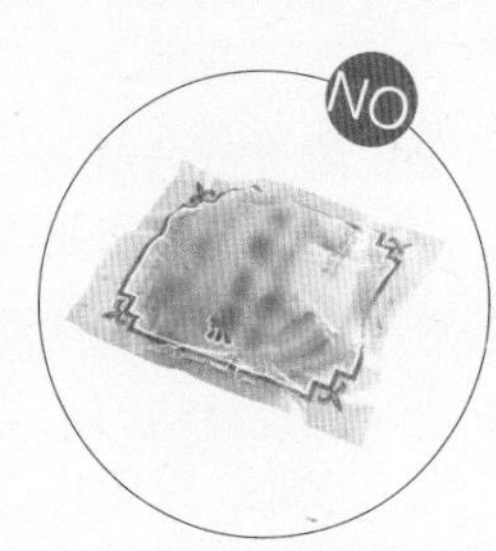

不宜吃的原因：

❶ 咸菜中的钠含量很高，摄入盐分过多，会增加钙质的排泄，使钙质流失过多，从而促发或加重骨质疏松。

❷ 咸菜中含有大量的盐分，盐中的某些成分会与钙结合生成一种不溶性的物质，从而妨碍机体对钙质的吸收。

白酒

忌吃关键词：

酒精、酸性食物

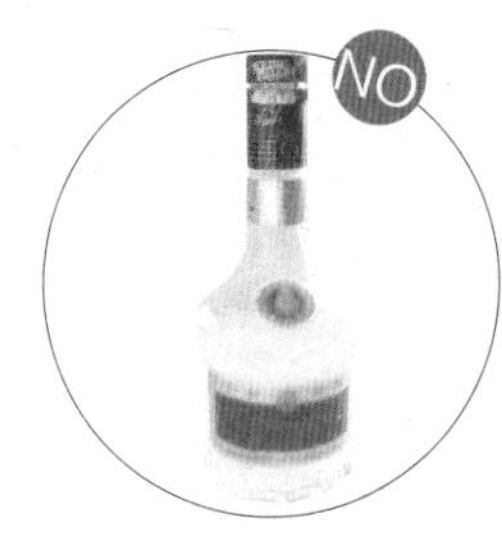

不宜吃的原因：

❶ 酒精可以与机体内的某些物质发生化学反应，从而产生一种可以抑制骨细胞功能的物质，导致骨质疏松症的发生或加重骨质疏松症病情。

❷ 白酒属于酸性食物，机体为了维持体液的酸碱平衡，会自动地利用钙质来中和摄入的酸性物质。所以，饮用白酒，相当于间接消耗了钙质。

咖啡

忌吃关键词：

咖啡因

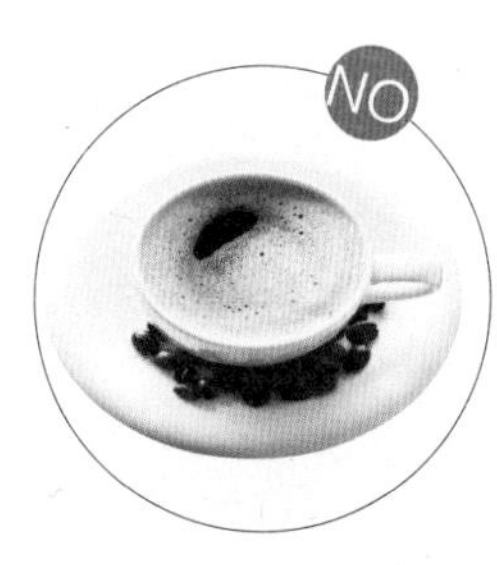

不宜吃的原因：

❶ 咖啡中含有咖啡因，具有利尿的作用，能够增加尿钙的排泄，降低肠管对钙的吸收，从而使体内的钙相对缺乏，骨质疏松患者饮用后，会加重病情。

❷ 大量饮用咖啡还会使骨密度降低，使骨质对钙盐的亲和力降低，从而使骨质主动摄取钙质减少，引发骨质疏松或加重骨质疏松病情。

可乐

忌吃关键词：

磷酸、影响钙的吸收

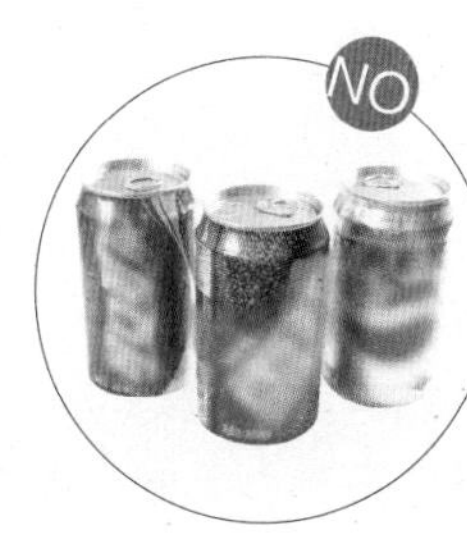

不宜吃的原因：

❶ 可乐中含有大量磷酸，磷酸会阻碍人体对钙质的吸收，使机体的钙质缺乏，从而促发或加重骨质疏松的病情。

❷ 可乐像咖啡一样，也会使骨密度降低，使骨质对钙盐的亲和力降低，从而使骨质主动摄取钙质减少，引发骨质疏松或加重骨质疏松的病情。

肩周炎

肩周炎多由软组织的退行性病变，肩部肌肉痉挛、缺血、萎缩等疾病引起。早期肩关节呈阵发性疼痛，常因天气变化及劳累而诱发，逐渐发展为持续性疼痛并加重，肩关节活动受限。

饮食宜忌

饮食宜清淡易消化，肩部怕冷者可在菜肴中放入少许生姜、花椒、茴香等调味料。要加强营养，补充足够的钙质。少食寒凉生冷食物。

中医分型

寒湿型 肩部疼痛剧烈，肩部寒冷，有麻木感、沉重感，活动障碍，沿手臂产生放射性疼痛。治疗以散寒去湿、祛风通络为主要原则。

肝肾亏虚型 肩部隐痛，晚间加剧，白天稍缓解，肩部肌肉较硬、疼痛持续，伴腰膝酸软、头晕耳鸣等症。治疗以补益肝肾、强健筋骨为主要原则。

血瘀型 肩部有剧烈的刺痛感，并伴有每天午后定时发热现象，肩关节活动受限制，且持续时间较长，肩关节后面肌肉僵硬。治疗以活血化瘀、宣痹止痛为主要原则。

生活保健

1 受凉是肩周炎的常见诱发因素，因此要注意防寒保暖，尤其是肩部，一旦受凉，应及时就医治疗。

2 经常伏案、双肩经常处于外展工作的人，要注意纠正不良姿势，除积极治疗患侧肩外，还应对健侧肩进行预防。

3 对肩周炎的治疗，服用止痛药物只能治标，暂时缓解症状，停药后多数会复发，若患者能坚持功能锻炼，预后相当不错。

4 治疗期间，忌提重物，可适量做一些肩部运动。

民间秘方

1. 附子片、生姜、桂枝、陈皮各15克，羌活、柴胡、当归、白术、龙胆、白芍各10克。以白酒作引，水煎服。每日1剂，分两次服用。本方祛风散寒、通络止痛，主治寒湿型肩周炎。

2. 龙胆、防风、羌活、桂枝、白芍、当归各15克，川芎、延胡索、桑寄生、鸡血藤各20克。每日1剂，分两次服用，本品具有活血止痛、祛风通络的作用，主治血瘀型肩周炎。

肩周炎患者宜吃的食疗方

姜黄木瓜豆芽汤

原料

姜黄、木瓜各 10 克，黄豆芽 250 克，猪油适量，盐 6 克

制作

1 将黄豆芽、姜黄、木瓜洗净。

2 将姜黄和木瓜放入砂锅内，煎汁去渣。

3 放入黄豆芽、猪油同煮汤，熟后再加盐调味即可。

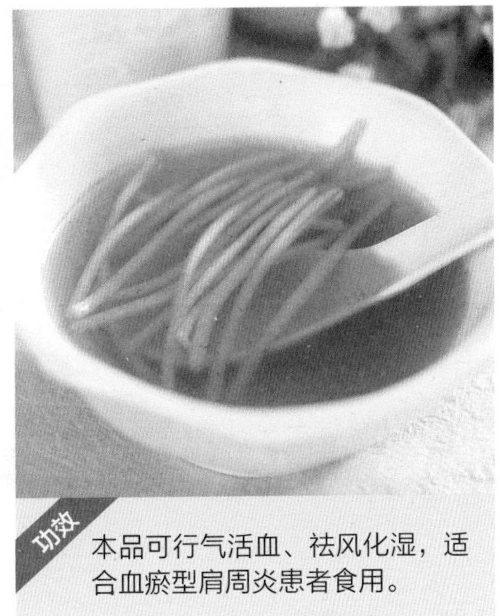

功效 本品可行气活血、祛风化湿，适合血瘀型肩周炎患者食用。

羌活鸡肉汤

原料

羌活 15 克，川芎 10 克，红枣 5 颗，鸡肉 150 克，盐 2 小匙

制作

1 鸡肉洗净剁块；羌活、川芎洗净，用纱布包好，扎紧；红枣洗净。

2 鸡肉汆烫，捞起冲净。

3 将以上材料一起放入锅中，加 7 碗水以大火煮开，转小火续炖 30 分钟，起锅前捞去纱布袋，加盐调味即可。

功效 本品可散寒祛湿、行气活血，适合血瘀型肩周炎患者食用。

板栗烧鳗鱼

原料

鳗鱼400克，板栗200克，红椒1个，豌豆荚50克，葱段、姜、盐、酱油、油各适量

制作

1 鳗鱼洗净切段，红椒切块，姜切片，豌豆荚切段后入沸水焯烫。

2 将鳗鱼入油锅炸至表面金黄，板栗去壳入锅蒸半小时。

3 油锅烧热，放入葱、姜、红椒爆香，淋酱油，放入鳗鱼及板栗，放入豌豆荚，加入盐，小火煮至汤汁收干即可。

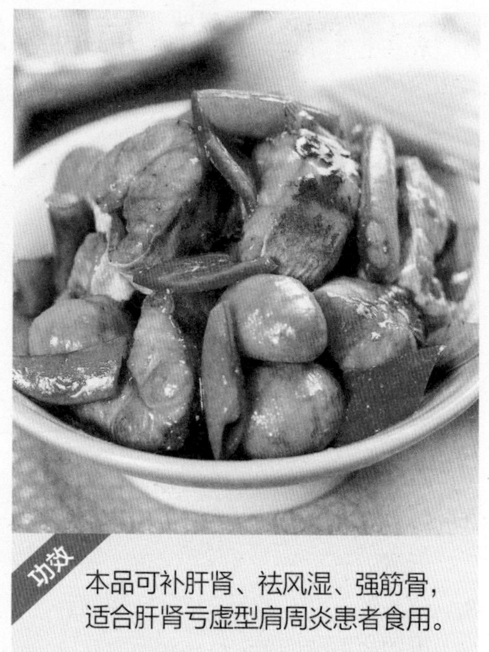

功效 本品可补肝肾、祛风湿、强筋骨，适合肝肾亏虚型肩周炎患者食用。

锁阳炒虾仁

原料

锁阳15克，山楂10克，核桃仁15克，虾仁100克，姜、葱、盐、油各适量

制作

1 把锁阳、核桃仁、山楂洗净，虾仁洗净，姜、葱均切段。

2 锁阳放入炖杯内，加水100毫升，炖25分钟去渣，留药汁待用。

3 起油锅，加入核桃仁炸香，再下入姜、葱爆香，随即下入虾仁、山楂、盐、锁阳汁液，炒匀即成。

功效 本品可补肾壮阳、强腰壮骨，适合肝肾亏虚型肩周炎患者食用。

菟丝子烩鳝鱼

原料

净鳝鱼 250 克，净笋 50 克，菟丝子、干地黄各 15 克，酱油、盐、淀粉、胡椒、蛋清、油各适量

制作

1 将菟丝子、干地黄洗净煎煮两次，过滤取汁。

2 鳝鱼切片，加水、淀粉、蛋清、盐煨好放入碗内。

3 起油锅，下入鳝鱼滑开，再放入净笋，炒至将熟时，倒入药汁，再放入胡椒、盐调味即可。

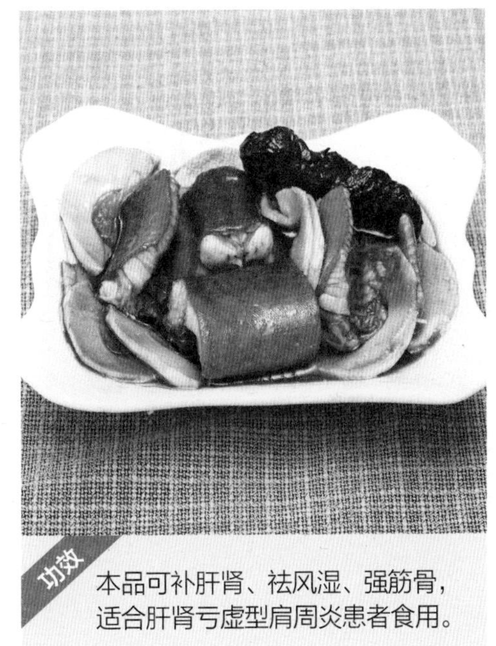

功效 本品可补肝肾、祛风湿、强筋骨，适合肝肾亏虚型肩周炎患者食用。

杜仲桑枝煨鸡

功效 本品可祛风湿、补肝肾、益气健脾，适合肝肾亏虚型肩周炎患者食用。

原料

桑枝、杜仲各 20 克，黄芪、枸杞各 10 克，鸡翅 200 克，竹笋 70 克，姜 5 片，葱花 4 克，酱油、米酒、油各适量

制作

1 黄芪、枸杞、桑枝、杜仲稍冲洗后，煎取药汁一杯备用。

2 竹笋洗净切段，鸡翅洗净切块。

3 锅中下油烧热，入葱、姜爆香，再下鸡翅、竹笋、药汁、酱油、米酒，加水焖煮至熟烂即可。

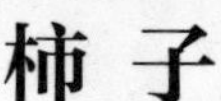

肩周炎患者忌吃食物及原因

柿 子

忌吃关键词：高糖、性寒

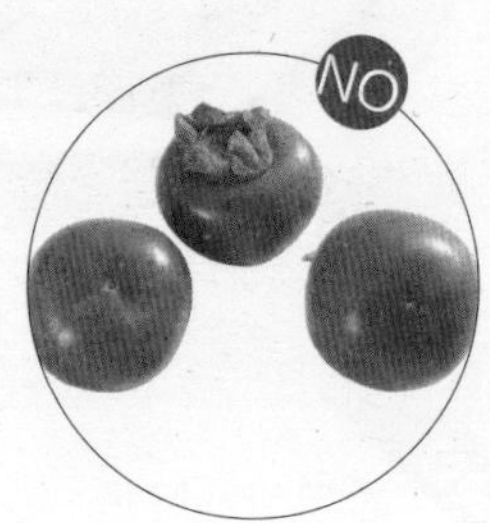

不宜吃的原因：

❶ 柿子的糖分含量很高，大量糖分摄入会消耗骨骼中的钙质，使钙质大量流失，加重肩周炎患者的病情。

❷ 柿子性寒，而肩周炎多是因为感受了外界风、寒、湿三种邪气所致，食用柿子等寒凉食物，无疑会加重病情。

奶 油

忌吃关键词：肥厚油腻、高脂肪

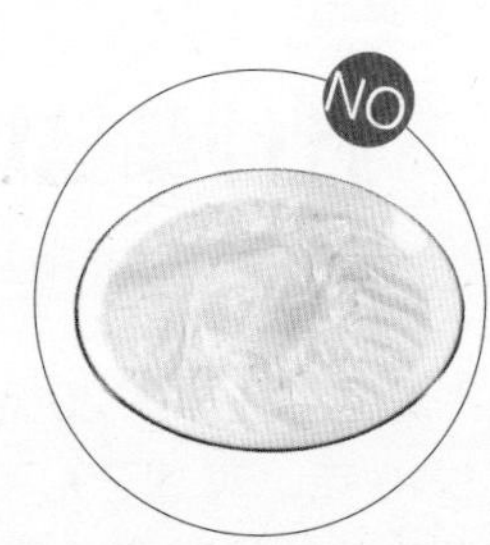

不宜吃的原因：

❶ 气血痹阻不畅易导致肩周炎，奶油属于肥厚油腻之品，可助湿生痰，加重气血痹阻，从而加重肩周炎的病情。

❷ 奶油的脂肪含量极高，脂肪在体内代谢会产生大量酮体，过多的酮体会刺激关节，从而加重肩周炎病情。

冰激凌

忌吃关键词：高糖、寒凉之物

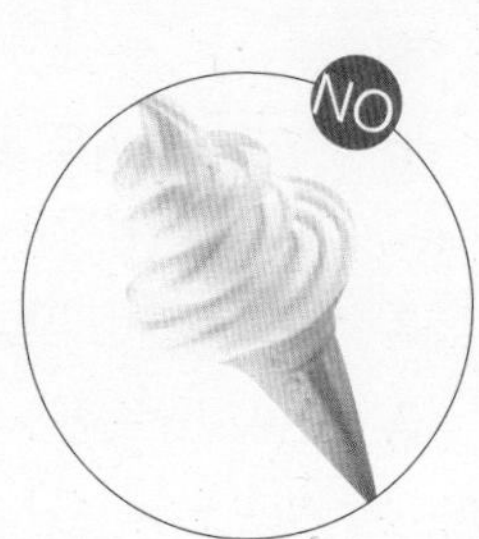

不宜吃的原因：

❶ 冰激凌的含糖量较高，大量糖分摄入会消耗骨骼中的钙质，使钙质大量流失，加重肩周炎患者的病情。

❷ 冰激凌属于寒凉之物，寒邪是诱发肩周炎的因素之一，所以食用冰激凌等寒凉食物，无疑会加重病情。

肥 肉

忌吃关键词：

肥厚油腻、高脂肪

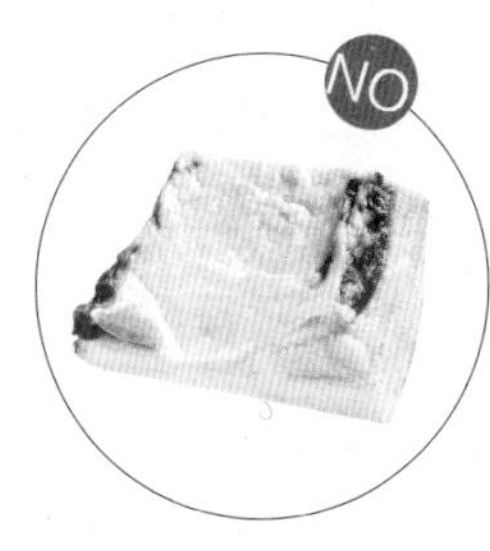

不宜吃的原因：

❶ 中医认为，肩周炎多由于体内气血痹阻不畅而致。而肥肉属于肥厚油腻之品，可助湿生痰，湿乃阴邪，可加重气血痹阻，从而加重肩周炎的病情。

❷ 肥肉的脂肪含量很高，脂肪在体内氧化过程中会产生大量酮体，而过多的酮体会对关节形成刺激作用，从而加重肩周炎的炎症病情。

鹅 肉

忌吃关键词：

甘润肥腻、发物

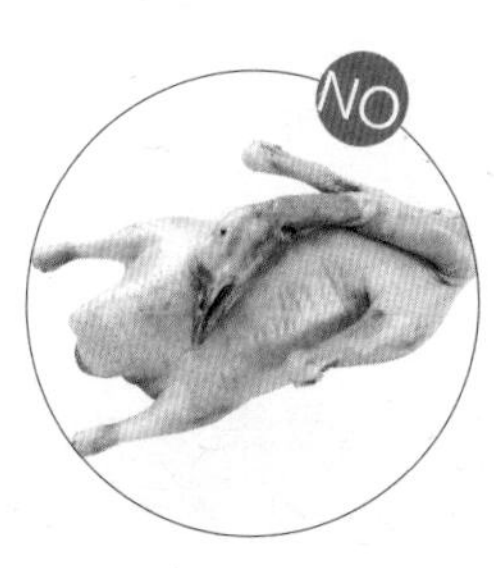

不宜吃的原因：

❶ 中医认为，肩周炎多由于体内气血痹阻不畅而致。而鹅肉甘润肥腻，可助湿生痰，加重气血痹阻，从而加重肩周炎的病情。

❷ 关于鹅的食用禁忌，《本草纲目》中有记载："鹅，气味俱厚，发风发疮，莫此为甚。"可见鹅肉乃大发食物，肩周炎患者食用后会加重其炎症及疼痛。

海 带

忌吃关键词：

尿酸、性寒

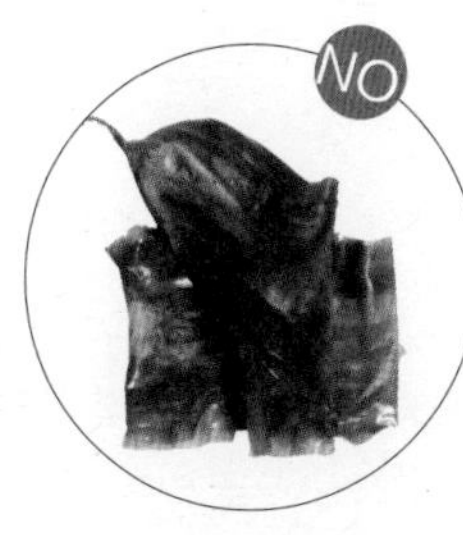

不宜吃的原因：

❶ 海带中含有一定的尿酸，这些尿酸被身体吸收后，会在关节中形成尿酸盐结晶，从而加重肩周炎的病情。

❷ 海带性寒，肩周炎多是因为感受了外界风、寒、湿的三种邪气，居住环境或工作环境潮湿，邪气长久滞留在肩部的关节内所致，再食用海带等寒凉食物，无疑会加重病情。

风湿性关节炎

风湿性关节炎常发生于膝、踝、肩、肘、腕等处，主要表现为“红、肿、热、痛”。这种炎症可由一个关节转移至另一个关节，也可几个关节同时发病，一般 2~4 周后可消退，但常反复发作。

饮食宜忌

患者可少量饮酒，有祛风、活血以及疏通经络的作用。在关节炎的急性发作期，不宜进食辛辣刺激性食物。久病脾虚者不宜进食生冷寒凉性食物。

中医分型

寒邪外侵型 肢体关节疼痛剧烈，固定不移，得热则减，遇寒加重，关节不可屈伸，局部皮色不红，触之不热。治疗以散寒通络、祛风除湿为主要原则。

湿邪浸渍型 肢体关节沉重、麻木、酸痛，或有肿胀、痛有定处，手足沉重，活动不便。治疗以除湿通络、祛风散寒为主要原则。

风湿热痹型 关节疼痛、局部灼热红肿、得冷稍舒，痛不可触，可病及一个或多个关节，多兼有发热、恶风、口渴、烦闷不安等全身。治疗以清热凉血、祛风除湿为主要原则。

生活保健

1 要避免受寒、淋雨和受潮，关节处要注意保暖，不穿湿衣、湿鞋、湿袜等。

2 注意预防感染和控制体内的感染病灶。

3 适当参加体育运动，加强锻炼，增强身体素质。

4 注意保证充足的睡眠，保持情绪乐观，对疾病的治疗有积极作用。

民间秘方

当归、川芎、桂枝、白芍各 15 克，生地、陈皮、半夏（姜汁炒）、白芥子各 12 克，茯苓（去皮）、桃仁（去皮）各 10 克，红花 6 克，甘草 5 克。水煎服，每日 1 剂，分两次服用，6 天为 1 个疗程。本方可化痰行瘀，通络止痛，适用于痰瘀痹阻型风湿性关节炎。

风湿性关节炎患者宜吃的食疗方

冬瓜薏米兔肉汤

原料

兔肉250克，冬瓜500克，薏米30克，生姜20片，盐5克

制作

1 将冬瓜去瓤，洗净，切块；薏米洗净；兔肉洗净，切块，去肥脂，用开水汆去血水。

2 把姜片及以上全部原料（除盐外）一起放入锅内，加适量清水，大火煮沸后，小火煲2小时，调入盐即可。

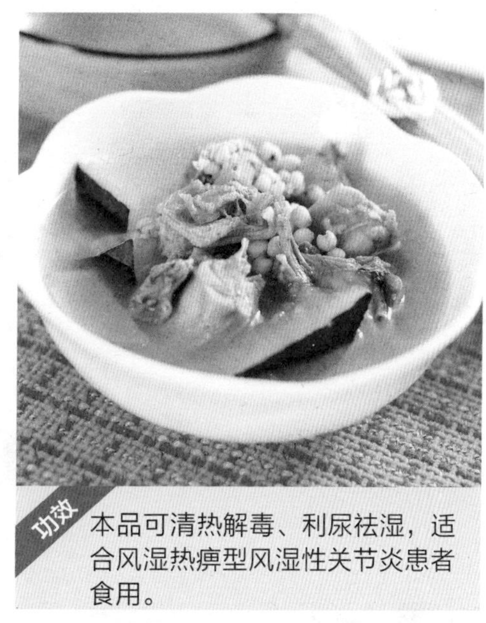

功效 本品可清热解毒、利尿祛湿，适合风湿热痹型风湿性关节炎患者食用。

败毒排骨汤

原料

羌活、独活、川芎、前胡各25克，党参、柴胡、茯苓各10克，甘草、枳壳、干姜各5克，排骨250克，盐4克

制作

1 将所有药材洗净，入锅煎取药汁一杯。

2 排骨入沸水汆烫，捞起冲净，入炖锅，加入熬好的药汁，再加水至盖过材料，煮开后转小火炖约30分钟，最后加盐调味即可。

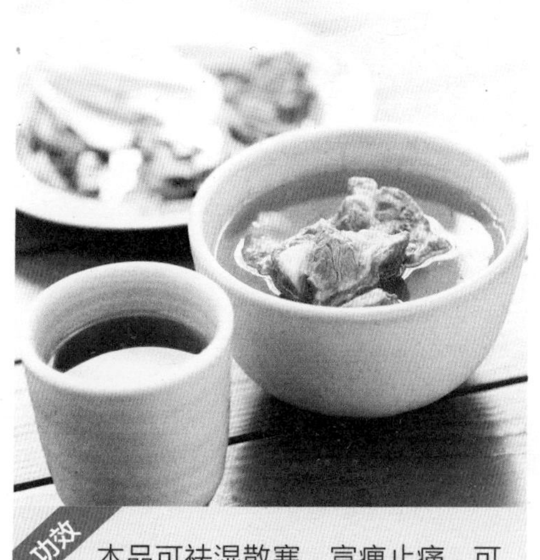

功效 本品可祛湿散寒、宣痹止痛，可用于寒邪外侵型的风湿性关节炎。

大蒜烧鳗鱼

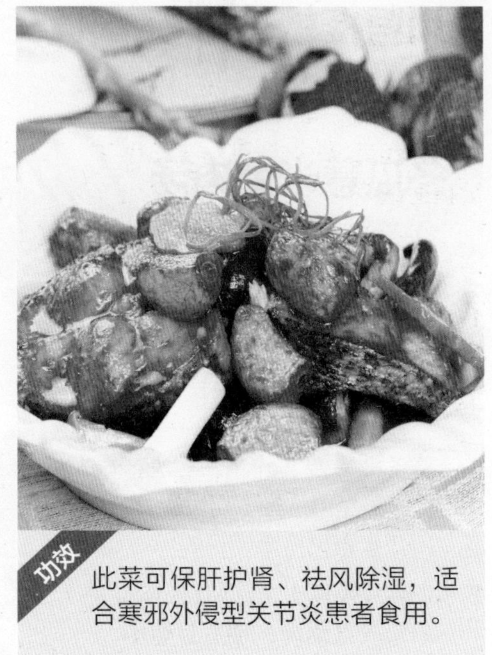

原料

鳗鱼 300 克，大蒜 50 克，香菇 100 克，油、酱油、盐、淀粉、料酒、葱花、姜片各适量

制作

1 将鳗鱼洗净切段，加盐和料酒腌渍入味；大蒜去皮洗净；香菇洗净撕开。

2 炒锅加油烧热，将鳗鱼段稍炸，捞出控油。起油锅，爆香葱花和姜片，放入香菇、蒜瓣与鳗鱼炒匀，加酱油、盐、淀粉，再倒入砂锅中，慢火烧熟即可。

功效 此菜可保肝护肾、祛风除湿，适合寒邪外侵型关节炎患者食用。

羊肉枸杞姜粥

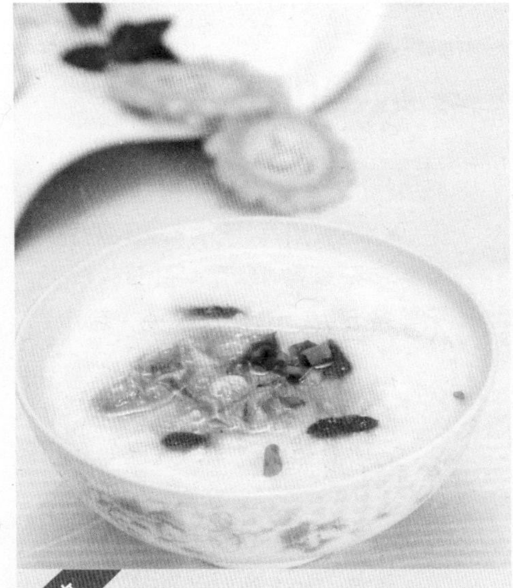

功效 本品可益气补虚、散寒止痛，适合寒邪外侵型关节炎患者食用。

原料

羊肉 100 克，枸杞、姜丝各 30 克，大米 80 克，盐 3 克，味精 1 克，葱花少许

制作

1 大米淘净，泡半小时；羊肉洗净，切片；枸杞洗净。

2 大米入锅，加水旺火煮沸，下入羊肉、枸杞、姜丝，转中火熬煮至米粒软散。

3 慢火熬煮成粥，加盐、味精调味，撒上葱花即可。

川芎桂枝茶

原料

川芎、丝瓜络各 10 克，桂枝 8 克，冰糖适量

制作

1 将川芎、桂枝、丝瓜络洗净，一起放入锅中。

2 往锅里加入适量水，煲 20 分钟，加入冰糖。

3 将煮好的茶倒入壶中即可饮用。

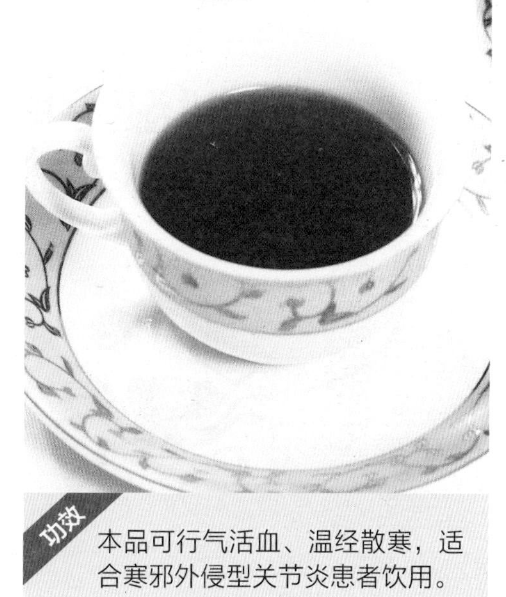

功效 本品可行气活血、温经散寒，适合寒邪外侵型关节炎患者饮用。

樱桃苹果汁

原料

樱桃 300 克，玫瑰花 10 克，苹果 1 个

制作

1 将苹果洗净，去子，榨汁；玫瑰花泡开。

2 将樱桃洗净，与玫瑰花一起放入榨汁机榨汁，以滤网去残渣。

3 将做法 1 及做法 2 的果汁混合拌匀即可。

功效 本品可祛风除湿、益气活血，适合湿邪浸渍型关节炎患者饮用。

风湿性关节炎患者忌吃食物及原因

螃蟹

忌吃关键词：高嘌呤、发物、性寒

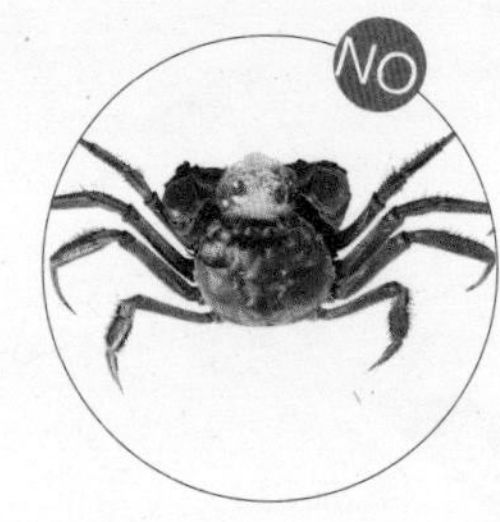

不宜吃的原因：

❶ 螃蟹属于高嘌呤食物，食用过多就会出现尿酸沉积，从而诱发关节炎或加重关节炎病情。

❷ 螃蟹为海鲜发物，在风湿性关节炎非急性期时食用可导致风湿性关节炎急性发作。

虾

忌吃关键词：高嘌呤、发物

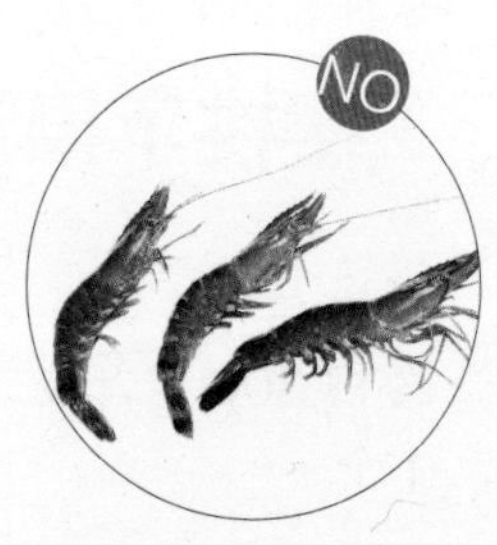

不宜吃的原因：

❶ 虾和螃蟹一样，属于高嘌呤食物，食用过多就会出现尿酸沉积，从而诱发关节炎等，加重关节炎病情。

❷ 虾为海鲜发物，关于虾的食用禁忌，《随息居饮食谱》有记载："虾，发风动疾，生食尤甚，病人忌之。"

海带

忌吃关键词：高嘌呤、性寒

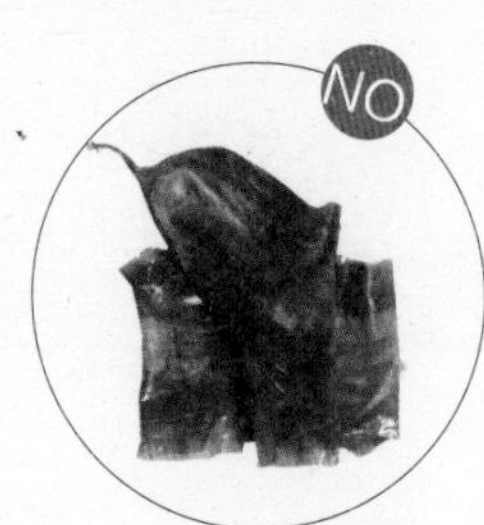

不宜吃的原因：

❶ 海带中的嘌呤含量很高，食用过多就会出现尿酸沉积，从而诱发关节炎等，加重风湿性关节炎的病情。

❷ 海带性寒，寒邪外侵型的风湿性关节炎患者不宜食用，否则可加重其肢体关节疼痛。

咖 啡

忌吃关键词：

咖啡因

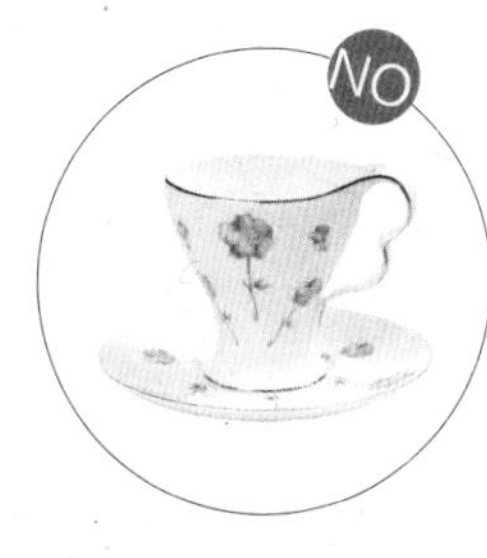

不宜吃的原因：

❶ 咖啡能够增加尿钙的排泄，从而使体内的钙相对缺乏，容易发生骨质疏松，不利于风湿性关节炎病情。

❷ 咖啡中的咖啡因是一种中枢神经兴奋剂，可兴奋人的中枢神经，兴奋心肌。但是，风湿性关节炎患者多伴有精神状况不佳，多饮咖啡会影响睡眠质量，久之还可引起神经衰弱。

奶 油

忌吃关键词：

肥厚油腻、高脂肪

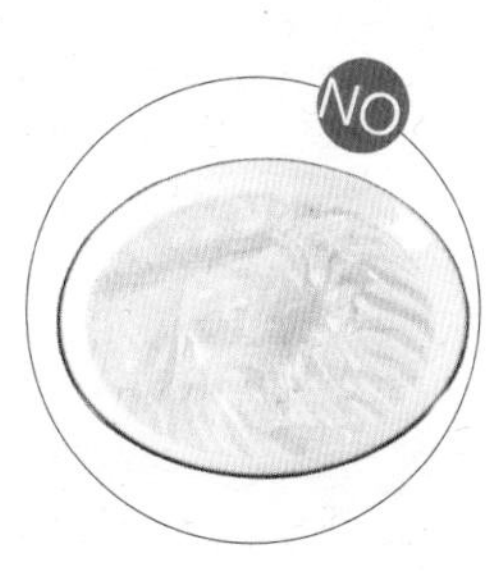

不宜吃的原因：

❶ 奶油属于肥厚油腻之品，可助湿生痰，加重气血痹阻，湿邪浸渍、风湿热痹型的患者不宜食用，否则可加重其肢体关节沉重、麻木、酸痛等症状。

❷ 奶油的脂肪含量极高，脂肪在体内氧化过程中会产生大量酮体，而过多的酮体会对关节形成刺激作用，从而加重风湿性关节炎的炎症病情。

冰激凌

忌吃关键词：

高糖、寒凉之物

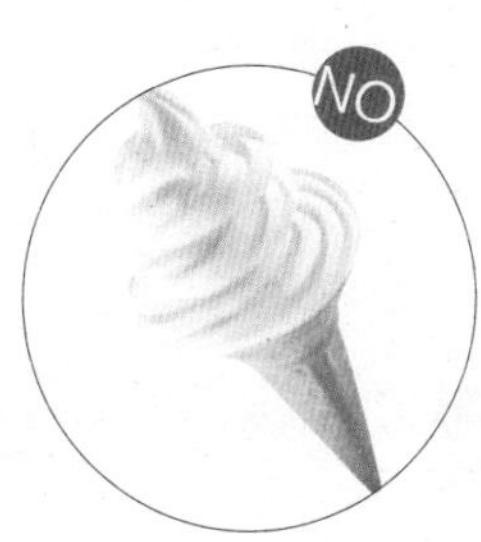

不宜吃的原因：

❶ 冰激凌的含糖量较高，大量糖分摄入会消耗骨骼中的钙质，使钙质大量流失，加重风湿性关节炎患者的病情。

❷ 冰激凌属于寒凉之物，寒邪外侵型的风湿性关节炎患者不宜食用，否则可加重其肢体关节疼痛剧烈的症状。

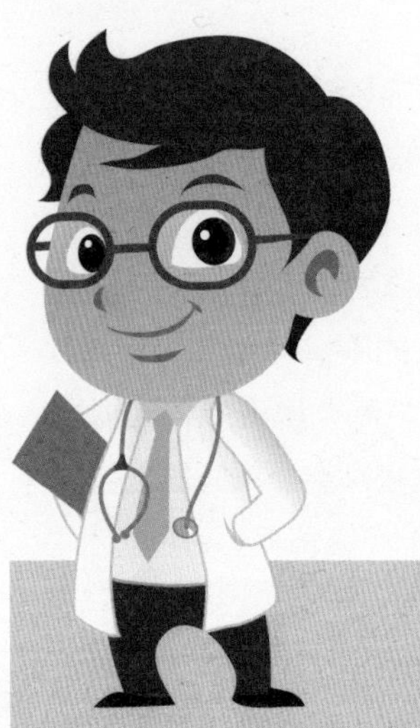
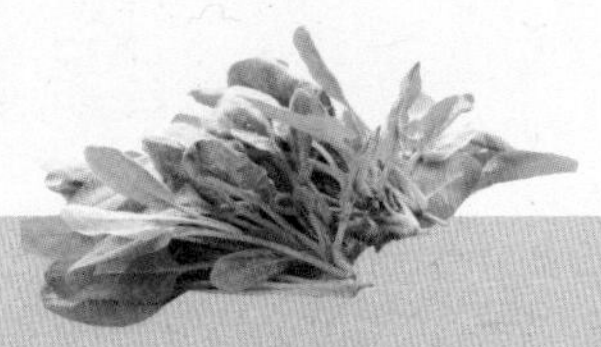
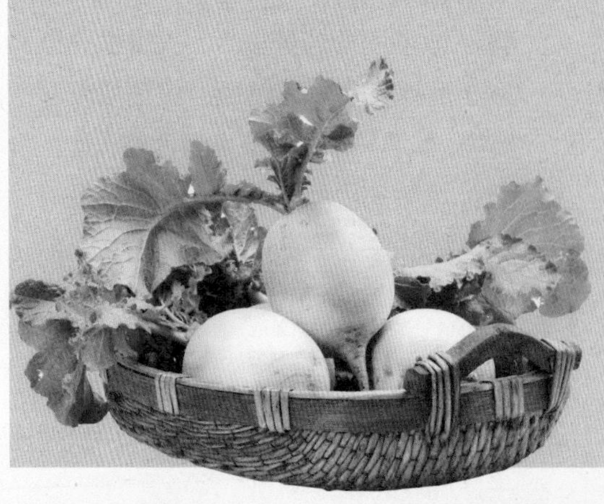

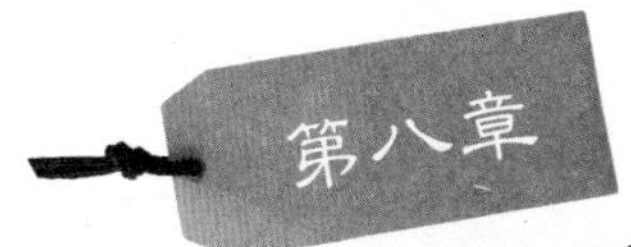

第八章

五官、皮肤科疾病吃什么？禁什么？

本章选取了慢性咽炎、皮肤瘙痒、痤疮、湿疹这 4 种五官、皮肤科的常见慢性病，对于每一种病症，我们详细地介绍了疾病的定义、中医分型、民间秘方、饮食宜忌、生活保健等方面的知识，并且根据中医的分型，针对每一种病症，推荐了多种有对症食疗功效的食物及菜例。同时，针对不同病症，我们还列举出了常见的应该忌吃的食物，并且详细地解释了忌吃的原因。

慢性咽炎

慢性咽炎为咽部黏膜、黏膜下及淋巴组织的弥漫性炎症。咽部有各种不适感，如灼热、干燥、微痛、发痒、异物感、痰黏感，迫使以咳嗽清除分泌物，常在晨起用力咳嗽时，引起作呕不适。

饮食宜忌

宜饮食清淡，多吃具有滋阴作用的酸甘食物及新鲜蔬菜、水果。宜多饮果汁、豆浆等。忌烟、酒、咖啡、可可，忌葱、姜、蒜、辣椒等辛辣刺激性食物。

中医分型

阴虚火炎型　表现为咽部不适、有异物感、黏痰量少、午后烦热、腰膝酸软、舌质红、脉象细数，治疗以清热泻火、滋阴利咽为主要原则。

痰阻血瘀型　表现为咽部干涩、有刺痛感，因清嗓而恶心不适，舌质红、舌苔黄腻、脉滑而数。治疗以化痰利咽、化瘀散结为主要原则。

阴虚津枯型　表现为咽干瘙痒、灼热燥痛、异物感明显，检查见咽喉充血、红肿、干燥等，伴夜间梦多、耳鸣眼花，舌质红、少津，脉细数。治疗以滋阴润燥、清热利咽为主要原则。

生活保健

1 进行适当体育锻炼，正常作息，保持良好的心理状态，通过增强自身整体免疫功能来提高咽部黏膜局部功能状态。

2 积极治疗可能引发慢性咽炎的局部相关疾病，如鼻腔、鼻窦、鼻咽部的慢性炎症，慢性扁桃体炎，口腔炎症，胃食管反流等。

3 避免接触粉尘、有害气体、刺激性食物、空气质量差的环境等对咽黏膜不利的刺激因素。

4 避免长期过度用声，避免接触导致慢性过敏性咽炎的过敏原。

民间秘方

1. 玄参30克，麦冬、玉竹各20克，桔梗15克，川贝、薄荷各10克，甘草6克。水煎服，每日1剂，分两次服用。本方可清热利咽、生津润燥、止咳化痰，对阴虚津枯的慢性咽炎患者有很好的疗效。
2. 生地黄15克，麦冬、玄参、三棱、丹参各10克，罗汉果半个，甘草6克。水煎服，每日1剂，分两次服用。本方可滋阴利咽、化痰散结，对痰阻血瘀型慢性咽炎患者有很好的疗效。

慢性咽炎患者宜吃的食疗方

海带豆腐汤

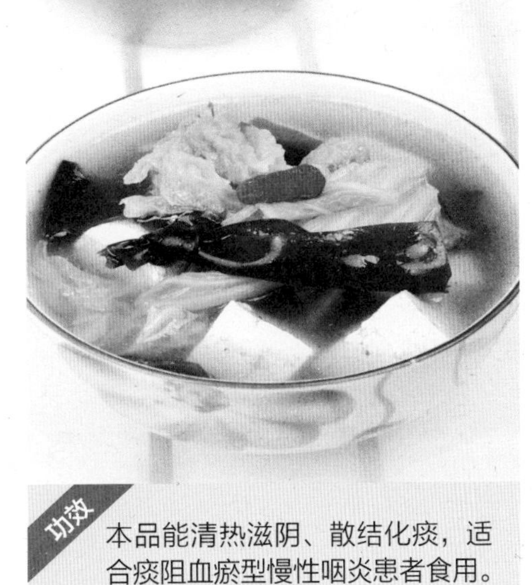

原料

女贞子 15 克，海带结 20 克，豆腐 150 克，白菜 50 克，姜丝、盐各少许

制作

1 海带结洗净，泡水；豆腐洗净切丁；女贞子洗净备用。

2 水煮沸后，先放入女贞子煮 10 分钟。

3 再放入海带结、豆腐、白菜、姜丝煮 10 分钟，熟后放盐即可。

功效 本品能清热滋阴、散结化痰，适合痰阻血瘀型慢性咽炎患者食用。

银耳海鲜汤

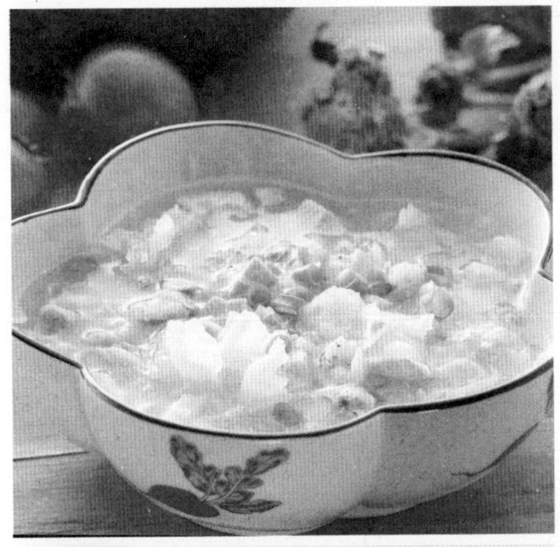

原料

银耳 15 克，三文鱼 200 克，虾仁 10 只，蚌肉 100 克，银鱼 100 克，葱花 20 克，盐、淀粉各适量

制作

1 银耳洗净泡发，撕小朵；三文鱼洗净切丁；虾仁去泥肠，洗净。

2 锅中注水，加入银耳煮沸后再加入三文鱼、蚌肉、虾仁、银鱼，煮熟后加盐调味，再用淀粉勾芡，撒上葱花即可。

功效 本品能清热滋阴、生津止渴，适合阴虚津枯型慢性咽炎患者食用。

薄荷水鸭汤

原料

水鸭400克，薄荷100克，生姜10克，盐、胡椒粉、鸡精、油各适量

制作

1 水鸭洗净，斩成小块；薄荷洗净，摘取嫩叶；生姜切片。
2 锅中加水烧沸，下鸭块焯去血水，捞出。
3 净锅加油烧热，下入生姜片、鸭块炒干水分，加入适量清水，倒入煲中煲30分钟，再下入薄荷叶、盐、胡椒粉、鸡精调匀即可。

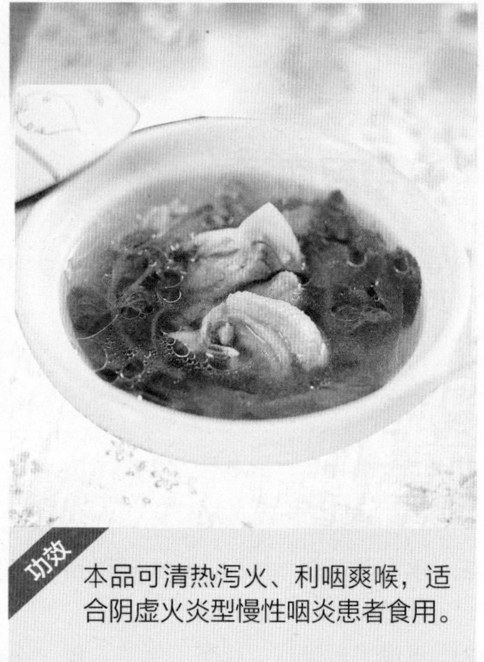

功效 本品可清热泻火、利咽爽喉，适合阴虚火炎型慢性咽炎患者食用。

西洋参无花果甲鱼汤

原料

西洋参10克，无花果20克，甲鱼500克，红枣3颗，生姜、盐各适量

制作

1 将西洋参、无花果、红枣洗净。
2 将甲鱼的血放净并与适量清水一同放入锅内，煮沸，捞出退去表皮内脏，洗净斩件。
3 将2000毫升清水放入瓦煲内，煮沸后加入所有材料（除盐外），大火煲滚后，改用文火煲3小时，加盐调味即可。

功效 本品可滋阴利咽、益气健脾，适合阴虚津枯型慢性咽炎患者食用。

干贝黄瓜盅

原料

黄瓜150克,干贝100克,生地、芦根、枸杞各10克，盐、淀粉各适量

制作

1 生地、芦根洗净煎汁，去渣备用；黄瓜去皮切段，挖除每段黄瓜中心的子，并塞入1个干贝，装盘。

2 枸杞撒在黄瓜上面，放入锅内蒸熟，将蒸出的药汁倒入锅内加热。

3 待沸腾时加入淀粉水勾芡，加盐，拌匀，趁热均匀淋在干贝黄瓜盅上即可。

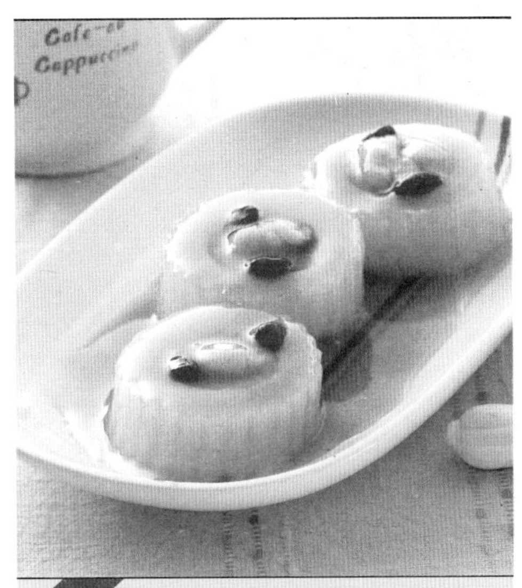

功效 本品可清热泻火、养阴生津，适用于阴虚津枯型慢性咽炎。

川贝冰糖粥

原料

川贝母适量，大米80克，冰糖8克，枸杞、香菜各适量

制作

1 大米泡发洗净，川贝母洗净。

2 锅置火上，倒入清水，放入大米，以大火煮开。

3 加入备好的川贝母、冰糖煮至浓稠状，用枸杞、香菜装饰即可。

功效 此粥可化痰止咳、滋阴生津，适合阴虚火炎型慢性咽炎患者食用。

麦冬石斛粥

原料

麦门冬 10 克，石斛 10 克，西洋参 5 克，枸杞 5 克，粳米 70 克，冰糖 50 克

制作

1 西洋参磨成粉末状；麦门冬、石斛分别洗净，放入棉布袋中包起；枸杞洗净后用水泡软备用。

2 粳米洗净，和 800 毫升水、枸杞、药材包一起放入锅中，熬煮成粥。

3 再加入西洋参粉、冰糖，煮至冰糖溶化后即可。

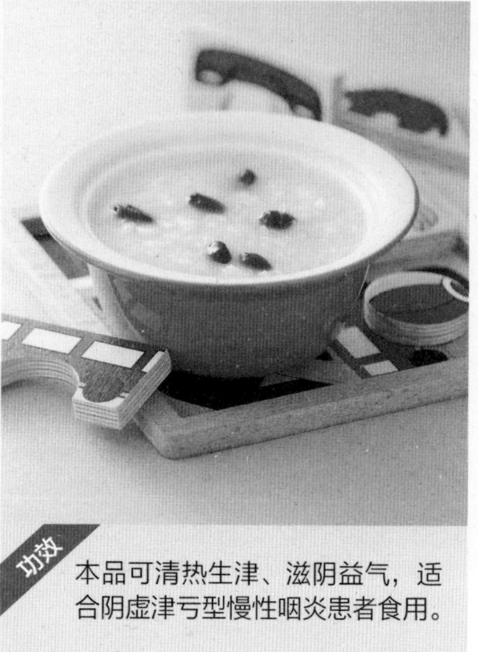

功效 本品可清热生津、滋阴益气，适合阴虚津亏型慢性咽炎患者食用。

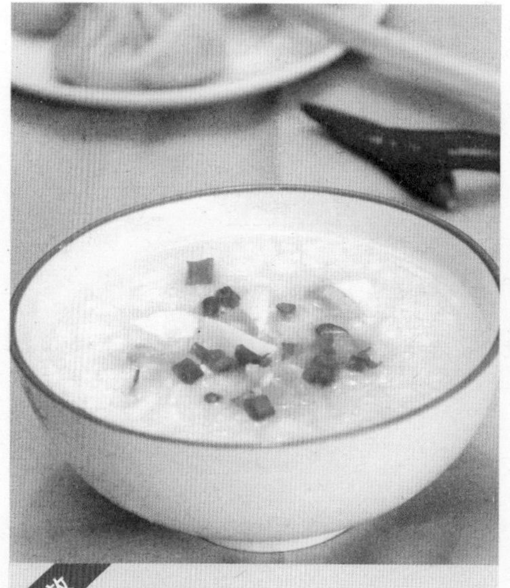

功效 本品可清热利咽、化痰止咳，适合痰阻血瘀型慢性咽炎患者食用。

鸡蛋罗汉果粥

原料

大米 80 克，罗汉果 50 克，鸡蛋 1 个，盐 3 克，味精 2 克，香油、葱花适量

制作

1 大米淘洗干净，放入清水中浸泡；罗汉果洗净，打碎，再用棉布袋包起来，下入沸水锅中煮成浓汁；鸡蛋煮熟后去皮切小丁。

2 锅置火上，注入清水，放入大米煮至五成熟。

3 倒入罗汉果汁，放入鸡蛋丁，加盐、味精、香油调匀，撒上葱花即可。

慢性咽炎患者忌吃食物及原因

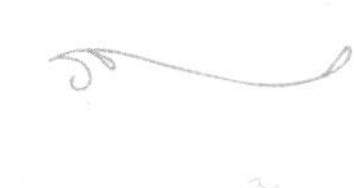

油条

忌吃关键词：
油炸、铝

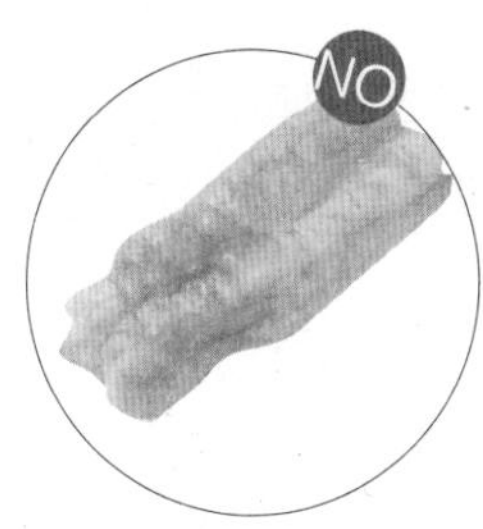

不宜吃的原因：

❶ 油条经高温油炸而成，食用过多可助热伤阴，从而加重咽部的炎症病情，慢性咽炎尤其是阴虚火炎型的患者不宜食用。

❷ 油条中含有铝，它是多种酶的抑制剂，对慢性咽炎患者的病情不利。

肥肉

忌吃关键词：
肥厚油腻、高脂肪

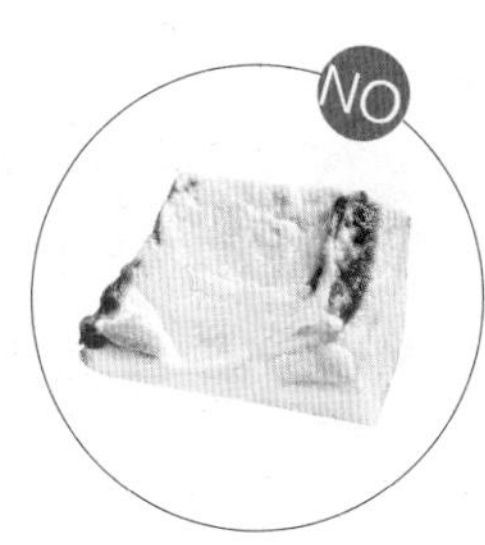

不宜吃的原因：

❶ 肥肉属于肥厚油腻之品，可助湿生痰，痰阻血瘀型的慢性咽炎患者食用后会加重其症状。

❷ 肥肉的脂肪含量很高，大量摄入会造成消化不良，影响其他营养物质的摄入，不利于慢性咽炎患者病情。

白酒

忌吃关键词：
酒精、性温

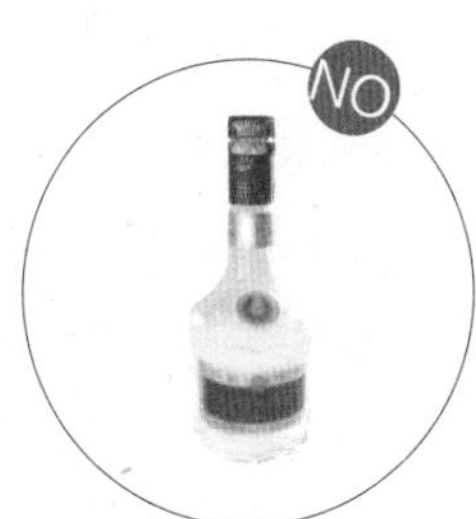

不宜吃的原因：

❶ 白酒中的酒精浓度很高，具有一定的刺激性，会刺激咽部黏膜，使其充血、水肿，从而加重咽炎病情。

❷ 白酒性温，多饮会积温成热，慢性咽炎尤其是阴虚火炎型的患者不宜食用。

葵花籽

忌吃关键词：

高热量、高脂肪

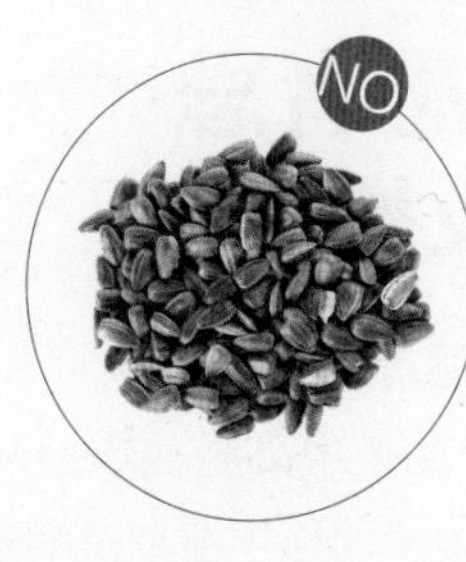

不宜吃的原因：

❶ 葵花籽常被炒制而作为零食之用，食用过多的炒葵花籽会助热上火，从而加重咽部的炎症病情，慢性咽炎尤其是阴虚火炎型的患者不宜食用。

❷ 每 100 克葵花籽的热量约为 2536.63 千焦，含脂肪 53.4 克，食用后会阻碍机体对其他营养物质的吸收，从而使机体免疫力下降，不利于慢性咽炎的病情。

冰激凌

忌吃关键词：

高糖、高脂肪、相对温差大

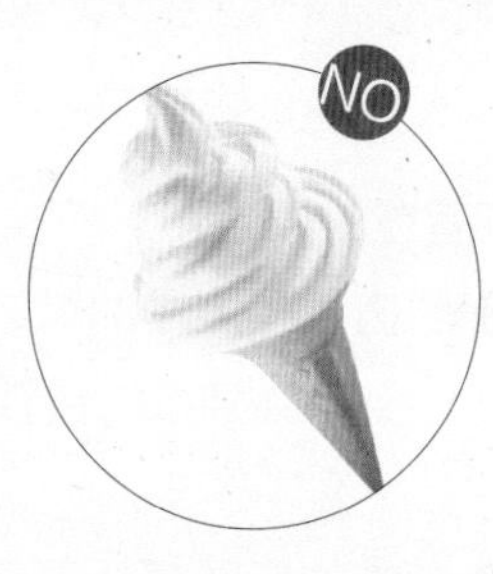

不宜吃的原因：

❶ 冰激凌的温度在 0℃以下，而人体的正常体温为 37℃，如此悬殊的温差会对咽部黏膜造成刺激，使其充血、水肿，从而加重慢性咽炎患者的炎症病情。

❷ 冰激凌富含糖和脂肪，大量摄入会阻碍机体对其他营养物质的吸收，从而使机体免疫力下降，不利于慢性咽炎的病情，甚至会引致其急性发作。

大 葱

忌吃关键词：

葱素、性温

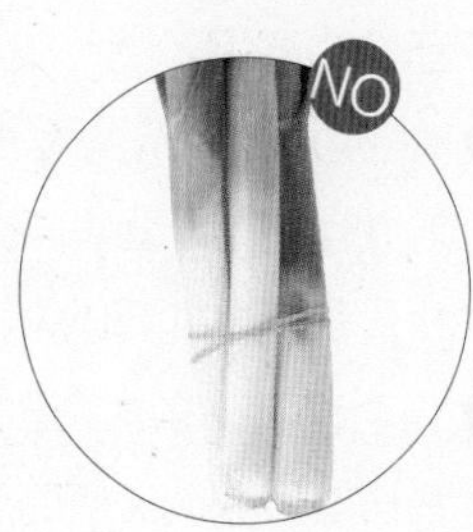

不宜吃的原因：

❶ 大葱含有特有的葱素，葱素是一种挥发性的硫化物，它使葱具有独特的香辣味，刺激咽部黏膜，使其充血、水肿，从而加重慢性咽炎患者的炎症病情。

❷ 大葱性温，味辛，多食可积温成热，助热上火，从而加重咽部的炎症病情，慢性咽炎尤其是阴虚火炎型的患者不宜食用。

薯片

忌吃关键词：
油炸、高热量、高脂肪、丙烯酰胺

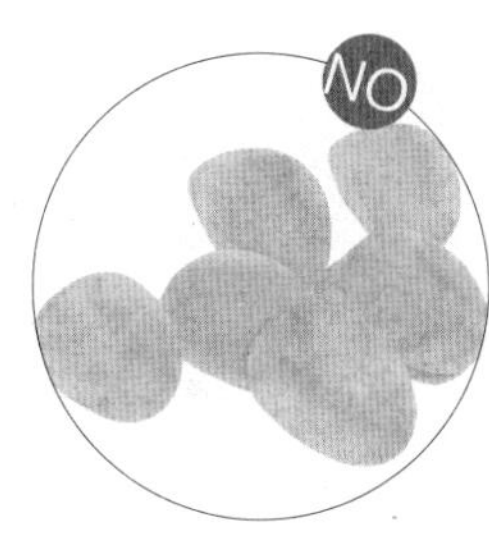

不宜吃的原因：

❶ 薯片经油炸而成，食用过多可助热伤阴，加重咽部的炎症病情，慢性咽炎尤其是阴虚火炎型的患者不宜食用。

❷ 薯片的热量和脂肪很高，而且在制作过程中许多营养成分已经流失，食用后会阻碍机体对其他营养物质的吸收，从而降低机体免疫力，不利于慢性咽炎的病情，甚至会引致其急性发作。

生姜

忌吃关键词：
姜酚、刺激性、性温

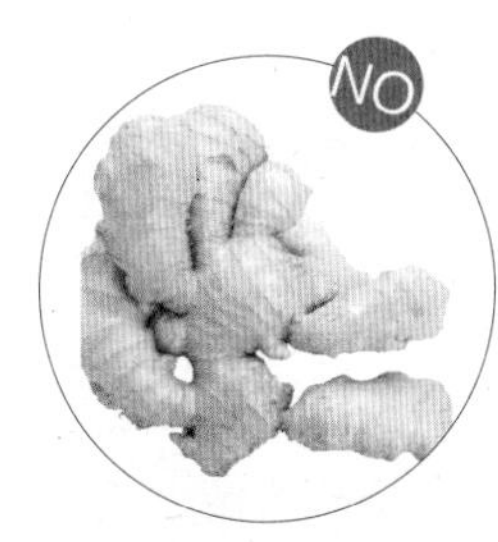

不宜吃的原因：

❶ 生姜含有姜酚等挥发油成分以及姜辣素等，有较强烈的刺激性，可刺激咽部黏膜，使其充血、水肿，从而加重慢性咽炎患者的炎症病情。

❷ 生姜性温，多食可积温成热，助热上火，从而加重咽部的炎症病情，慢性咽炎尤其是阴虚火炎型的患者不宜食用。

辣椒

忌吃关键词：
辣椒素、刺激性、性热

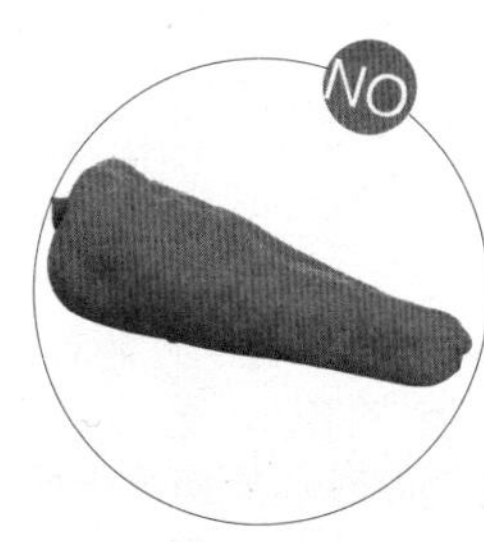

不宜吃的原因：

❶ 辣椒中含有特有的辣椒素等，对哺乳动物包括人类都有刺激性，并且可使口腔产生灼热感，人食用辣椒后，辣椒素会剧烈刺激口腔黏膜，引起咽痛、咳嗽等症状。

❷ 辣椒性热，多食可助热上火，从而加重咽部的炎症病情，慢性咽炎尤其是阴虚火炎型的患者不宜食用。

皮肤瘙痒

皮肤瘙痒症可为全身瘙痒，或局限于肛门、阴囊、女性阴部等处，病人多会忍不住用手抓挠，使得皮肤出现抓痕、血瘀等，长此可出现湿疹、苔藓样变、色素沉着等症。

饮食宜忌

饮食要清淡，多吃新鲜蔬果及牛奶、豆浆之类的的食物。少吃高脂肪食物，少吃或不吃牛羊肉和海鲜等发物，戒烟酒，忌食葱、蒜等一切辛辣刺激性食物。

中医分型

风热犯表型　瘙痒好发于夏秋季节，气温干燥时可诱发或加重，或夜间卧床时加重，有口渴出汗、大便干结、小便黄。治疗以疏风清热为主要原则。

湿毒内蕴型　瘙痒好发肛周、阴囊及女性会阴部位，痒时难忍，过度搔抓可有抓痕、红肿，摩擦及食物刺激等可诱发或加重，有口苦口臭。治疗以疏风解表、通腑泄热为主要原则。

血热风盛型　周身瘙痒剧烈，肌肤灼热，抓破出血，遇热痒剧，得凉则安，身热心烦，口燥咽干，春夏好发。治疗以清热凉血、消风止痒为主要原则。

生活保健

1 保持规律的生活习惯，早睡早起，保持精神放松，避免忧虑恼怒。

2 注意防寒保暖，及时增减衣服，以避免皮肤受到冷热刺激。

3 内衣的材质以棉织品为宜，不宜过于紧身，以宽松舒适、不与皮肤摩擦的为佳。

4 使用西药必须经过专业医生的诊断、指导，不可盲目自行用药，尤其是含激素类的药物。

5 洗澡不宜过频，适当减少洗澡的次数，洗澡的时候不要过于用力搓洗皮肤，忌用碱性的肥皂。

民间秘方

生地30克，苦参、白鲜皮、玄参、银花、连翘各15克，地肤子、丹皮、赤芍各12克，荆芥、防风各10克，升麻、薄荷、甘草各6克，蝉蜕3克。每天两剂，每剂水煎两次，第一次药汁内服，第二次药汁用来反复擦洗患处。坚持服用至病情痊愈。本方可清热燥湿、凉血祛风、止痒，对湿毒内蕴型皮肤瘙痒症有很好的效果。

皮肤瘙痒患者宜吃的食疗方

丝瓜豆腐汤

原料

鲜丝瓜150克，嫩豆腐200克，姜、葱、盐、味精、酱油、油、米醋各适量

制作

1 将丝瓜削皮，洗净切片；嫩豆腐洗净切块；姜、葱切丝。

2 炒锅上火，放入油烧热，投入姜、葱煸香，加适量水，下豆腐块和丝瓜片，大火烧沸转文火煮5分钟，加入盐、味精、酱油、米醋调味即可。

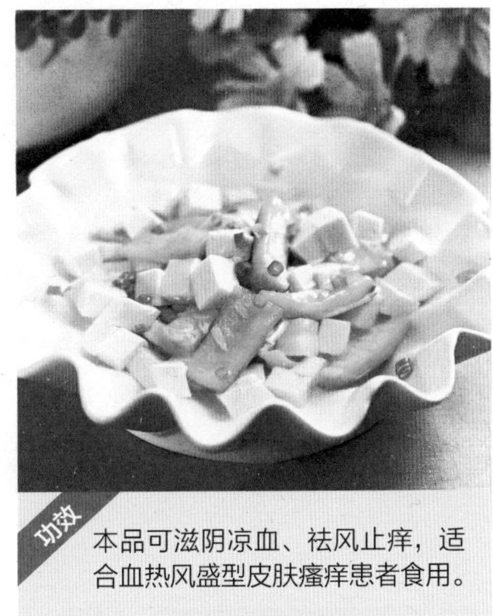

功效 本品可滋阴凉血、祛风止痒，适合血热风盛型皮肤瘙痒患者食用。

京酱豆腐

原料

猪绞肉100克，黑木耳、荸荠、豆腐各60克，赤芍、丹皮、栀子各5克，甜面酱、米酒、油、盐各适量

制作

1 将赤芍、丹皮、栀子煎取药汁。

2 猪绞肉用甜面酱、米酒腌渍10分钟，木耳、荸荠和豆腐洗净切丁。

3 油锅烧热，放入绞肉、木耳、荸荠和豆腐翻炒片刻，加入药汁及盐调味，收汁关火即可。

功效 本品可清热凉血、滋阴润燥，适合血热风盛型的皮肤瘙痒患者食用。

薄荷西米粥

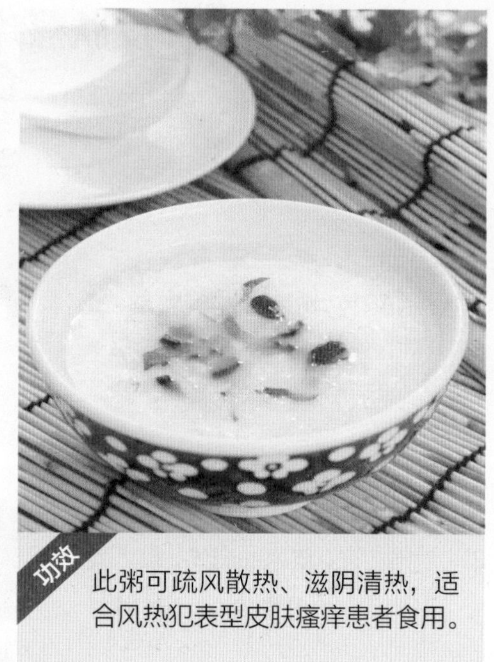

功效 此粥可疏风散热、滋阴清热，适合风热犯表型皮肤瘙痒患者食用。

原料

嫩薄荷叶 15 克，西米 100 克，枸杞适量，盐 3 克，味精 1 克

制作

1 西米洗净，用温水泡至透亮；薄荷叶洗净，切碎；枸杞洗净。

2 锅置火上，注入清水后，放入西米，用旺火煮至米粒开花。

3 放入薄荷叶、枸杞，改用小火煮至粥成，加入盐、味精调味即可。

生地茯苓饮

功效 本品可清热利湿、凉血止痒，适合湿毒内蕴型皮肤瘙痒患者饮用。

原料

生地 20 克，茯苓 15 克

制作

1 将生地、茯苓分别洗净，放入锅中，加水 400 毫升。

2 大火煮开后转小火续煮 5 分钟即可关火。

3 滤去药渣，将药汁倒入杯中饮用即可。

荆芥白芷防风饮

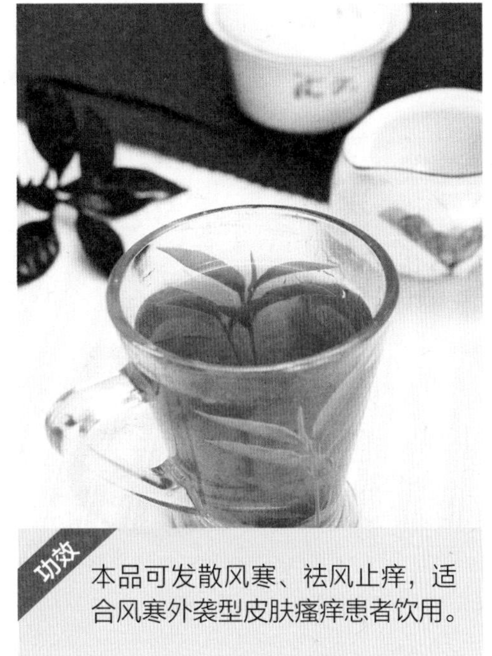

功效 本品可发散风寒、祛风止痒，适合风寒外袭型皮肤瘙痒患者饮用。

原料

荆芥 15 克，白芷、防风各 10 克

制作

1 将荆芥、白芷、防风分别洗净，放入锅中，加水 500 毫升。

2 用大火煮开后转小火续煮 5 分钟即可关火。

3 滤去药渣，将药汁倒入杯中饮用即可。

功效 本品可清热解毒、祛风止痒，适合湿毒内蕴型皮肤瘙痒患者饮用。

黄芩生地连翘饮

原料

黄芩 15 克，生地、连翘各 10 克

制作

1 将黄芩、生地、连翘分别洗净，放入锅中，加水 500 毫升。

2 用大火煮开后转小火续煮 5 分钟即可关火。

3 滤去药渣，将药汁倒入杯中饮用即可。

皮肤瘙痒患者忌吃食物及原因

糯米

忌吃关键词：
性温、生湿热

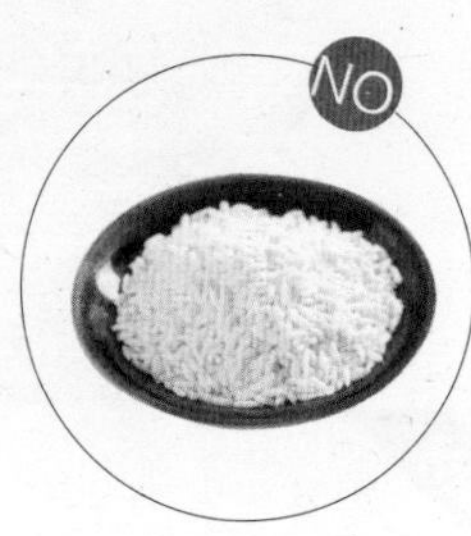

不宜吃的原因：

❶ 中医认为，风、湿、热邪为皮肤瘙痒的主要致病原因。而糯米滋腻黏滞，食用后可助长湿热之邪，使病情加重。

❷《得配本草》中记载，糯米“多食……发风气，生湿热”。故风热犯表、血热风盛型的皮肤瘙痒患者不宜食用。

羊肉

忌吃关键词：
性温、发疮

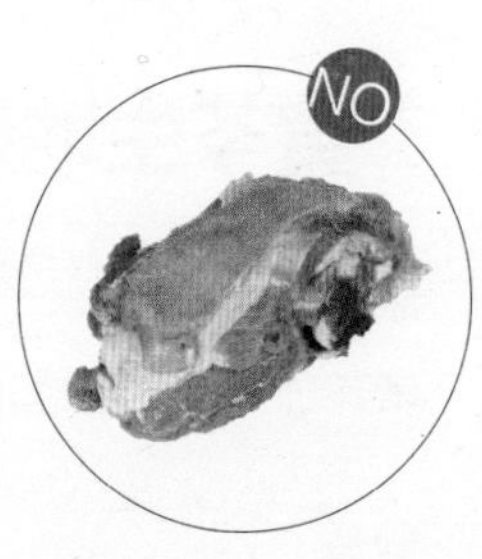

不宜吃的原因：

❶ 中医认为，风、湿、热邪为皮肤瘙痒的主要致病原因。而羊肉为性温之品，食用后可助长湿热之邪，从而使病情加重，加剧皮肤瘙痒的病情。

❷ 关于羊肉的食用禁忌，《随息居饮食谱》中有记载：“疮疥初愈忌吃羊肉。”

驴肉

忌吃关键词：
发物、动风

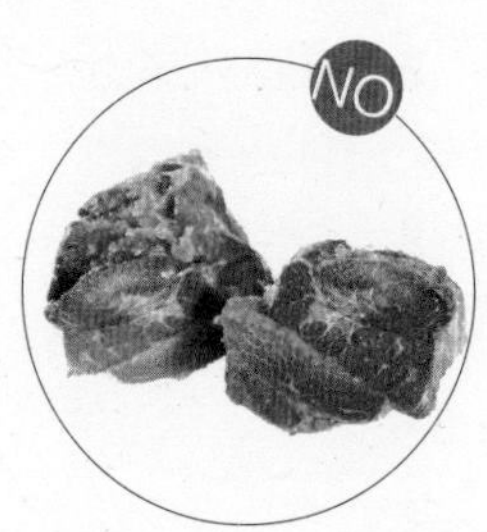

不宜吃的原因：

❶ 中医认为，驴肉为发物，皮肤瘙痒患者食用后可使病情加重，加剧皮肤瘙痒等症状，不利于皮肤瘙痒患者康复。

❷ 关于驴肉的食用禁忌，《本草衍义》有记载：“驴肉食之动风，脂肥尤甚，屡试屡验。”故皮肤瘙痒患者不宜食用。

鸡肉

忌吃关键词：

肥腻壅滞

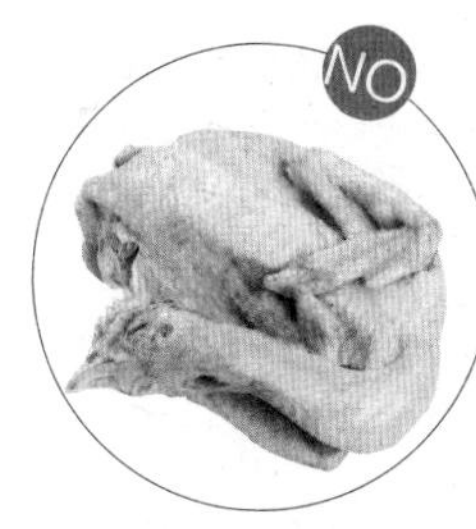

不宜吃的原因：

❶ 中医认为，风、湿、热邪为皮肤瘙痒的主要致病原因。鸡肉为肥腻壅滞的食物，食用后可助长湿热之邪，从而使病情加重，加剧皮肤瘙痒的病情。

❷ 关于鸡肉的食用宜忌，《随息居饮食谱》中有记载："多食生热动风。"故皮肤瘙痒患者不宜食用鸡肉。

鹅肉

忌吃关键词：

甘厚肥腻

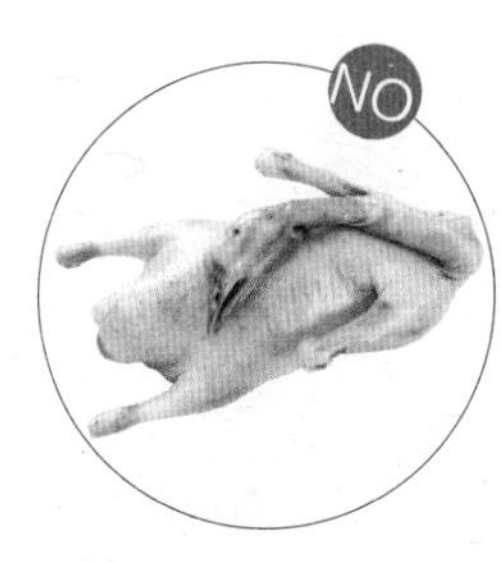

不宜吃的原因：

❶ 中医认为，风、湿、热邪为皮肤瘙痒的主要致病原因。而鹅肉为甘厚肥腻之品，多食可助热碍湿，助长湿热之邪，从而使病情加重。

❷ 关于鹅的食用禁忌，《本草纲目》中早有记载："鹅，气味俱厚，发风发疮，莫此为甚。"由此可见，鹅肉为大发食物，故皮肤瘙痒患者不宜食用。

虾

忌吃关键词：

发物、性温

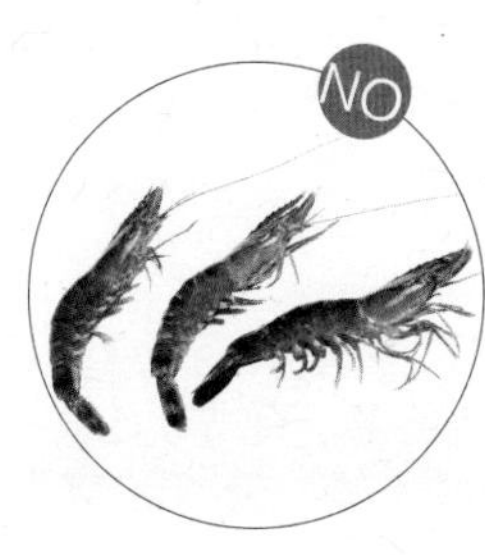

不宜吃的原因：

❶ 中医认为，风、湿、热邪为皮肤瘙痒的主要致病原因。而虾性温，食用后可助长湿热之邪，从而使病情加重，加剧皮肤瘙痒的病情。

❷ 关于虾的食用禁忌，《随息居饮食谱》有记载："虾，发风动疾，生食尤甚，病人忌之。"故皮肤瘙痒患者不宜食用。

痤疮

痤疮是最常见一种皮肤疾病，多发于青春期，又叫青春痘、粉刺、毛囊炎。通常好发于面部、颈部、胸背部、肩膀和上臂，临床以白头粉刺、黑头粉刺、炎性丘疹、脓包、囊肿等为主要表现。

饮食宜忌

饮食宜清淡，多吃富含维生素和膳食纤维的水果蔬菜，保持大便通畅。忌吃辛辣刺激与油炸的食品，忌食性温助热、煎炸炒爆、香燥助火及过咸的食物。

中医分型

热毒内蕴型　以炎症丘疹与脓包为主，脓包多发于丘疹的顶端，周围有红晕，有大便秘结。治疗以清热解毒、泻火祛痘为主要原则。

肠胃湿热型　粉刺发作频繁，可挤压出黄白色的粉渣物，或有脓液，颜面出油光亮，伴口臭口苦、大便黏滞不爽。治疗以清热除湿、解毒祛痘为主要原则。

血瘀痰凝型　痤疮日久，质地坚硬难消，触压有疼痛感，或者颜面凹凸如橘子皮，女性或有月经量少、痛经以及经期痤疮加重等症状。治疗以除湿化痰、活血散瘀为主要原则。

生活保健

1 注意皮肤清洁工作，使用化妆品时一定要根据自己的肤质来进行选择，一般来说油性皮肤尽量少用营养霜。

2 皮肤过敏也可能引起长痘痘，所以要找到过敏原，避免和皮肤接触。

3 保持愉快的心情和有规律的生活，因为情绪不良、生活不规律会引起或加重青春痘。

4 流太多汗水，衣服贴在背上也会滋生细菌，要勤洗，勤换。

5 不要用手挤压痤疮，否则容易留下痘印、疤痕。

民间秘方

生地、丹参各20克，金银花、益母草、熟地、桑白皮、白花蛇舌草各15克，甘草、赤芍、蒲公英、白芍、延胡索、当归、柴胡、香附各10克，川芎6克、黄芩8克。每日1剂，水煎分3次服。皮疹消失即停，此后于每月行经前服5~7剂，连续服用4~5个周期。本方主治痤疮，主要表现为皮肤油腻，毛孔粗大，出现粉刺、痤疮及毛囊感染。

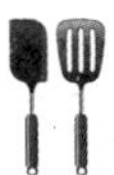

痤疮患者宜吃的食疗方

橙子节瓜薏米汤

原料

橙子 1 个，节瓜 125 克，薏米 30 克，盐少许，白糖 3 克

制作

1 将橙子洗净切丁，节瓜洗干净，去皮、子，切丁，薏米淘洗净备用。

2 汤锅上火倒入水，下入橙子、节瓜、薏米煲至熟，调入盐、白糖即可。

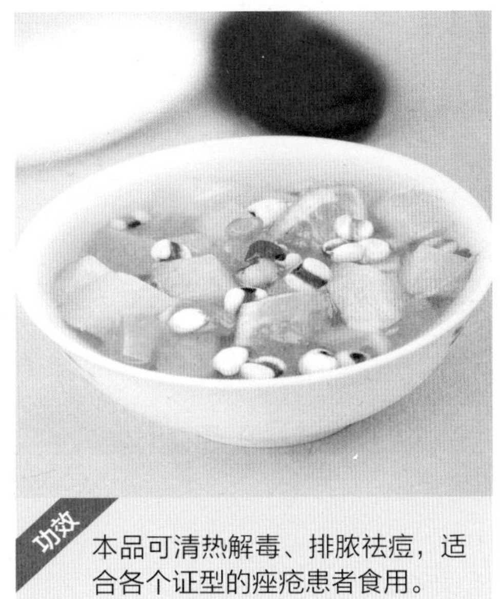

功效 本品可清热解毒、排脓祛痘，适合各个证型的痤疮患者食用。

冬瓜薏米煲老鸭

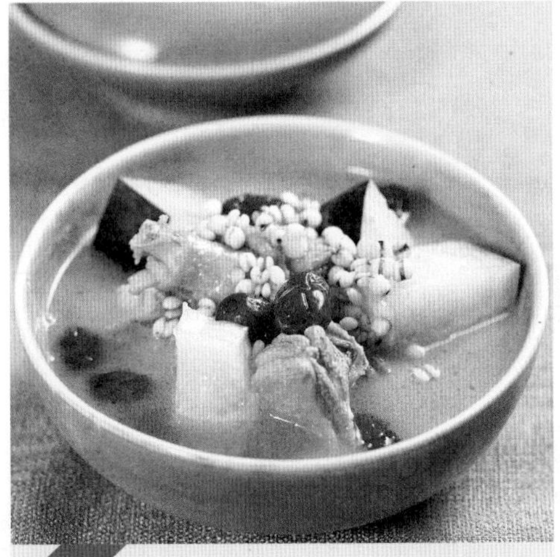

功效 本品可清热利湿、泻火解毒，适用于肠胃湿热及热毒内蕴型痤疮。

原料

冬瓜 200 克，净鸭 1 只，红枣、薏米各少许，油、姜、盐、鸡精各适量

制作

1 冬瓜洗净切块；鸭处理干净，剁件；姜去皮，切片；红枣洗净。

2 锅上火，油烧热，爆香姜片，加入清水烧沸，下鸭焯烫后捞起。

3 将净鸭转入砂钵内，放入红枣、薏米烧开后，放入冬瓜煲至熟，调入盐、鸡精拌匀即可。

清热苦瓜汤

原料

苦瓜 400 克，盐适量

制作

1 苦瓜洗净，去子。

2 净锅上火，加入适量水。

3 放入苦瓜煮成汤，再加入盐调味即可。

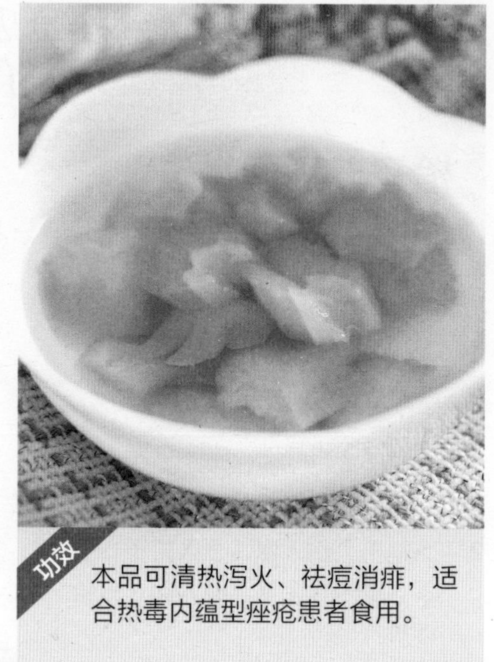

功效 本品可清热泻火、祛痘消痱，适合热毒内蕴型痤疮患者食用。

丝瓜银花饮

原料

丝瓜 200 克，金银花 15 克

制作

1 将鲜嫩丝瓜洗净，切块；金银花洗净，一起装入炖盅内。

2 加水适量，入锅蒸熟，滤汁饮用即可。

功效 本品可清热、滋阴，适合热毒内蕴以及肠胃湿热型痤疮患者饮用。

银花白菊饮

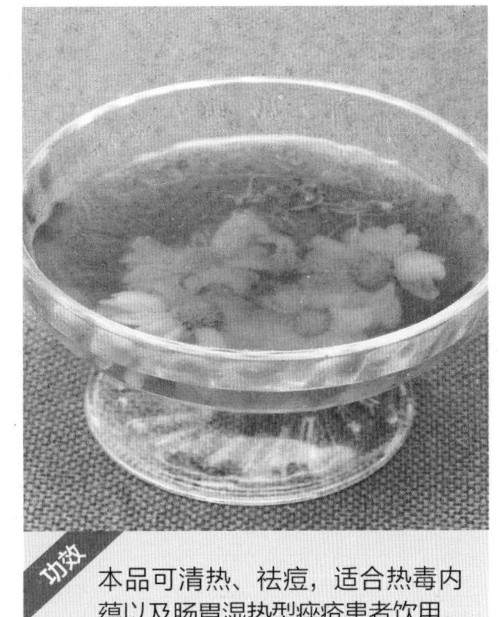

功效 本品可清热、祛痘，适合热毒内蕴以及肠胃湿热型痤疮患者饮用。

原料

金银花、白菊花各 10 克，冰糖适量

制作

1 将金银花、白菊花分别洗净备用。

2 砂锅洗净，加入清水 600 毫升，用武火煮沸倒入银花和白菊花，再次煮开后转为文火慢慢熬煮，待花香四溢时加入冰糖。

3 至冰糖溶化后搅拌均匀即可。

牛蒡连翘饮

功效 本品可发散风热、解毒祛痘，适合热毒内蕴型痤疮患者饮用。

原料

牛蒡子、连翘各 15 克，山楂、荷叶、甘草各 8 克

制作

1 用纱布将所有药材原料包好，放入清水中浸泡清洗后备用。

2 在砂锅中加入 800 毫升清水，放入包好的纱布包，水开后再煮 5 分钟。

3 去纱布包，取汁即可饮用。

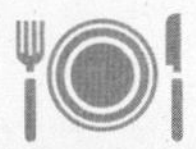

痤疮患者忌吃食物及原因

肥肉

忌吃关键词：
肥厚甘腻、高脂肪

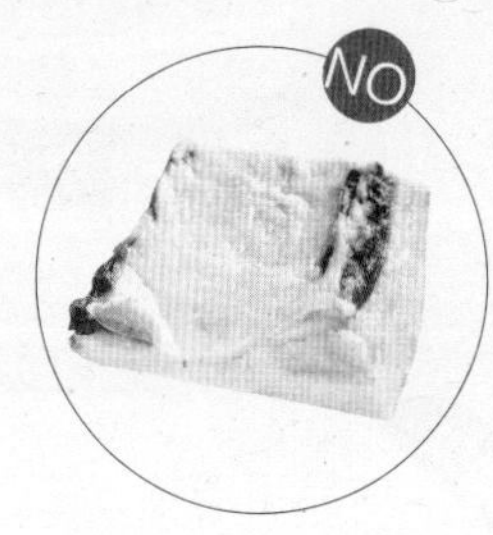

不宜吃的原因：

❶ 中医认为，过食肥厚甘腻食物，可使脾胃蕴热，湿热内生，作为肥厚甘腻之品的肥肉，痤疮患者不宜食用。

❷ 现代医学认为，食用过于油腻的食物，可刺激皮脂腺肥大、增生，从而会分泌大量的皮脂，诱发痤疮。

羊肉

忌吃关键词：
性温、发疥疮

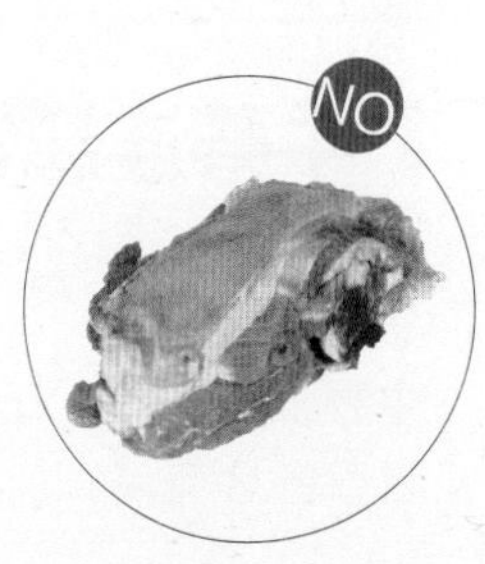

不宜吃的原因：

❶ 羊肉性温，热毒内蕴、肠胃湿热型的痤疮患者均不宜食用，否则可加重红肿疼痛、脓液、大便干燥等症状。

❷ 关于羊肉的食用禁忌，《随息居饮食谱》中早有告诫："疮疥初愈忌吃羊肉。"

咸肉

忌吃关键词：
高脂肪、肥厚甘腻

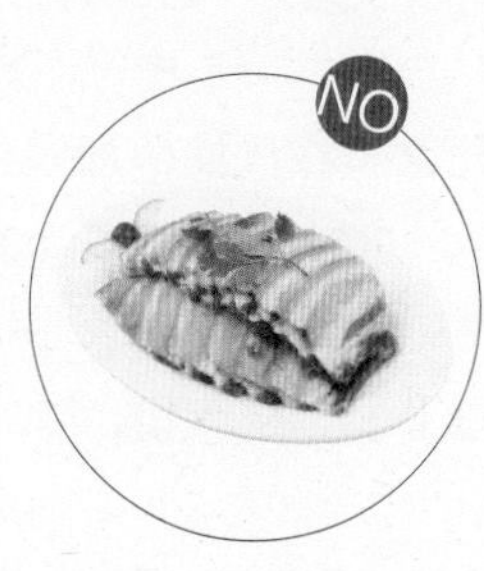

不宜吃的原因：

❶ 咸肉多由五花肉腌制而成，所以其脂肪含量也很高，食用过于油腻的食物，可刺激皮脂腺肥大、增生，从而会分泌大量的皮脂，诱发痤疮。

❷ 中医认为，过食肥厚甘腻的食物，可使脾胃蕴热，湿热内生。而咸肉正是肥厚甘腻之品，所以痤疮患者不宜食用。

虾

忌吃关键词：

发物、性温

不宜吃的原因：

❶ 虾为海鲜发物，痤疮患者食用后可引起机体过敏，加重皮脂腺的慢性炎症，导致痤疮的病情加重，使炎症难以祛除。

❷ 虾性温，多食可积温成热，肺经风热、热毒内蕴、肠胃湿热型的痤疮患者均不宜食用，否则可加重红肿疼痛、脓液增多、大便干燥等症状，不利于痤疮康复。

螃蟹

忌吃关键词：

发物、易过敏

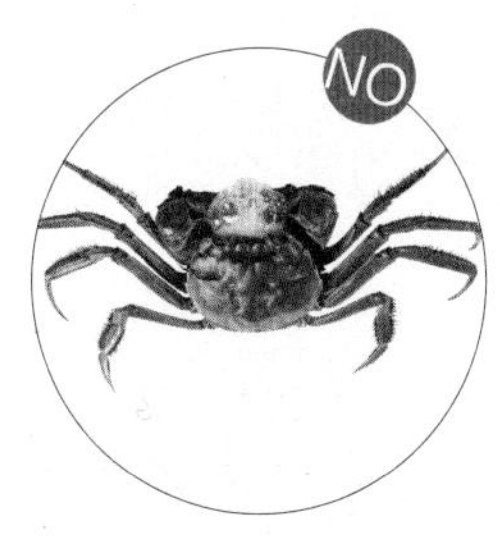

不宜吃的原因：

❶ 螃蟹为海鲜发物，痤疮患者食用后可引起机体过敏，加重皮脂腺的慢性炎症，导致痤疮的病情加重，使炎症难以祛除。

❷ 关于螃蟹的食用禁忌，《本草衍义》有记载：“此物极动风，体有风疾人，不可食。”故凡有皮肤疾病的患者，如痤疮、湿疹等，均不宜食用螃蟹。

带鱼

忌吃关键词：

发物、性温

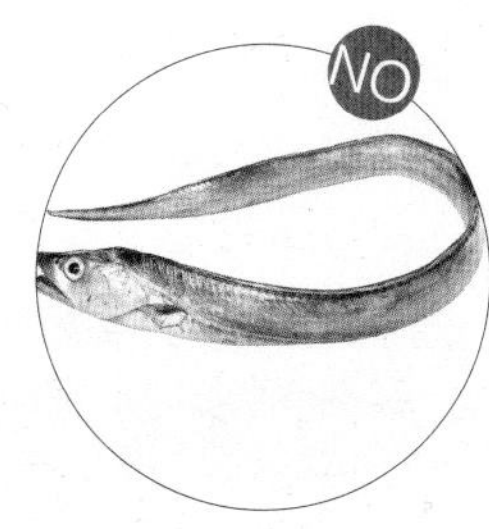

不宜吃的原因：

❶ 带鱼是海鲜发物，痤疮患者食用后可引起机体过敏，加重皮脂腺的慢性炎症，导致痤疮的病情加重，使炎症难以祛除。

❷ 带鱼性温，多食可积温成热，热毒内蕴、肠胃湿热型的痤疮患者均不宜食用，否则会加重红肿疼痛、脓液增多、大便干燥等症状，不利于痤疮的病情。

湿疹

湿疹可发生于任何季节，但常在冬季复发或加剧。有渗出倾向，易反复发作，常在红斑基础上有针头到粟粒大小的丘疹，严重时发展到渗液或者结痂。炎症反应明显，有小水疱，常融合成片。

饮食宜忌

食物应以清淡为主，多吃富含维生素和矿物质的食物，少加盐和糖。忌酒，不喝浓茶、咖啡，不吃酸、辣菜肴。湿疹发作期，忌食黄鱼、海虾、牛羊肉等。

中医分型

湿热浸淫型　皮肤发红，出现丘疹，或小米粒状红疹，顶端起水泡，瘙痒难忍，抓破后流水，浸淫成片。治疗以清热利湿、解毒止痒为主要原则。

脾虚湿蕴型　素体脾胃虚弱，导致湿邪内生，缠绵不愈而致。湿疹日久不愈，皮肤粗糙变厚，患处皮肤色暗滞。治疗以健脾、利湿为主要原则。

血虚风燥型　患处皮肤浸润肥厚，表面粗糙，丘疹多为淡红色或淡褐色；肤表干枯颇似干鱼之皮，上覆糠秕状鳞屑，自觉瘙痒剧烈，夜间尤重。治疗以养血润肤、祛风止痒为主要原则。

生活保健

1 湿疹患者可以用温水洗澡，这样能减少感染的机会，并有助于软化皮肤。但不宜经常洗澡，不用过热或过冷的水洗澡，每次洗完澡后都应涂上润肤乳液，防止水分流失。

2 可以用冰敷的方法来缓解湿疹所引起的皮肤瘙痒红肿，能起到抗炎抗过敏的作用。

3 尽量少接触化学成分用品，洗衣粉长期接触的话也会导致症状加剧。

4 不可滥用止痒和刺激性的外用药物，如碘酒、药酒等。

民间秘方

1. 龙胆草、山萸肉、金银花、丹皮各10克，生地15克，白茅根、车前草各20克，生石膏、六一散各30克。水煎服，每日1剂，分两次服用。此方具有利湿、凉血的功效，适用于湿热浸淫型湿疹。

2. 茯苓、白术各12克，黄芩、栀子、龙胆草、枳壳、生地、竹叶各10克，灯芯草3克，六一散15克。水煎服，每日1剂，分两次服用。本方可健脾利湿、清热止痒，适合脾虚湿蕴型湿疹。

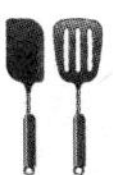

湿疹患者宜吃的食疗方

绿豆薏米汤

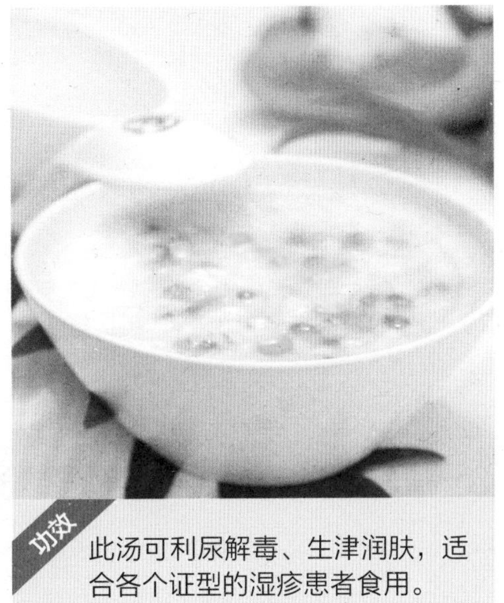

原料

薏米 100 克，绿豆 100 克，玉米粒 15 克，低脂奶粉 25 克

制作

1 先将绿豆与薏米洗净，浸泡大约 2 小时即可。

2 砂锅洗净，将绿豆、玉米粒、薏米加入水中滚煮，待水煮开后转小火煮至熟透，汤汁呈黏稠状。

3 加入低脂奶粉拌匀后即可食用。

功效 此汤可利尿解毒、生津润肤，适合各个证型的湿疹患者食用。

双豆牛蛙汤

原料

赤小豆、白扁豆各 100 克，毛瓜块 500克，陈皮 10 克，牛蛙 500 克，盐、生抽、烧酒、生油、生粉各适量

制作

1 将少量盐、生抽、烧酒、生油和适量生粉拌匀成腌料；将牛蛙洗净斩件，用腌料腌渍；赤小豆、白扁豆和陈皮洗净。

2 锅内加水适量，放入所有材料（除盐外）煮熟，加盐调味即可。

功效 本品可清热解毒、健脾利湿，适合脾虚湿蕴、湿热浸淫型痤疮患者食用。

西瓜木瓜汁

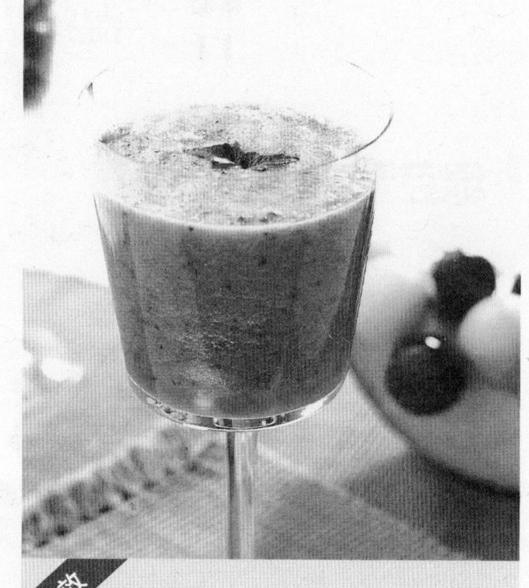

原料

西瓜 100 克，木瓜 1/4 个，柠檬 1/8 个，冰水 200 毫升，生姜适量

制作

1 将木瓜与西瓜去皮去子，生姜、柠檬洗净后去皮，将这几种原料均切适当大小块。

2 将所有材料放入榨汁机一起搅打成汁，滤出果肉即可。

功效 本品可清热泻火、祛湿止痒，适合湿热浸淫型的湿疹患者饮用。

土茯苓绿豆汤

原料

绿豆 150 克，土茯苓、地肤子、黄柏、山楂、车前子各 15 克，红糖适量

制作

1 将土茯苓、地肤子、黄柏、山楂、车前子分别洗净，沥水；绿豆洗净，泡发备用。

2 土茯苓、地肤子、黄柏、山楂、车前子加水煮开，转入慢火熬 20 分钟，滤取药汁。

3 药汁加泡好的绿豆放入锅中煮烂，加适量红糖即可。

功效 本品可清热解毒、燥湿止痒，适合湿热浸淫型湿疹患者饮用。

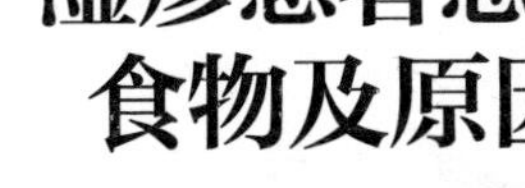

湿疹患者忌吃食物及原因

带 鱼

忌吃关键词：发物、发疥疮

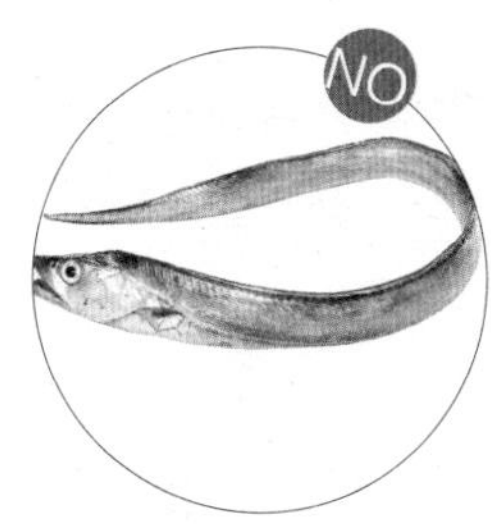

不宜吃的原因：

❶ 带鱼是海鲜发物，湿疹患者食用后可使病情加重，加剧皮肤瘙痒、神倦乏力、食欲不振等症状。

❷ 关于带鱼的食用禁忌，《随息居饮食谱》有记载：“带鱼，发疥，动风，病人忌食。”故湿疹患者不宜食用。

鲤 鱼

忌吃关键词：发物、生风

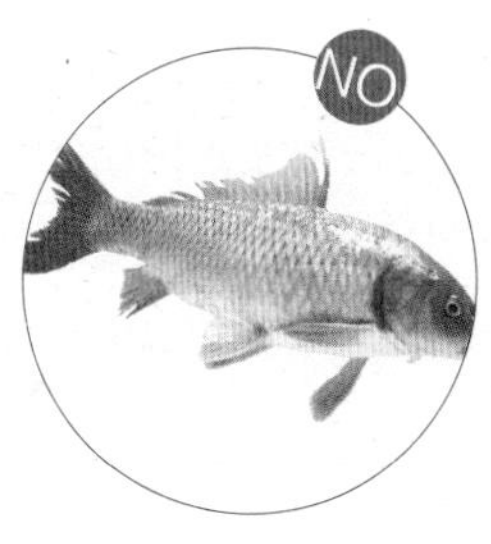

不宜吃的原因：

❶ 鲤鱼为发物，湿疹患者食用后可使病情加重，加剧皮肤瘙痒、神倦乏力、食欲不振等症状。

❷ 关于鲤鱼的食用禁忌，《随息居饮食谱》中也有告诫：“鲤鱼，多食热中，热则生风……。”故湿疹患者不宜食用。

黄 鳝

忌吃关键词：发物、发疥疮

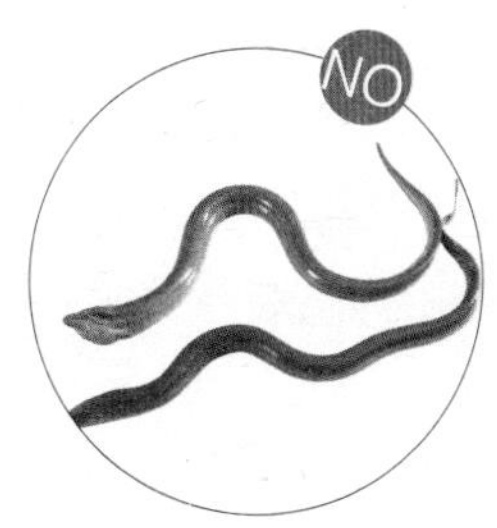

不宜吃的原因：

❶ 黄鳝为发物，湿疹患者食用后可使病情加重，不利于湿疹患者康复。

❷ 关于黄鳝的食用禁忌，《随息居饮食谱》中记载：“多食动风、发疥。”而《本草衍义》中也提到：“鳝鱼，世谓之黄鳝，又有白鳝，皆动风。”故湿疹患者不宜食用。

虾

忌吃关键词：

发物、发疮疾

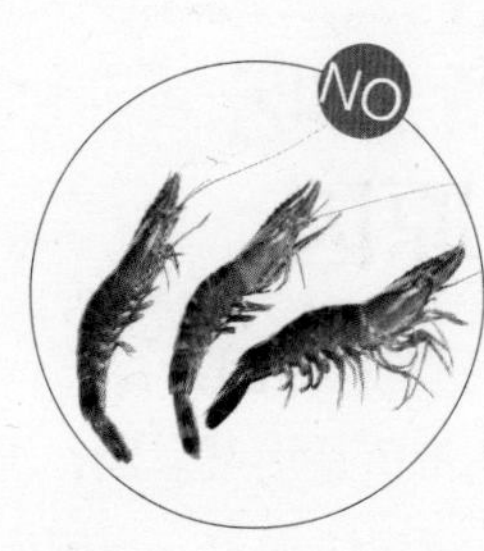

不宜吃的原因：

❶ 虾为发物，湿疹患者食用后可使病情加重，加剧皮肤瘙痒、神倦乏力、食欲不振等症状。

❷ 关于虾的食用禁忌，《随息居饮食谱》有记载："虾，发风动疾，生食尤甚，病人忌之。"而《饮食须知》中也提到："多食动风助火，发疮疾。有病人及患冷积者勿食。"故湿疹患者不宜食用。

螃蟹

忌吃关键词：

发物、动风

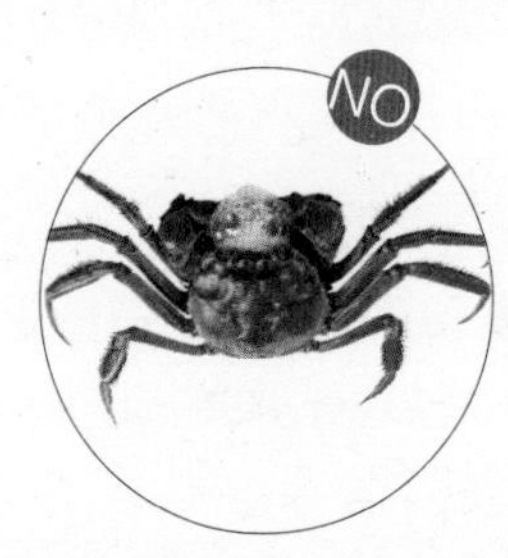

不宜吃的原因：

❶ 螃蟹为发物，湿疹患者食用后可使病情加重，加剧皮肤瘙痒、神倦乏力、食欲不振等症状，不利于湿疹患者的病情。

❷ 关于螃蟹的食用禁忌，《本草衍义》有记载："此物极动风，体有风疾人，不可食。"故湿疹患者不宜食用，否则可加重湿疹的病情。

茄子

忌吃关键词：

发物、生疮

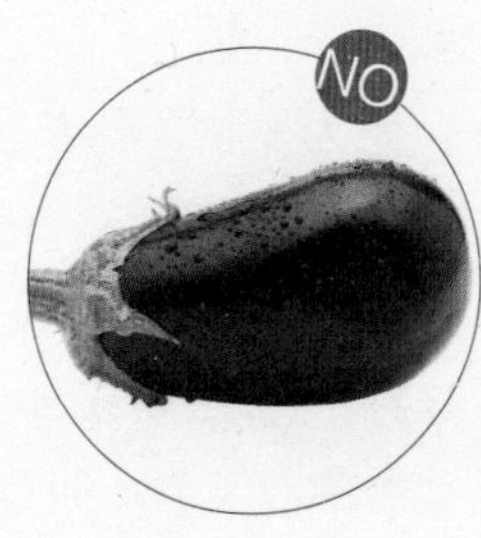

不宜吃的原因：

❶ 茄子为发物，湿疹患者食用后可使病情加重，加剧皮肤瘙痒、神倦乏力、食欲不振等症状。

❷ 关于茄子的食用禁忌，《本草求真》中有记载："茄味甘气寒，服则多有动气，生疮。"而《饮食须知》中也说它"多食动风气，发疮疥。"，故湿疹患者不宜食用。